1. 굴절

Ophthalmology

01. 굴절검사
02. 약시
03. 안경처방의 원칙

Catholic University of Korea 임상진료지침

01 Ophthalmology

굴절검사

굴절검사는 눈의 굴절상태를 알아내는 방법으로 이를 완전히 익히지 않은 상태에서는 올바른 안경처방을 하기가 어렵다. 많은 연습을 통하여 정확하고 빠른 굴절검사를 익히는 것이 중요하다. 근래에 많이 사용되고 있는 자동굴절검사법(automated refraction, AR)의 경우, 간편하다는 장점이 있으나, 기계속을 들여다볼 때 조절이 유발되므로 특히 어린이의 경우에는 오차가 심하고, 어른의 경우에도 난시축이 정확하지 않다는 단점이 있을 수 있다. 여기서는 검영기(retinoscope=skiascope)를 이용한 타각적 굴절검사인 검영법을 하는 방법에 대해 정리하고자 한다.

I. 타각적 굴절검사(Objective refraction)

1. 검영법(Retinoscopy)

검영기에서 나오는 빛은 피검사자의 눈에 들어가 망막에서 반사되어 나오고, 검영법이란 망막에서 나오는 빛의 모습을 검영기의 관측장치를 통해 관찰하여 굴절이상을 알아내는 방법을 말한다.

1) 검사는 암실에서 시행한다.

2) 피검자로 하여금 5, 6 m 이상 떨어진 곳의 타겟을 보게하여 눈의 조

절을 방지한다.

3) 환자의 시선을 방해하지 않도록 환자 오른눈의 검사는 검사자의 오른눈으로, 환자 왼눈의 검사는 검사자의 왼눈으로 해야 한다. 양손을 바꾸어 가면서 연습하여 두손 모두 검사에 익숙해지도록 한다.

4) 환자의 눈과 검사자의 눈의 거리를 검사거리(working distance)라 하며, 검사자의 팔길이 정도로 보통 67 cm 정도가 된다. 의사에 따라 50 혹은 80 cm을 이용하기도 한다.

5) 검영기의 슬리브를 끝까지 아래로 내려 평면거울효과가 나게 한다.

6) 검영기에서 나오는 빛띠(이때 밝기를 충분히 밝게 해야 한다.)를 90°로 하여 67 cm 거리에서 환자의 동공에 비추어 좌우로 움직이면서 환자의 망막으로부터 반사되는 빛띠를 검영기의 관측장치를 통해 관찰하면, 다름과 같이 반사빛띠가 움직인다.

- 동행(with motion) - 사입광과 반사광의 움직임 방향이 같은 경우
- 역행(against motion) - 사입광과 반사광의 움직임 방향이 반대인 경우
- 움직임을 잘 알 수 없는 경우 - 환자가 고도의 굴절이상일 때 / 중화점에 도달했을 때 / 백내장 혹은 각막혼탁 등으로 매질이 흐린 경우

7) 동행인 경우는 -1.5디옵터보다 작은 근시이거나 정시, 원시란 결과이므로, 피검자의 눈 앞에 볼록렌즈의 돗수를 높여가면서 중화점을 찾는다.

8) 역행인 경우는 -1.5디옵터보다 큰 근시란 얘기이므로, 피검자의 눈앞에 오목렌즈의 돗수를 높여가면서 중화점을 찾는다. 움직임이 나타나지 않을 때까지 조금씩 렌즈돗수를 높여간다.

9) 동행, 역행 움직임이 나타나지 않고 밝게 빛나는 지점을 중화점이라고 한다. 역행에서 동행에서 바뀌는 지점, 혹은 반대로 동행에서 역행으로 바뀌는 지점, 반사광의 움직임이 전혀 없는 지점이 중화점이며, 중화점에 가까워질수록 반사띠의 움직임은 빨라지고, 밝기는 점점 밝아지고, 넓이도 커진다. 일반적으로는 동행에서 역행으로 바뀔 때

가 더 중화점을 찾기가 쉽다.

10) 중화점을 찾게 되었을 때 눈에 댄 렌즈 돗수에 -1.5디옵터를 더한 값이 피검자의 굴절력이 된다. 예를 들어 +2.0디옵터 렌즈를 대었을 때 중화점에 도달하였다면 이 환자의 굴절력은 +0.5디옵터이다.

11) 난시가 없는 경우에는 빛띠를 360° 회전시켜도 굴절력이 모두 같지만, 난시가 있는 경우에는 빛띠를 회전시켜가면서 움직여보면 두개의 축을 발견하게 된다. 사입광선이 난시축과 일치하지 않을 때 발생하는 어긋남, 스큐현상과 빛띠의 축이 난시축과 일치할 때 반사빛띠의 넓이가 가장 가늘다는 점과 반사빛띠가 가장 밝다는 점을 이용하여 난시축을 찾는다.

12) 이상의 방법으로 난시축을 찾았다면, 각각의 축에서 중화점을 찾으면 된다.

II. 굴절이상의 종류

1. 정시(Emmetropia)

조절을 하지 않은 상태에서 무한대의 한 점에서 출발한 평행광선이 눈에 들어와 망막에 정확히 상을 맺는 상태를 말한다. 조절을 함으로써 가까운 곳에서 출발한 빛도 망막에 정확히 상을 맺을 수 있다.

2. 근시(Myopia)

무한대에서 출발한 평행광선이 눈에 들어와 망막에 정확히 상을 맺지 못하고 앞쪽에 맺혀지는 상태를 근시라고 한다. 근시의 원점은 무한대가 아니라 안구 앞의 한 지점이며, 따라서 원점보다 먼 거리에 있는 물체는 망막에 선명한 상을 맺을 수가 없으며, 깨끗한 상을 맺기 위해서는 오목렌즈를 이용한 교정이 필요하다.

3. 원시(Hyperopia)

평행광선이 눈에 들어와 망막 뒤쪽에 상을 맺는 상태가 원시이며, 망막에 선명한 상을 맺기 위해서는 항상 조절 상태를 유지하고 있거나 볼록렌즈를 이용한 교정이 필요하다. 원시는 조절력이 있는 한, 먼 곳이나 가까운 곳이나 모두 잘 볼 수 있다. 가까운 곳을 볼 때 더 많은 조절력을 필요로 한다.

4. 난시(Astigmatism)

눈의 굴절력이 축에 따라 서로 다른 경우로 굴절력이 서로 다른 두축이 90° 를 이루면 정난시, 두축이 90° 를 이루지 않았거나 부분부분이 굴절력이 바뀌는 경우를 부정난시라고 한다.

5. 노안(Presbyopia)

조절을 하지 못해서 생겨나는 굴절이상이며, 정시, 원시, 근시 모두 조절력이 떨어지면서 노안이 된다.

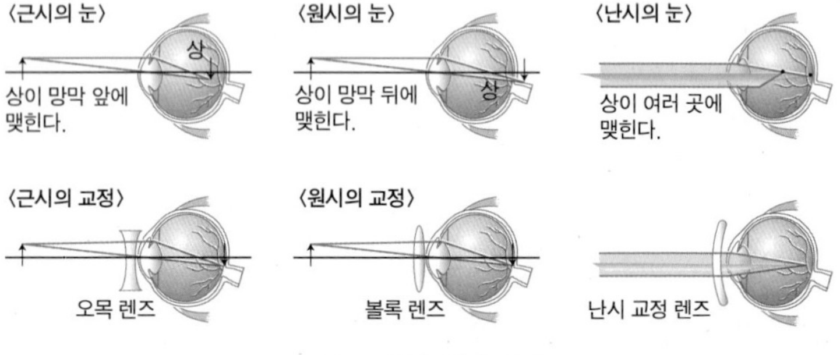

그림 1-1 **근시, 원시, 난시**

Catholic University of Korea 임상진료지침

02 약시

Ophthalmology

눈의 생김새나 구조에 전혀 이상이 없는 데도 시력이 잘 나오지 않는 경우를 말한다. 각막혼탁, 망막이상, 시신경위축 등의 기질적 원인이 있는 경우에는 기질적 저시력(organic low vision)이라고 한다. 눈에 빛이 들어간다는 조건만으로 시각발달에 충분하지는 않으며, 반드시 선명에 상에 의한 시각적 자극이 있어야만 시력을 발달시킬 수 있으며, 약시를 예방할 수 있다.

약시란, 다음과 같이 정의될 수 있다.

① 안구에 기질적인 이상이 없이 발생하는 한 눈 또는 두 눈의 시력저하이며, ② 사시, 부등시, 심한 굴절이상, 혹은 안검하수 등에 의해 시력발달에 필수적인 적절한 시각적 자극이 어린 시기에 차단된 경우에 발생하며, ③ 조기에 치료하면 정상으로 치유될 수 있는 질환이다.

1. 약시의 분류

1) 사시성 약시(Strabismic amblyopia)

사시가 발생하면 두눈의 시선 방향이 서로 다르므로 두 눈의 중심와에 서로 다른 상이 맺히게 된다. 망막간의 상호견제에 의해 사시안은 시력이 정상적으로 발달되지 못하고 약시가 된다.

2) 부등시성 약시(Anisometropic amblyopia)

두 눈의 굴절력이 다를 때, 두 눈의 중심와에 같은 물체의 상이 맺혀지기는 하지만 한 눈에 맺히는 상이 명확하지 않게 되어 그 눈의 시력이 정상적으로 발달되지 않아 생긴 약시를 말한다.

3) 시자극 결핍성 약시(Deprivation amblyopia)

선천백내장, 각막혼탁, 안검하수 등 시력발달에 필요한 시각 자극이 차단될 때 발생한 약시를 말한다. 교정되지 않은 심한 원시나 난시가 있을 때에도 약시가 발생할 수 있다. 이때 생기는 약시를 비정시성 약시라고 부른다.

2. 약시의 치료

1) 치료목적

시력을 회복시켜 정상적인 시력을 얻게 함에 있다. 특히 사시성 약시의 경우에는 약시를 먼저 치료함으로써, 항상성외사시가 간헐성 외사시나 사위로 전환되고, 사시의 빈도가 현저히 감소되거나 사시각이 줄어드는 효과를 볼 수 있다. 또한 약시 치료를 하지 않은 상태로 사시 교정수술을 시행한 경우보다 약시치료를 한 후에 시력이 좋아지고 나서 사시 수술을 시행한 경우 사시 재발율이 낮으므로, 약시를 먼저 치료한 상태에서의 사시 교정 수술이 보다 바람직하다.

2) 치료방법

(1) 정확한 시자극

약시 치료에는 약시안의 망막에 정확하고 선명한 이미지가 형성되어 시신경이 자극이 되도록 해주는 것이 기본이다. 굴절이상이 있을 때는 굴절이상을 정확히 교정해주어야 한다. 난시 및 심한 근시, 원시는 교정해주어야 한다. 굴절성 약시의 경우에는 정확한 안경만 쓰게 해주어도 대부분의 약시가 치료된다.

부등시성 약시의 경우에는 안경을 정확히 맞추어 주는 자체만으로도 시력이 좋아지는 경우가 많다. 안경을 맞추어 주고 3~4개월 기다려 보고 진전이 없을 때 가림치료나 아트로핀 등의 처벌치료를 시작해줄 수도 있다.

(2) 가림치료

가림치료란 좋은 눈을 안대로 가려 사용하지 못하게 하고 약시인 눈을 사용하도록 하는 방법이다. 사시성 약시나 시작극 결핍성 약시에 사용된다. 부등시성 약시의 치료에도 이용된다. 약시안에 조금이라도 굴절이상이 있으면 완전히 교정한 상태에서 가림치료를 해야 옳다. 두 눈간의 시력 차이가 없을 때까지 가림치료를 계속한다.

(3) 처벌치료

아트로핀 처벌치료란 정상안에 1% 아트로핀 안약을 점안하는 방법이다. 하루에 한 번씩 자기전에 점안함을 원칙으로 한다. 아트로핀을 점안한 정상안은 조절력이 마비되어 근거리 타겟이 잘 안 보이게 된다. 따라서 약시안으로 근거리를 보게 된다. 즉 원거리는 정상안으로 보고 근거리는 약시안으로 보게 되는 원리를 이용하여 약시안을 자극하는 방법이다. 가림법에 의해 초래될 수 있는 입체시 기능의 저하를 막을 수 있다는 장점이 있다. 이때 근거리에서 약시안으로 보고 있는가를 반드시 확인하여야 한다.

광학적 처벌치료는 좋은 눈의 안경처방을 일부러 틀리게 해서 잘 안 보이게 하는 방법을 말한다.

3. 기타 주의사항들

약시를 치료하기 위해 가림법을 시행하는 중에는 시력을 발달시키기 위해 충분히 눈을 사용하도록 한다. 가린 상태에서 약시안으로 책, 그림, TV 보기 등의 시각적 활동을 충분히 하도록 한다. 또한 약시는 재발을 잘 하므로, 일단 치료가 끝난다고 하여 더 이상의 관찰을 중지하면 안 되며, 만 10세가 넘을 때까지 지속적인 관찰을 해야 한다.

Catholic University of Korea 임상진료지침

03 안경처방의 원칙

Ophthalmology

I. 소아 안경처방의 원칙

소아는 성인과 달리 교정/나안 시력을 정확히 측정하기가 어렵고, 성인에 비해 선명한 상을 보아야 한다는 시각적 요구 정도(visual demand)가 상대적으로 낮으며, 작업거리(working distance)가 가깝고, 사시나 약시가 발생할 위험성이 있다는 차이점이 있으며, 이를 바탕으로 성인에서 안경처방하는 방식을 소아에게 일률적으로 적용할 수는 없다. 위와 같은 차이점들을 고려하여 소아에서 안경을 처방하는 원칙 및 지침을 소개하고자 한다.

1. 소아에서 안경처방할 때 고려하여야 할 점

1) 정확한 시력검사의 한계

대부분의 4세 이하의 소아에서는 시력검사에서 믿을 만하고, 재현성 있게 반복되는 객관적 시력을 얻기가 어렵다. 시력측정이 가능한 어린 아이에서 측정한 시력은 보통 저평가(underestimation)될 수 있는데, 보통 아이들은 시력검사 중 쉽게 지치고, 작은 숫자나 그림으로 내려갈수록 흥미를 잃어버려 보이는 글자도 말을 안 할 수도 있기 때문이다. 따라서 성인에서와 달리 소아 안경처방시에는 시력에 의존할 수는 없고, 정확한 굴절검사가 필수적이라 하겠다.

2) 조절마비굴절검사의 필요성

소아에서 안경의 필요성을 판단하는 데 있어 조절마비굴절검사가 필요하다. 조절마비굴절검사를 통해서 잠복원시를 파악할 수 있으며, 특히 이는 새로 발생한 내사시가 있거나, 기존에 원시 안경을 쓰고 있는 내사시 환아에서 잔여 내사시가 발견되는 환아에서 아주 중요한 정보가 된다.

3) 낮은 시각 요구도(Visual demand), 짧은 작업거리(Working distance)

성인과 달리 선명한 상에 대한 원거리 시각적 요구도가 낮다. 3세 전후의 소아의 경우 작업거리는 1~2 m 정도이며, 그 이상의 원거리에 있는 사물이 계속 선명히 상이 맺혀야 하는 요구도가 낮다. 즉, 어린 연령의 소아에서는 양안에 대칭적인 경도의 근시에서는 교정할 이유가 없다는 말이 된다.

4) 높은 조절력(Accommodative ability)

성인에 비해 소아는 높은 조절력을 가지고 있으며, 보통 10세 이하의 건강한 어린아이들은 12디옵터 이상의 조절력을 갖는다고 알려져 있다. 이는 일정량의 원시가 발견되는 환아에서 꼭 원시교정용 안경을 필요로 하지 않게 되는 이유가 된다. 중등도의 원시가 있는 환아라도 내사시가 동반되어 있지만 않다면 반드시 원시 안경을 착용할 필요는 없다.

5) 약시 위험성

소아들은 심한 굴절이상, 부등시, 사시로 인한 약시로 빠질 가능성이 있다. 아이마다 약시를 유발하는 굴절이상의 정도차가 다를 수는 있다.

2. 근시 안경처방

위에 설명한 소아에서의 특성들과 연관지어, 일반적으로 경한 근시가 양안에 비교적 비슷한 정도로 있다면 안경을 꼭 필요로 하지는 않는다. 취학전 아동에서는 생활하는 데 0.5 이상의 시력을 필요로 하지 않기 때문에, 나안시력이 0.5 정도되고 만약 교정시력이 충분하다고 한다면 경한 근시가 있다고 안경이 필요하지 않다.

1세 미만의 영아들은 주로 앞에 있는 엄마를 바라보고 눈을 마주치는 정도이므로, -4 D 이상의 근시가 있을 때에 근시 안경 처방을 고려한다. 성장하면서 일어서서 걷고 작업 반경이 1~2 m 정도로 증가하게 되므로, 이 연령에서 -3 D 이상의 근시가 있다면 안경처방을 고려한다. 유치원 연령의 환아들도 주로 앉아서 책을 보는 것이 주된 작업이며, 원거리 칠판의 글씨들을 볼 일은 많지 않으므로 마찬가지로 경도의 근시에 대해서 적극적으로 교정할 이유는 없다. 취학 아동들은 원거리에 있는 칠판글씨들을 정확히 보아야 하고 그만큼 원거리 시각적 요구도가 높아지므로 나안시력을 고려하여 교정시력에 맞추어 안경을 처방하는 것이 좋다.

Guidelines from AAO's Preferred practice pattern and the Pediatric Eye Disease Investigator Group에 따르면, 소아 근시 안경처방의 역치를 -3디옵터 정도로 추천하고 있다.

3. 난시 안경처방

소아에서 1.5디옵터보다 낮은 정도의 직난시 혹은 도난시가 양안에 비슷하게 있다면, 이는 시력에 비교적 큰 영향을 미치지는 않고, 즉 약시를 유발할 가능성은 낮다고 판단된다. 사난시(oblique astigmatism)는 직난시나 도난시에 비해서 시력에 영향을 미칠 수 있으므로 잘 확인해야 한다.

심한 근시나 원시와 동반된 1.5디옵터 이상의 난시는 교정하도록 한다. AAPOS vision screening committee, VIP(vision in preschoolers)study 등에서 1.5 D 난시를, Pediatric Eye Disease Investigator Group에서는 2 D 난시를 안경처방을 고려해야 하는 역치로 잡았다.

4. 원시 안경처방

근시, 난시와는 달리 원시가 있는 환아에서는 교정을 안 할 경우 내사시 및 그로 인한 사시성 약시 등이 동반될 수 있기 때문에 주의를 요한다.

대부분의 소아들은 약한 원시를 가지고 있으며, 또 이들 대부분은 안경교정을 필요로 하지 않는다. 중등도 이상의 원시를 가지고 있을 경우에는 사시 및 약시 발생 위험성을 낮추고자 안경처방을 필요로 할 수 있다. 3.5 D 이상의 원시를 갖고 있는 환아들은 13배 이상의 사시 및 약시 위험성을 갖고 있다고 조사되었으며, 이들 환아에게 안경을 씌운다고 하더라도 일반환아들에 비해 4배 이상의 위험성이 있다고 한다. 여러 연구들마다 원시에서 안경처방을 해야 하는 역치 정도는 차이가 나지만, 일반적으로는 4 D 이상의 원시가 있다면 안경처방을 고려하는 것이 바람직하며, 특히 사시나 약시의 가족력이 있거나, 잘 조절되지 않는 내사위가 있다면 안경을 처방함이 바람직하다. AAO guideline에 의하면, 원시가 있는 환아에서 조절마비하 굴절검사는 필수적이며, 3세 이하의 소아에서는 +4.5 D 원시 이상이면 안경처방을 할 것을 추천하였다. AAPOS vision screeing committee에서는 +3.5 D 원시를 역치로 제안하였다. 원시 안경을 처방함에 있어, 내사시가 동반되어 있지 않는 아이에서는 완전교정을 하면 오히려 원거리에서 상흐림(blurring)현상이 생기고 이로 인해 안경을 잘 안 쓰려고 하게 되므로, 부분적으로 줄여서 교정해 주는 것이 일반적이다. 원시에서의 안경교정이 정시화에 어떠한 영향을 미치는가에 대해서는 아직 논란이 있다.

5. 부등시 안경처방

부등시는 주요한 약시 유발 요인이 될 수 있으므로 주의한다. 보통 1 D의 원시성 부등시가 있거나 1.5 D의 난시 차이가 있다면 약시 가능성이 있다고 판단해야 한다. AAPOS vision screening committee에서는 1.5 D 이상의 부등시가 있는 경우를 의미있게 분류하였다. 안경 교정할 때 원시는 양안 모두 약간 부족교정시키고, 난시는 완전교정시키는 것이 추천된다.

II. 성인의 안경처방 원칙

1. 안경처방은 정확한 굴절검사를 근거로 한다.

현성굴절검사에서 변화가 있거나 임상소견과 일치하지 않을 때는 조절마비굴절검사를 시행한다. 2가지 검사가 비슷하다면 현성굴절검사를 토대로 한다. 차이가 많다면 조절마비후 검사가 필요하다.

2. 환자의 굴절이상이 매우 크다면 실제안경과 vertex distance가 달라서 오차가 발생할 수 있으므로 Overrefraction을 해볼 수도 있다.

3. Objective refraction을 한 경우 Astigmatic dial이나 Cross cylinder를 사용하여 Subjective refraction을 한다.

1) Astigmatic dial

- 난시의 두 굴절력 중 보다 원시인 굴절력에 +0.75~1.0 D 정도의 볼록렌즈를 환자 눈 앞에 추가하여 복합근시성 난시 상태로 만든다.
- 몇 시 방향의 부채살이 가장 진하냐고 묻는다.
- 진하다고 하는 방향에 90°가 되도록 오목 원주렌즈를 놓는다.
  rule of thirty : 3시 방향이 가장 진하다고 하면 3×30 = 90 이므로 90° 방향에 마이너스 원주렌즈를 놓으면 된다.
- 난시가 완전히 중화되고 단수 근시가 된 상태이므로, 이 때부터는 볼록구면렌즈의 도수를 낮추어 합쳐진 초점을 망막쪽으로 이동시킨다.

2) 교차원주렌즈

- 교차원주를 사용할 때는 최소착란원이 망막위에 놓여있는 상태여야 한다.
- 난시축의 확인
  교차 원주의 손잡이를 난시축에 일치시킨 후 손잡이를 회전시키면서 어느 위치에서 잘 보이는가를 묻는다. 양쪽위치에서 차이가 있다고 하면 잘 보인다고 하는 방향으로 난시축을 5~10° 이동시킨다.

- 난시도의 확인

교차 원주렌즈의 마이너스축과 플러스축을 교대로 환자의 난시축과 일치시켜 놓고 두 위치에서의 시력을 비교한다. 양 위치에서 시력이 차이가 있으면 좋다고 하는 상태쪽으로 난시도를 0.25 디옵터씩 바꾸어 준다.

4. 재확인검사

1) Fogging test

처방하려고 하는 안경을 끼운 상태에서 한 눈씩을 따로따로 시행한다. +0.75 D 구면렌즈를 첨가하고 시력을 본다. 이 때 시력이 0.4~0.5를 넘으면 안된다. 만약 0.8~1.0의 시력이 된다면 과교정된 경우이므로 구면수치를 좀 더 원시쪽으로 해준다. 이 과정을 반복한다.

2) Duochrome test

녹내은 파장이 짧아 적색보다 앞쪽에 상을 맺는다. 그러므로 교정이 잘못되었다면 녹색 바탕의 글씨나 적색 바탕의 글씨가 같은 정도의 명확도로 보이게 된다.

"RAM-GAP" red add minus, green add plus

5. Binouclar balance test

1) Binocular fogging

교정안경에 +0.75 D 렌즈를 양안에 첨가한 후 한 눈씩 교대로 가리면서 0.4~0.5 시력의 시력표 글씨가 같은 정도로 선명하게 보이는 지를 물어본다. 더 선명하게 보이는 쪽에 +0.25 D 씩 구면렌즈를 첨가하여 더 흐리게 한다. 두 눈의 균형점을 찾았으면 첨가하였던 +0.75 D 의 구면렌즈를 제거하면 된다.

2) Prism dissociation

4내지 5 PD의 vertical prism을 대서 Prism dissociation을 한다. Binocular fogging과는 두 눈을 동시에 사용한다는 점만 다르다.

6. Trial before final prescription

Trial 안경을 끼워주고 3~5분 주위를 걸어 다니게 하여 상이 휘어 보이는지 어지러운지를 점검한다.

7. 기타

[별표]

*Recommendations for prescribing eyeglasses in preverbal children
(Based on Survey of the Nation's Pediatric Ophthalmologists - AAPOS Members)

	Age 0~1 yr	Age 1~2 yrs	Age 2~3 yrs
Myopia (symmetric)	-4.0 D or >	-3.0 or >	-2.5 D or >
Hyperopia (symmetric & orthophoric)*	+6.0 D or >	+5.0 or >	+5.0 D or >
Hyperopia (e.g. accomodative ET of approximately 30 PD)†	> than 2.0 D	> than 2.0 D	> than 1.5 D
Astigmatism	2.5 D or >	2.5 D or >	2.0 D or >
Anisometropia			
Myopic	-2.5 D or >	-2.5 D or >	-2.5 D or >
Hyperopic	+2.0 D or >	+1.5 D or >	+1.5 D or >
Astigmatic	2.0 D or >	1.5 D or >	1.5 D or >

* Reduce Rx amount by 1~2 diopters. If the cycloplegic refraction is 〉 than +7.0 D, the Rx may be reduced approximately 3 D.

† Give full cycloplegic refraction. If greater than 3 D, you may cut out up to 0.50 D from the final Rx.

*Potentially Amblyopiogenic Refractive Errors Warranting Optical Corrections in Infants & Young Children (AAO, 1992)

	Anisometropic	Isometropic
Astigmatism	> 1.5	> 2.5
Hyperopia	> 1.5	> 4.5
Myopia	> 3.0	

*Average accomodative amplitudes for different ages (AAO)

Age	Average accommodative amplitude	Age	Average accommodative amplitude
8	14.0 (±2 D)	40	6.0 (±2 D)
12	13.0 (±2 D)	44	4.5 (±1.5 D)
20	11.0 (±2 D)	52	2.5 (±1.5 D)

40세 이하에서 조절력은 4년마다 1 D 감소하며, 40세를 넘으면 더 빨리 감소한다. 48세부터 4년마다 0.5 D 씩 감소한다. 40세와 48세의 조절력을 암기하여 모두를 기억할 수 있어야 한다.

*** Mydriatics and cycloplegics**

Sympathomimetic Drugs			
Name	Percent	Maximum Mydriasis	Duration of Mydriasis
Phenylephrine	10	≒ 20 minutes	≒ 3 hours
Adrenaline	1/1000		
Hydroxyamphetamine	1	≒ 40 minutes	
Cocaine	2~4	≒ 20 minutes	≒ 2 hours
Ephedrine	5	≒ 30 minutes	≒ 3 hours

Phenylephrine, Adrenaline : direct acting sympathomimietics
Hydroxyamphetamine, Cocaine, Ephedrine : Indirect acting sympathomimetics

Parasympatholytic Drugs			
Name	Percent	Max. Mydriasis Max. Cycloplegia	Duration of Mydriasis Duration of Cycloplegia
Atropine	0.25~4	≒ 30~40 minutes ≒ several hours	≒ 12 days ≒ 2 weeks
Homatropine	1~5	≒ 10~30 minutes ≒ 30~90 minutes	≒ 6 hours~4 days ≒ 10~48 hours
Scopolamine	0.25~0.5	≒ 15~30 minutes ≒ 30~45 minutes	≒ several days ≒ 5~7 days

2. 소아안과

Ophthalmology

01. 소아안과환자의 검사
02. 영아내사시
03. 굴절조절내사시
04. 비굴절조절내사시
05. 부분조절내사시
06. 후천비조절내사시
07. 간헐 외사시
08. 마비사시
09. 갑상샘눈병증과 관련된 사시
10. 안와바깥골절과 연관된 사시
11. 눈근육무력증과 연관된 사시
12. 해리 수직편위

Catholic University of Korea 임상진료지침

01 소아안과환자의 검사

Ophthalmology

1. 문진

1) Family History, Birth History
2) Associated Systemic Disease
3) Age of Onset
4) Type of Onset
5) Type of Deviation
6) Fixation Pattern

Order of Examination
1. Inspection
2. Amblyopia assessment/visual acuity
3. Sensory Test
4. Ductions and Versions
5. Measurement of deviation
6. Special tests for identifying restriction and paresis
7. Cycloplegic refraction
8. Fundus examination (objective torsion)

2. 시진

1) Visual behavior
2) Eye alignment / eye movement
3) Fixation
4) Head posturing (face turn, head tilt)

3. 시력검사

1) Pre-verbal infant

(1) Monocular occlusion : 양안의 시력차가 클 경우 주시안을 가리면 심한 irritability를 보인다.

(2) Fix & Follow : 소아가 좋아할 만한 장난감 같은 target을 이용하여 주시 및 따라보기가 되는 지 확인한다. 한쪽 눈만 시력이 좋더라도 반응이 나타나므로 반대편 눈을 손바닥으로 가리고 각각 한 쪽 눈 시행하여야 각각의 눈이 모두 F&F가 됨을 확인할 수 있다.

(3) C(central), S(steady), M(maintained) : F&F와 비슷한 방법

(4) Fixation preference test : 약시유무를 진단할 때

(5) 10 Prism Base-Down Test : 협조가 안 되는 영아에서도 진료실에서 약시유무를 진단할 때 유용하다. 주시안에 10 Δ base-down으로 놓으면 상이 base쪽으로 꺾이면서 이를 보기 위해 눈이 위쪽으로 움직이는 것을 관찰할 수 있다(그림 1-1, 2-A). 약시가 있으면 프리즘을 대지 않은 반대편 눈으로 주시를 하게 되므로 프리즘을 대더라도 눈의 움직임이 보이지 않는다(그림 1-2-B).

(6) Cross-Fixation : 중심선으로부터 어느 정도 벗어나면서 cross-fixation이 바뀌는 지를 보면 약시유무를 가늠할 수 있다.

(7) OKN : minimum separable

(8) VEP : Flash, Pattern

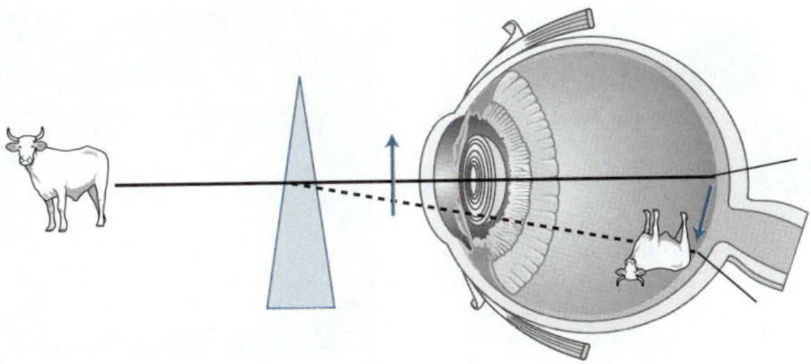

그림 1-1 Prism base down test 의 원리. 붉은 화살표가 눈의 움직임 방향이다.

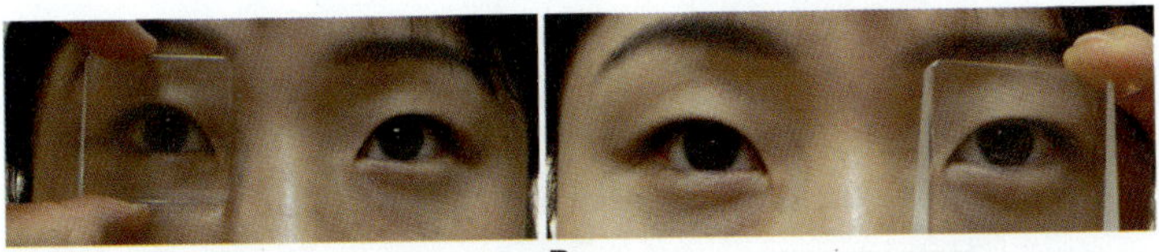

그림 1-2 프리즘을 대자 주시안(우안)이 위로 움직인다. 약시안(좌안)은 프리즘을 대어도 움직이지 않는다.

2) Verbal child

1) Pre-school age : 그림 시력표, E-game

2) School age : Snellen Chart

4. 감각검사

1) Worth 4 Dot Test

- **Ix** : 두눈 망막중심오목융합 또는 주변융합, 이상망막대응, 복시, 억제를 알 수 있다.
- **방법** : 환자에게 red-green filter glasses를 끼우고, Worth 4 Dot target을 보게 한 후 불빛이 모두 몇 개 보이는지 물어본다. 근거리용은 30 cm, 원거리용은 5 m에서 검사한다(그림 1-3). Green filter가 red filter보다 강한 억

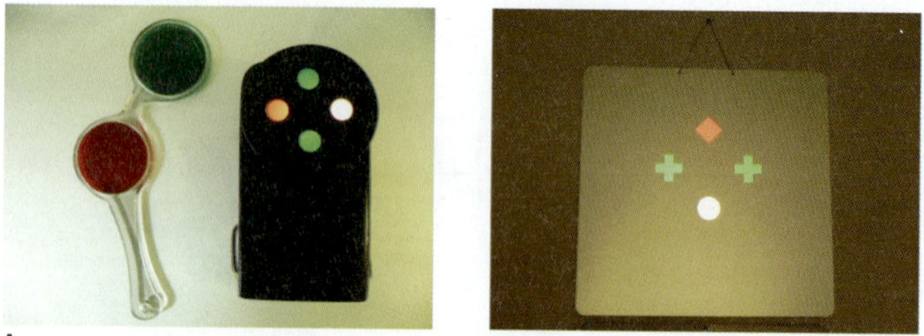

A B

그림 1-3 근거리 및 원거리용 Worth 4 dot

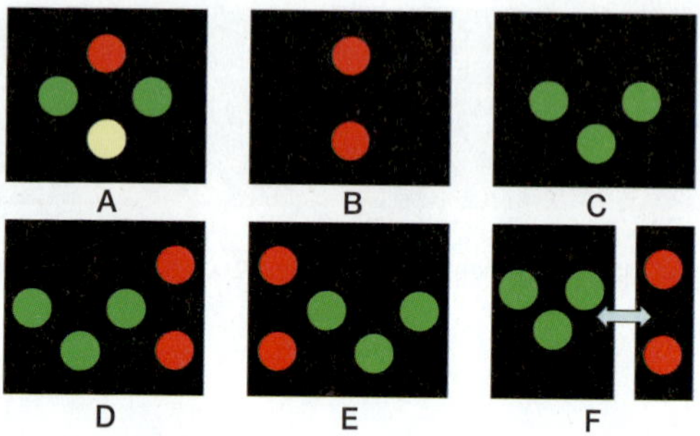

그림 1-4 Worth 4 dot test 의 해석

제를 일으키므로 양안에 시력차이가 있을 경우 filter의 방향을 바꾸어 시행하여 보는 것도 의미가 있다.

- 예 : 오른눈에 빨강, 왼눈에 녹색 안경을 끼웠을 때
  - A. 정상융합이 있거나 이상망막대응이 있는 사시이면 4개의 불이 보인다(그림 1-4-A).
  - B. 왼눈에 억제가 있으면 두 개의 빨강불이 보인다(그림 1-4-B).
  - C. 오른눈에 억제가 있으면 3개의 초록불이 보인다(그림 1-4-C).
  - D. 복시가 있을 경우 내사시가 있으면 비교차복시로 5개의 불이 보이고(그림 1-4-D), 외사시가 있으면 교차복시로 5개의 불이 보인다(그림 1-4-E).

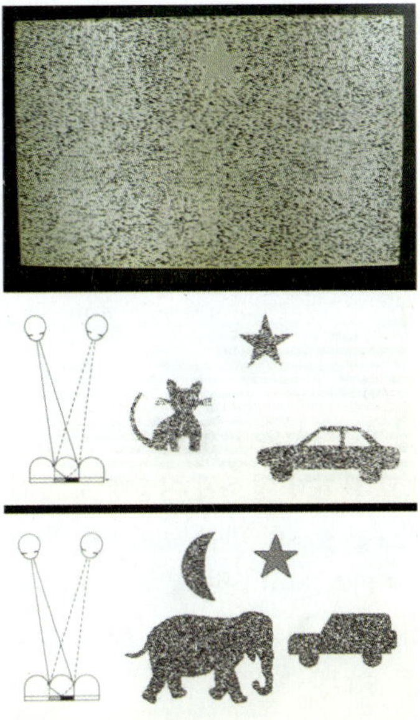

그림 1-5 Lang test

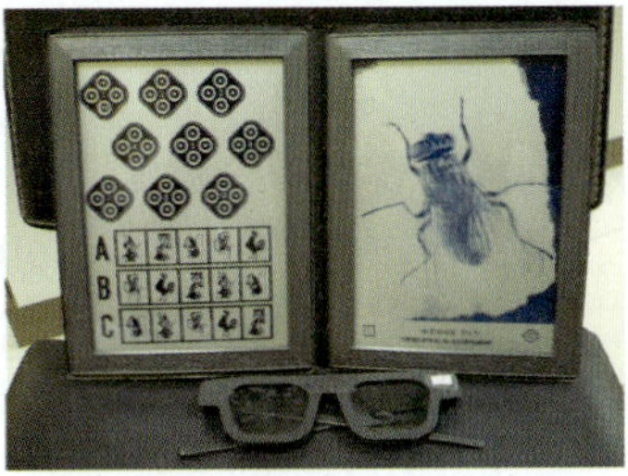

그림 1-6 Titmus test

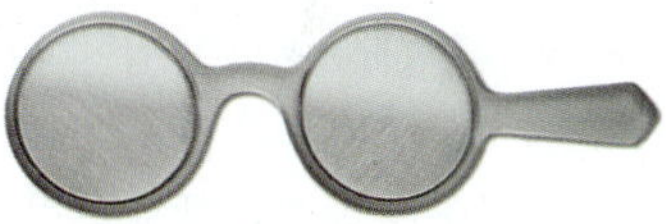

그림 1-7 Bagolini Strated Glasses

E. 간혹 교대주시를 복시로 대답하는 환자가 있으므로 검사자가 주시 패턴을 관찰하여 판단하여야 한다(그림 1-4-F).

2) Lang Test(그림 1-5)

안경을 쓰기 싫어하는 소아에게 시도해보기 좋다. 그러나 검사 방법을 이해를 못하는 경우가 많으므로 성장단계에 따라 반복적으로 시행해보아야 정확하다.

3) Titmus Test(그림 1-6)

(1) 파리날개의 경우 위양성반응이 많으므로 그림을 똑바로, 옆으로 뉘어서, 뒤집어서 검사하여 옆으로 뉘었을 때 입체시가 없어지는지, 뒤집어서 보았을 때 날개가 뒤로 들어가 보이는지 확인하여야 한다.

파리그림 아래쪽에 R과 L 글자가 동시에 보이는지 물어 보는 것도 한 방법이다.

(2) circle은 집중이 요하는 검사로 소아 또는 처음 검사를 하는 환자의 경우 입체로 보이는 것이 없다고 하더라도 "아주 조금 튀어나와 있으니 자세히 잘 보아야 한다"라고 격려하며 재차 시행하면 처음 검사보다 높게 나오는 경우를 자주 볼 수 있으므로 여유를 가지고 천천히 시행하여야 한다.

4) Bagolini Striated Glasses Test(표 1-1)

양안시기능을 거의 차단하지 않은 일상생활에서와 거의 비슷한 시각 환경하에서 양안시기능을 측정하는 것이므로 환아가 평소에 어떻게 보고 있는지 궁금할 때 유용한 방법이다. Bagolini glasses를 한쪽 눈에 45°, 반대쪽 눈에 135°로 끼우고 pen-light를 정면에 비춰 선이 어떻게 보는 지 물어본다(그림 1-7). 보이는 대로 그림을 그려보라고 하거나, 미리 그려진 그림을 보여주고 비슷한 것을 짚어보라고 해도 된다.

5) Maddox Rod Test : 사시검사에서 설명

6) Double Maddox Rod Test

- Ix : 주관적 회선편위를 정량적으로 측정한다. 사근 기능 이상이 있는 환자에서 많이 시행한다.
- **방법** : Universal Trial Frame을 이용한다.

A. 수직사시가 있을 경우는 필요 없을 경우도 있으나 수직사시가 없거나 각이 작을 경우에는 한쪽 눈에 얇은 검사용 프리즘(10 내외)을 수직으로 놓아 양안을 해리시킨 후 검사한다(그림 1-8-A).

B. 주시안에 red filter를 끼운다(그림 1-8-A). 비주시안(사시안)은 억제가 있는 경우가 많아 red filter를 끼울 경우 억제를 심화시켜 불빛이 안 보인다고 하는 경우가 있다.

C. Maddox rod를 양안에 수직방향으로 끼운다(그림 1-8-B).

표 1-1 Bagolini Striated Glasses Test의 해석

Type of ocular deviation	Orthophoria	Small angle esortopia Intermiuent Exotropia	Microtropia/ Monorixation Esotropia Exotropia
Patient' s perception: Cover Test	OS 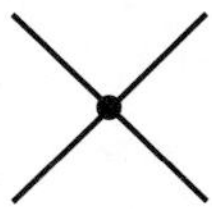 OD No Shift	OS 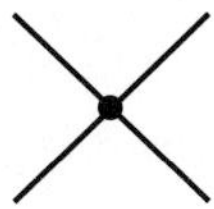 OD Shift	OS 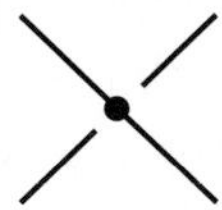 OD No Shift
Fixation	Central	Central	Eccentric Fix OD
Retinal Correspondence	NRC	Harmonjous ARC	Harmonjous ARC
Type of ocular deviation	Esotropia	Esotropia Exotropia LE preterred Exotropia	
Patient' s perception: Cover Test	OS 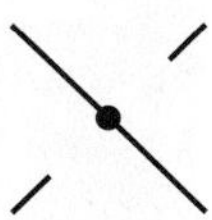 OD Shift	OS 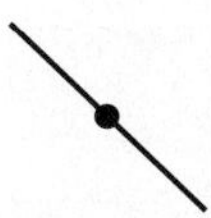 Shift	
Fixation	Central	Central	
Retinal Correspondence	ARC with Foveal Supperssion	Supperssion (Total) OD	
Type of ocular deviation	Esotropia	Exotropia	
Patient' s perception: Cover Test	OS 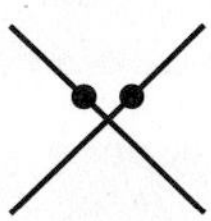 OD Shift	OS 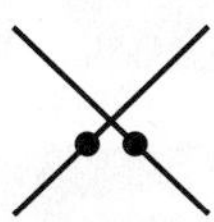 Shift	
Fixation	Central	Central	
Retinal	NCR c̄ **Diplopia** No Supperssion	NCR c̄ **Diplopia** No Supperssion	

D. pen-light를 정면에 비춰 가로로 붉은 선과 흰색 선이 보이는 지를 확인한 후(그림 1-8-C), 기울어보이는 선이 있는지, 어느 색깔 선이 기울어 보이는 지 물어본다(그림 1-8-D).
E. 환자로 하여금 기울어져 보이는 선 쪽의 돌림나사를 돌려서 두 개의 선이 수평이 되도록 맞추어 보라고 지시한다(그림 1-8-E).
F. 환자가 수평이 되었다고 했을 때의 회선 각을 확인한다(그림 1-8-E, F).
G. 필요할 경우 주시 방향을 바꾸어 검사한다(상방주시/하방주시시 변화 등).

7) 4 Prism Base-Out Test

● Ix : 두눈망막중심오목융합 여부, 작은 억제암점을 가진 미세사시(monofixation syndrome)를 진단하고자 할 때

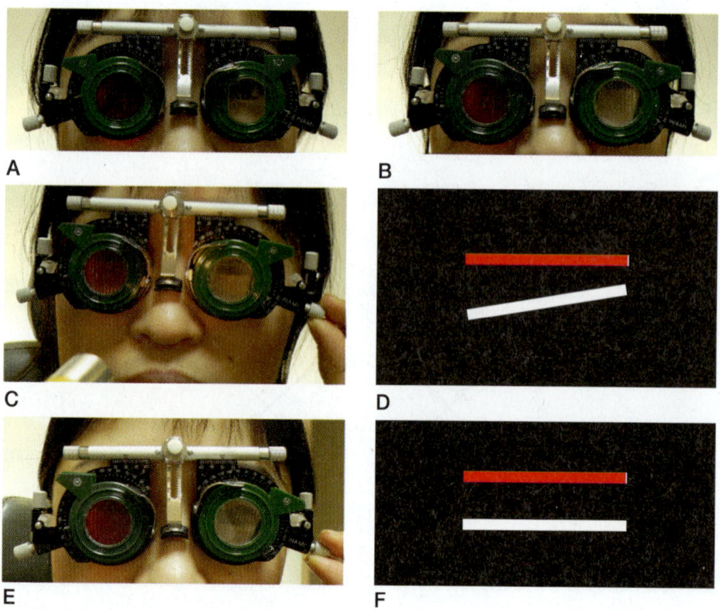

그림 1-8 Double Maddox rod test

- **단점** : 정상망막중심오목융합이 있더라도 반응이 없거나 비전형적인 반응을 보일 수 있으므로 판단에 신중을 기해야 한다.
- **방법**(그림 1-9)

  A. 4 프리즘디옵터의 프리즘을 base가 바깥쪽이 되도록 왼 눈에 놓았을 때 두 눈이 오른쪽으로 움직이면 왼 눈에 중심오목억제가 없는 것이다.

  B. 왼 눈에 억제암점이 있다면 두 눈이 모두 움직이지 않는다. 잠시 후 오른 눈이 융합을 위해 내전을 하면 오른 눈에 중심오목억제가 없는 것이다.

  C. B 의 두 번째 단계에서 오른 눈이 외전한 채 가만히 있다면 오른 눈에 중심오목억제가 있거나 이상망막대응이 있을 수 있다.

  D. 융합이 약한 경우에도 오른 눈의 내전이 일어나지 않을 수 있는데, 환자는 그 동안 복시를 느낀다.

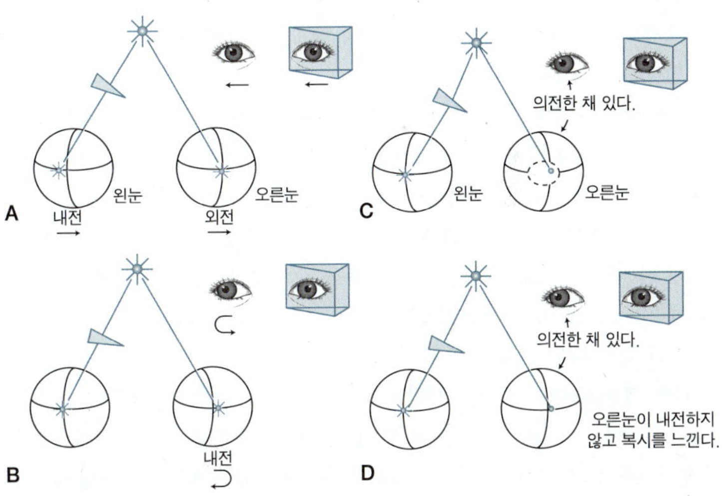

그림 1-9 4 Prism Base-Out Test

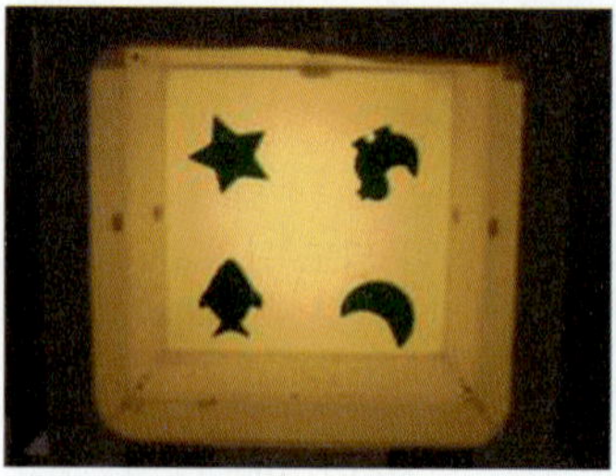
A
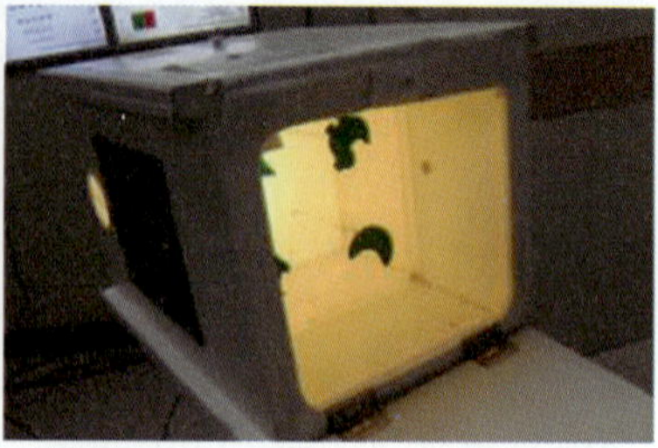
B

그림 1-10 FDT Distant Stereo Test

8) FD2 Distant Stereo Test(그림 1-10)

● **목적** : 피검자(환자)가 신빙성 있게 구별할 수 있는 가장 작은 구별 정도를 기록하기 위함이다. 대부분 3번 검사에서 2번 맞출 경우의 지점을 결과로 보는데 경우에 따라서는 더 많은(3번 이상의) 검사가 필요할 수 있다. 이러한 결과는 입체시(steroacuity)의 정도를 측정하기 위함이다.

● **주의사항** : ① FD2 눈위치에서 직각으로 주시할 수 있게 위치시킨다.
② 상자의 좌우상하로 머리를 움직이지 않게 주지시킨다.
③ 힌트를 주지 않는다.
④ Target의 위치변화 시 생길 수 있는 모양의 변화에 대한 힌트 제거를 위해 target 조정 시에는 4가지 target 모두에 약간의 회전을 해준다.
⑤ 환자가 주저할 경우 격려하는 것을 잊지 말고, 환자가 혼란스러운 모습을 보여 검사의 신빙성 위해 여러 차례 검사하였을 경우 4/5(다섯 번 중 네 번 맞춤)등으로 추가 검사한 내용을 같이 표기 해 주는 것이 좋다.

● 예 : ① 6 m at 50" "다른 것들보다 앞으로 튀어 나와있는 모양이 보여요?" 만약 맞는 대답을 했을 경우 검사가 제대로 이루어진 것이다. 만약 맞지 않았을 경우 피검자를 훨씬 가깝게 오도록 하여 frame의 전체 모양을 확인시킨 후 "어느 모양이 더 앞으로 튀어나왔죠" 질문하면서 직접 확인 할 기회를 준 후 검사를 진행한다(환자의 연령이 어릴 경우 이 같은 과정이 이후의 검사의 신빙성을 더욱 뒷받침 해준다.).

② 검사 과정

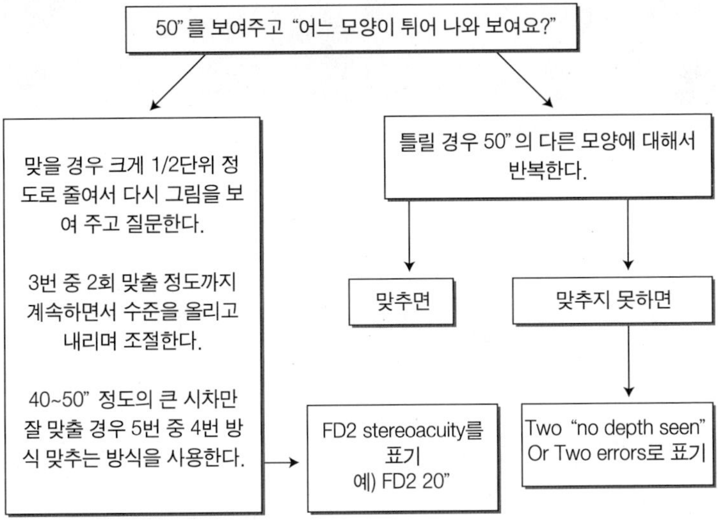

5. 외안근 운동 검사

1) Duction

안구를 어느 정도 움직일 수 있나 알고자 할 때 한쪽 눈을 가리고 시행하는 검사로 시표를 따라보게 하면서 움직일 수 있는 데까지 안구를 이동시켜 눈 운동의 제한이 있는지 확인한다(그림 1-11). 정상 내전은 각막 비측 윤부가 눈물점에 닿을 때이고 정상 외전은 이측 윤부가 이측 외안각에 닿을 때이다.

2) Version

안구를 어느 정도 움직일 수 있나 알고자 할 때 두 눈의 움직임을 보는 검사로 6개 기본방향으로 시표를 이동하면서 환자에게 한쪽 눈씩 교대로

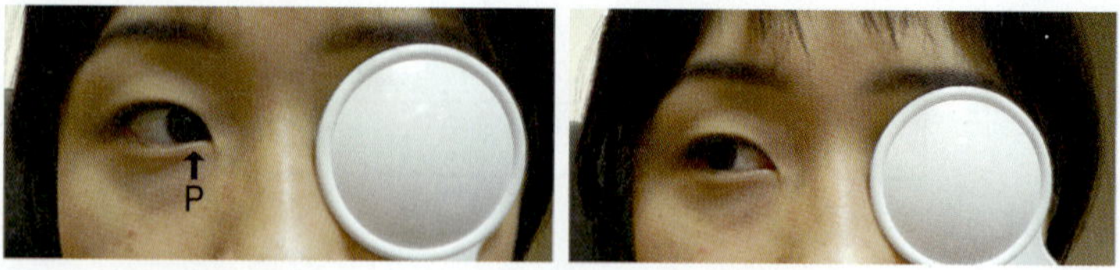

그림 1-11 Duction test

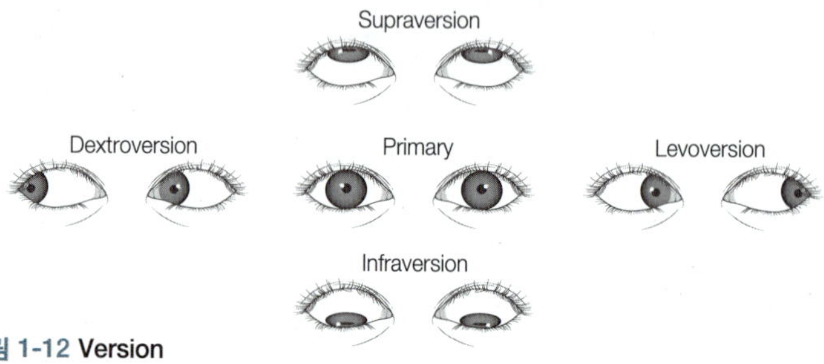

그림 1-12 Version

주시케 하면서 비주시안의 움직임을 관찰한다(그림 1-12).

3) Doll's Eye Head Maneuver

- Ix : 협조가 안되는 영/유아, 지체아에서 외안근의 마비를 감별할 때
- **방법** : 운동기능을 알고자 하는 근육의 작용방향과 반대방향으로 환자의 머리를 잡고 돌리면서 눈 운동을 관찰한다.

4) Forced Duction Test

- Ix : 외안근의 운동 장애가 기계적인 제한인지 알고자 할 때
- **방법** : 검사할 눈을 점안 마취제로 마취한 뒤 눈벌리개로 눈을 벌린다.

Castroviejo forcep으로 각막윤부 근처의 결막을 잡고 환자로 하여금 마비근육의 운동방향으로 보게 하고 기계적 제한이 있다고 예상되는 쪽의 반대 방향으로 눈을 당겨 움직여 본다. 직근은 들어서, 사근은 눌러서 검사한다(그림 1-13).

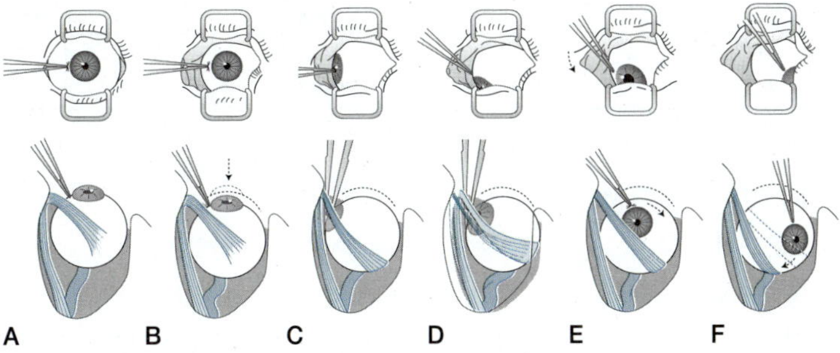

그림 1-13 Forced Duction Test of Superior Oblique Muscle

점안 또는 국소 마취하에 시행할 경우 환자의 voluntary muscle tone이 남아 있어 검사결과를 정확히 알기 어려운 경우가 많다. 전신마취하에서 시행할 경우에도 succinylcholine을 사용할 경우 약제 투여 직후 muscle tension을 증가시키므로, succinylcholine의 작용이 충분히 없어진 후에 검사하여야 한다.

5) Force Generation Test

- Ix : 외안근의 마비 정도를 알고자 할 때

환자로 하여금 작용근의 반대쪽으로 최대한 보게 한 후 집게로 결막을 잡고 작용근 방향으로 눈을 움직이도록 한다. 마비안의 운동이 집게에 느껴지면 불완전 마비, 집게에 느껴지는 힘이 없으면 완전마비로 생각할 수 있다.

6) Vergence Amplitude

조절을 유발하지 않는 시표를 바라보게 하면서 낮은 도수의 프리즘부터 높은 도수로 높이면서 두 개로 보이는 최초의 프리즘 도수를 한계점(break point)라 하고, 다시 도수를 낮추면서 복시가 사라지는 최초의 프리즘 도수가 회복점(recovery point)이다. 눈모음정도를 측정할 때는 프리즘의 바닥을 바깥으로, 눈벌림정도를 측정할 때는 프리즘의 바닥을 안쪽으로 댄다.

	Convergence	Divergence	Sursumvergence
At 6 m	14.1 Δ	5.82 Δ	2.54 Δ
At 25 cm	38.02 Δ	16.47 Δ	2.57 Δ

7) NPC(눈모음근점)

- Ix : 근거리 복시, 눈피로증, 눈모음부족외사시를 진단할 때

정면 30~40 cm에 시표를 두고 환자에게 양안으로 주시하게 한 후 서서히 환자쪽으로 가까이 하면 어느 순간 눈모음이 정지되거나 한쪽 눈이 빠르게 외전되는 모습을 보일 때 시표와 눈사이의 거리를 측정한다. 자를 안와의 외측연에 두어야 한다. 정상은 8~10 cm.

8) NPA(조절근점)

- Ix : 근거리 시력저하, 노안, 비굴절조절내사시와 조절부족내사시를 감별할 때

환자의 원거리시력을 교정한 상태에서 한쪽 눈을 가리고 조절근점용 시표(굵기 0.2 mm, 길이 3 mm, 간격 0.2 mm)를 주시하게 한 후 서서히 환자쪽으로 가까이 하면서 시표의 두 줄이 분리되어 보이지 않고 하나로 뭉쳐서 보일 때의 거리를 측정한다.

9) AC/A Ratio

※ 환자의 굴절이상을 모두 교정한 상태에서 측정해야 한다.

(1) Lens Gradient Method(정상 : 3.7~4.2)

AC/A = [Deviation without lens - Deviation with lens] / Lens in diopters

Deviation : ET : +, XT : -

측정거리 33 cm → +3 Diopter lens 사용

측정거리 5m → -3 Diopter lens 사용

(2) Heterophoria Method(Geographic Method)(정상 : IPD ± 0.3 이내)

AC/A = IPD + [N - D] / DA

IPD : interpupillary distance(cm)

N : near angle(ET : +, XT : -)

D : distance angle(ET : +, XT : -)

DA : diopters of accommodation for near fixation(1/3 m = 3 diopters)

(3) Clinical Distance-Near Relationship

원거리보다 근거리에서의 사시각이 10Δ 이상 차이 날 때 high AC/A라고 할 수 있다.

6. 사시검사

1) 차폐법

※ 주시 물체는 근거리(30 cm)에서 조절을 일으킬 수 있도록 하고 원거리(5 m)에서 조절을 풀어서 볼 수 있도록 하는 충분히 작은 시표(20/30)를 사용하고 정면 및 6개 기본방향에서 검사한다. 눈가리개는 약 2~3초간 가린다.

(1) Cover Test(그림 1-14)

- Ix : 현성사시의 존재 유무

환자를 양안으로 주시시키고 좌안을 가릴 때의 우안의 운동을 관찰한 다음, 우안을 가릴 때의 좌안의 운동을 관찰한다. 양안이 다 움직이지 않으면 현성사시는 없고 한쪽 눈이 주시 위치로 움직이면 사시가 있는 것이며 편위방향은 움직이는 방향과 반대 방향이다.

(2) Cover-Uncover Test(그림 1-15)

- Ix : 사시나 사위의 존재 유무, 사시와 사위의 구별

양안으로 시표를 주시시킨 다음 한쪽 눈을 가렸다가 떼면서 동시에 양안의 움직임을 관찰한다. 양안 모두 움직임이 없으면 정위, 가렸던 눈만 움

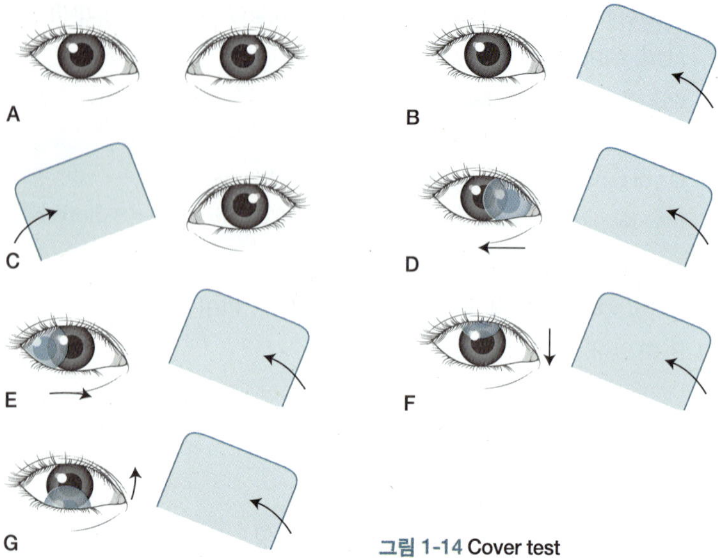

그림 1-14 Cover test

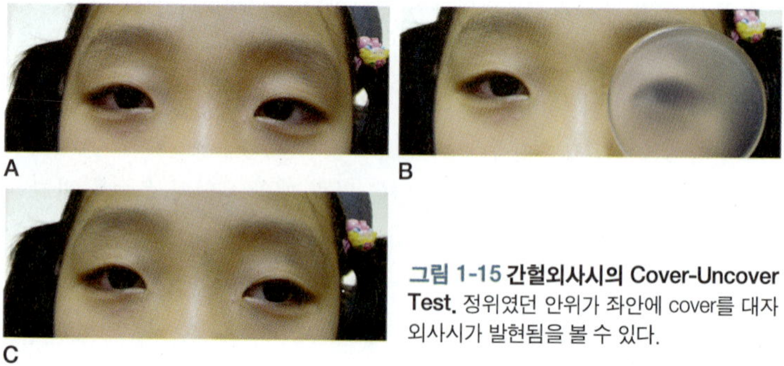

그림 1-15 간헐외사시의 Cover-Uncover Test. 정위였던 안위가 좌안에 cover를 대자 외사시가 발현됨을 볼 수 있다.

직이면 사위이며, 현성사시의 경우 사시가 있는 눈을 가렸다 떼면 움직임이 없고 주시안을 가렸다 떼면 움직임이 있다.

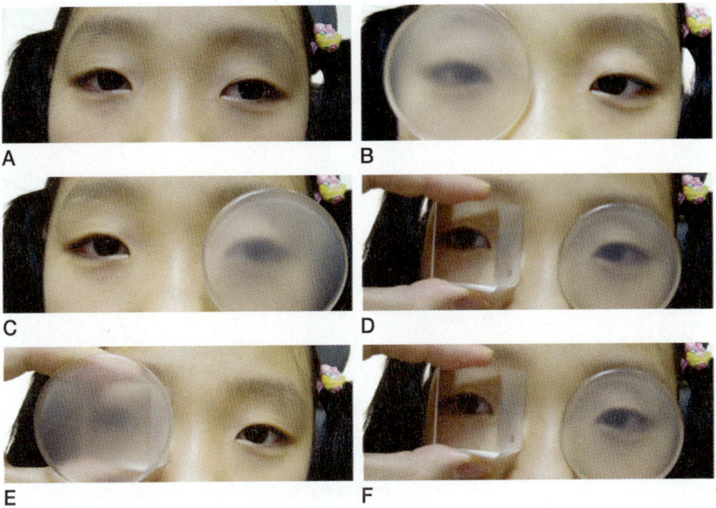

그림 1-16 **교대가림검사와 교대 프리즘가림검사.** A~C : 우안에 cover를 대자 외사시를 보이던 좌안이 바깥쪽에서 안쪽으로 움직임을 관찰할 수 있다. D~E : 더 이상 눈의 움직임이 없을 때까지 프리즘 양을 증감하여 사시각을 측정한다.

(3) Alternating Cover Test(그림 1-16-A, B, C)

- Ix : 사시나 사위의 존재 유무

  두 눈을 교대로 가리면서 가렸던 눈의 움직임을 관찰한다.

(4) Prism Cover Test(그림 1-16-D, E, F)

- Ix : 전체 사시각 측정

  두 눈으로 시표를 주시하게 하고 한 눈에 프리즘을 댄 후 가리개로 두 눈을 번갈아가리면서 눈의 움직임이 없을 때까지 프리즘을 증감한다. 이때 프리즘의 방향은 눈이 편위된 쪽으로 프리즘의 꼭지를 댄다.

(5) Simultaneous Prism Cover Test

- Ix : 잠복사시양을 제외한 현성사시각 측정

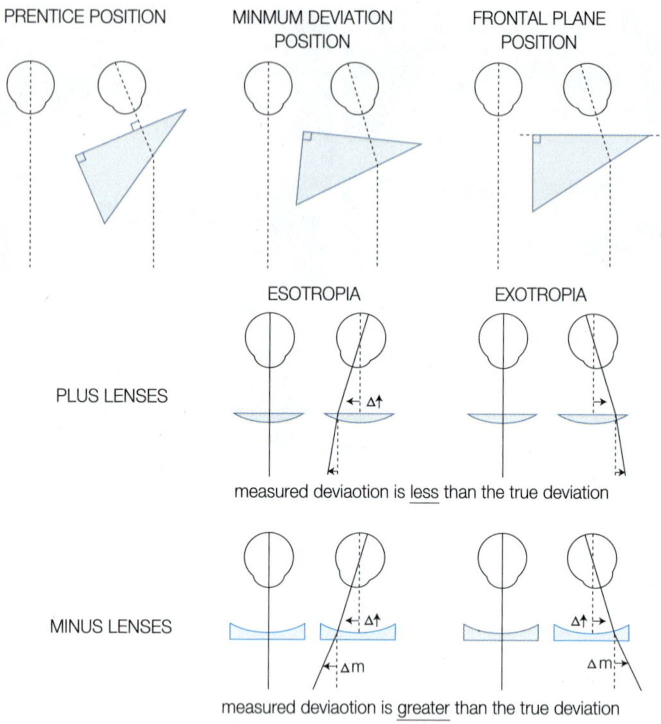

그림 1-17 고도원시 및 고도근시 환자에게서의 시지각 측정시 고려사항

주시안을 가리개로 가리면서 동시에 사시안에 프리즘을 대면서 사시안의 움직임이 없을 때까지 프리즘의 양을 증감한다.

※ 주의(그림 1-17, 표 1-2, 표 1-3, 표 1-4)

① ±5 D 이상의 안경을 착용하고 있을 때(+)lens는 실제보다 적게, (-)lens는 실제보다 크게 측정된다.

② 프리즘을 겹쳐서 대면 power가 산술적 합계보다 커지므로 실제보다 적게 측정된다. 두 눈에 나누어서 대도 실제보다 적게 측정된다.

표 1-2 Actual Deviation in Prism Diopters When One Horizontal Prism Placed in Front of Each Eye

Left Eye Prism (Labeled value)	Refht Eye Prism (Labeled value)											
	10	12	14	16	18	20	25	30	35	40	45	50
5	20	22	24	26	29	31	36	41	47	52	58	53
10	22	24	26	29	31	33	38	44	49	55	60	56
15	24	26	29	31	33	35	40	46	52	57	63	59
20	26	29	31	33	35	37	43	48	54	60	66	72
25	29	31	33	35	37	39	45	51	57	63	69	75
30	31	33	35	37	39	42	47	53	59	65	71	78
35	36	38	40	43	45	47	53	59	66	72	79	86
40	41	44	46	48	51	53	59	66	73	80	87	94
45	47	49	52	54	57	59	66	73	80	87	95	103
50	52	55	57	60	63	65	72	80	87	95	104	113
60	58	60	63	66	69	71	79	87	95	104	113	123
70	63	66	69	72	75	78	86	94	103	113	123	133

표 1-3 Artifact From Peripheral Prismatic Effects : Myopic Spectacle Power*

Measured Tropia (PD)	Actual Deviation (PD)													
	-1	-2	-3	-4	-5	-6	-7	-8	-9	-10	-12	-15	-20	-30
5	5	5	5	4	4	4	4	4	4	4	4	4	3	3
10	10	10	9	9	9	9	9	8	8	8	8	7	7	6
15	15	14	14	14	13	13	13	12	12	12	12	11	10	9
20	20	19	19	18	18	17	17	17	16	16	15	15	13	11
25	24	24	23	23	22	22	21	21	20	20	19	18	17	14
30	29	29	28	27	27	26	26	25	24	24	23	22	20	17
35	34	33	33	32	3	30	30	30	29	28	27	25	23	20
40	39	38	37	36	136	35	34	33	33	32	31	29	26	23
45	44	43	42	41	40	39	38	37	37	36	35	33	30	26
50	49	48	47	45	44	43	43	42	41	40	38	36	33	29
60	59	57	56	55	53	52	51	50	49	48	46	44	40	34
70	68	67	65	64	62	61	60	58	57	56	54	51	46	40

표 1-4 Artifact From Peripheral Prismatic Effects : Hyperopic Spectacle Power*

Measured Tropia (PD)	Actual Deviation (PD)													
	+1	+2	+3	+4	+5	+6	+7	+8	+9	+10	+12	+15	+20	+30
5	5	5	5	6	6	6	6	6	6	7	7	8	10	20
10	10	11	11	11	11	12	12	13	13	13	14	16	20	40
15	15	16	16	16	17	18	18	19	19	20	21	24	30	60
20	21	21	22	22	23	24	24	25	26	27	29	32	40	80
25	26	26	27	28	29	29	30	31	32	33	36	40	50	100
30	31	32	32	33	34	35	36	38	39	40	43	48	60	120
35	36	37	38	39	40	41	42	44	45	47	50	56	70	140
40	41	42	43	44	46	47	48	50	52	53	57	64	80	160
45	46	47	49	50	51	53	55	56	58	60	64	72	90	180
50	51	53	54	56	57	59	61	63	65	67	71	80	100	200
60	62	63	65	67	69	71	73	75	77	80	87	96	120	240
70	72	74	76	78	80	82	85	88	90	93	100	112	140	280

③ 유리 프리즘은 Prentice(visual axis에 수직), plastic 프리즘은 frontal plane(infraorbital rim에 평행)으로 대어야 한다.

④ 측방안위 측정 시 내사시는 외전된 눈에, 외사시는 내전된 눈에 프리즘을 놓는다.

2) 주관적 검사

(1) Maddox Rod Test

- Ix : 주관적인 사시 유무
- **방법** : 수평사시의 경우 막대 방향을 수평으로, 수직사시의 경우 막대 방향을 수직으로 놓고 광원과 붉은 선의 위치를 묻는다. 붉은 선이 마독스 막대를 댄 눈과 동측에 보이면 내사위 혹은 내사시이며, 반대측에 보이면 외사위 혹은 외사시이다. 붉은 선이 광원보다 위에 보이면 마독스막대를 댄 눈이 하사시, 붉은 선이 광원보다 아래에 있으면 마독스막대를 댄 눈이

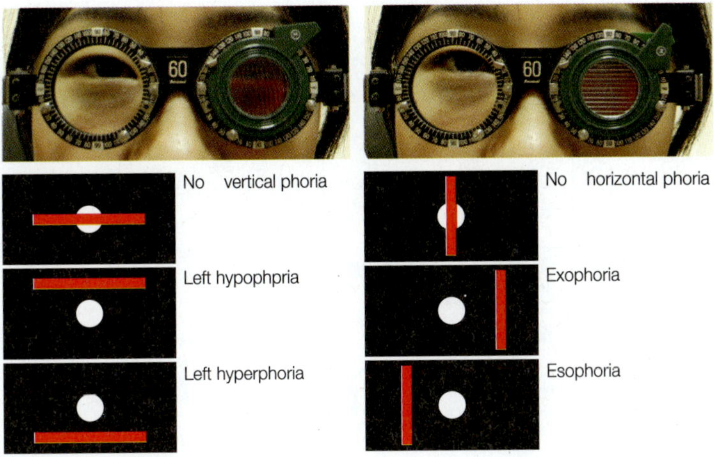

그림 1-18 Maddox Rod Test

상사시이다. 여기에 프리즘을 덧대어 광원이 일치하게 될 때의 프리즘 양이 주관적 사시각이 된다. 근거리와 원거리를 같이 검사한다. 망막대응이 정상인 경우에 가능하며 억제가 있는 불변사시에는 부적합하다.

(2) Haploscopic Test(Hess Screen Test, Lancaster Red-Green Test)

- Ix : 정상망막대응을 가진 급성 마비사시에서 마비근 찾기

암실에서 스크린이 환자의 눈높이가 되게 턱을 고정시킨 후 적록안경을 씌우고 빨강안경으로 스크린을 보게 하고 손에는 녹색 광선이 나오는 지시봉을 쥐게 한다. 검사자는 빨강 광선이 나오는 지시봉을 이용하여 주시점을 스크린의 중심부 → 위 → 시계방향으로 움직이며 기본 눈위치 9방향을 가리킨다. 환자에게 녹색광선을 빨강광선에 수직되게 비추도록 해보라고 하여 녹색광선이 맺히는 스크린의 위치를 차트에 기록하되, 환자가 쥔 지시봉의 색깔과 일치하는 눈 쪽에 차트를 기록한다. 예를 들어 적록안경의 녹색이 왼눈에 있었고 환자가 녹색광선이 나오는 지시봉을 사용했다면 왼눈 차

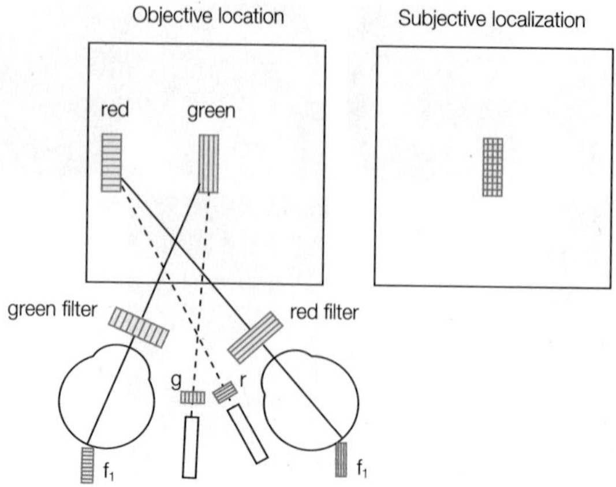

그림 1-19 Hess Screen Test의 원리

트에 기록한다. 검사자와 환자의 지시봉을 맞바꾸어 반대측 눈을 검사한다. 일반적인 검사거리는 1 m이며, 사시각이 너무 클 경우 검사거리를 늘린다.

3) 각막반사검사

(1) Hirschberg Test

- Ix : 협조가 안 되는 영유아나 지체아, 저시력이나 중심외주시를 하는 경우에 사시각 측정

33 cm 떨어진 곳에서 펜라이트를 환자의 각막에 비추어 각막반사의 위치를 보고 판정한다. 카파각의 보정이 필요하다.

판독법 : 각막중심에서 1 mm 편위 = 7° 편위
각막반사점의 위치(1° = 2 prism diopter)
동공연 - 15°
동공연과 각막윤부의 중간 - 30°
각막윤부 - 45°

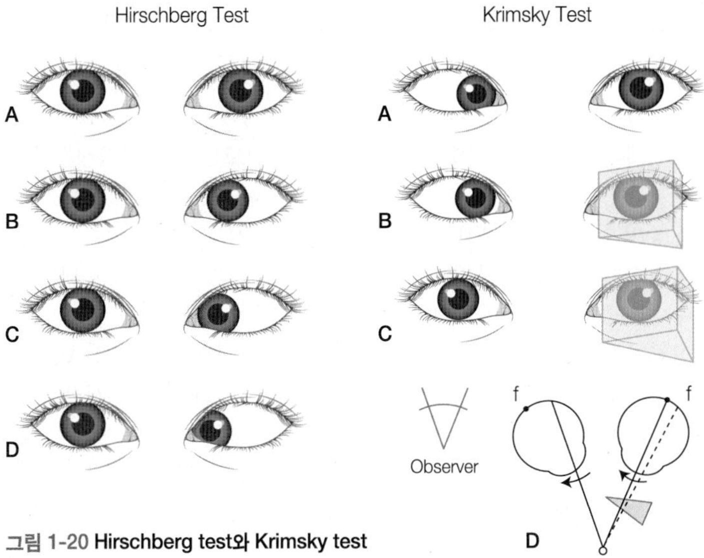

그림 1-20 **Hirschberg test와 Krimsky test**

(2) Krimsky Test

- Ix : 협조가 안되는 유소아, 한쪽 눈의 시력이 나빠서 주시를 못하는 경우, 중심외주시, 황반부편위, 카파각 이상등이 있을 때 사시각 측정 33 cm 거리에서 주시안으로 빛을 바라보게 한 후 주시안(Krimsky Test) 또는 비주시안(Modified Krimsky Test)에 프리즘을 대어 두 눈의 각막중심에 반사가 맺힐 때까지 프리즘의 양을 증감한다.

4) Brūckner Test

- Ix : 협조가 안되는 어린이나 미세사시에서 사시 유무 판정

반암실상태에서 1 m 거리에서 직접검안경으로 환자의 두 눈에 동시에 비춰서 각막반사의 위치와 안저에서 반사되는 빛의 색깔을 비교한다. 안저반사는 주시안은 어둡게, 사시안은 밝게 보인다. 거짓양성(생후 10개월 이내의 정상아, 굴절부등, 동공이상, 망막이상, 안구매체혼탁)에 주의한다.

7. Major Amblyoscope(Clement Clarke 신옵토포어)

양쪽 슬라이드 뒤에 있는 불을 교대로 깜박거리면서(교대가림검사) 검사자가 기계의 양쪽 손잡이를 환자의 눈에 더 이상의 주시운동이 나타나지 않을 때까지 움직인다. 이렇게 검사한 사시의 각도를 타각적 사시각이라고 한다. 이때 대약시경의 손잡이는 시표가 두 눈의 망막중심오목에 비치도록 놓여 있고, 정상망막대응이 있다면 두 개의 서로 다른 모양의 그림은 겹쳐 보인다. 이상망막대응이 있는 내사시의 경우 교차 복시가 나타나며, 외사시의 경우 비교차 복시가 나타나게 된다.

이상망막대응의 이상각(angle of anomaly)을 알아보려면, 우선 타각적 사시각을 잰 후, 기계가 이 위치에 있는 상태에서 그림이 겹쳐서 보이면 자각적 사시각은 타각적 사시각과 같고, 정상망막대응이 있는 것이다. 환자의 자각적 사시각은 타각적 사시각의 위치에서 그림이 따로 떨어져 보인다고 한다면(역설 복시), 이상망막대응이 있으며 환자의 두 눈의 망막중

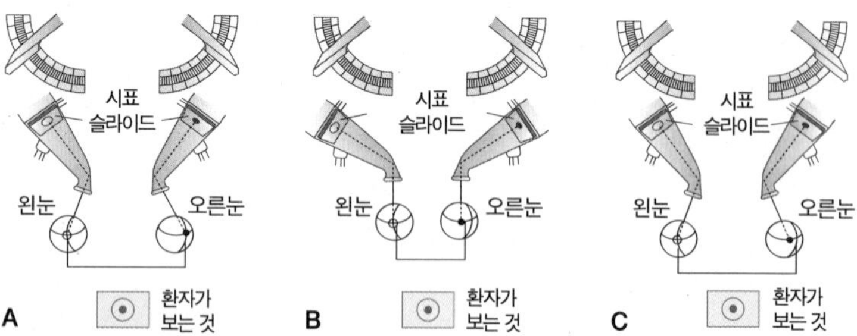

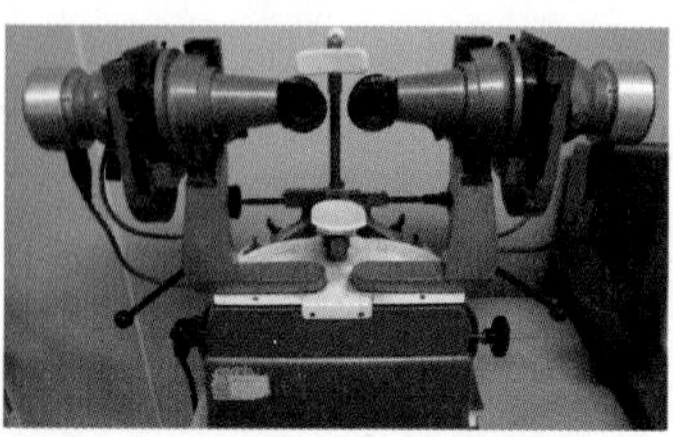

그림 1-21 Major Amblyoscope

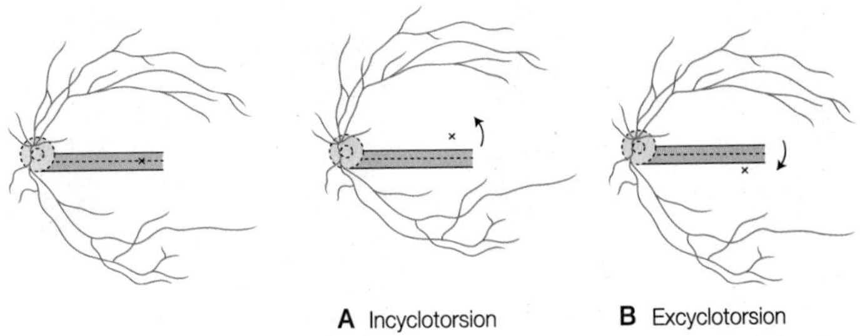

그림 1-22 안저검사를 통한 안구 회선의 판정

심오목은 더 이상 공동시 방향을 가지고 있지 않다. 기계의 손잡이가 각도를 0에 맞추어 그림이 겹친다고 하면, 자각적 사시각은 0이며, 이상망막대응을 하는 것이다. 이때는 이상각이 타각적 사시각과 일치하고 감각적응이 완전한 것이며 이를 조화이상망막대응이라 한다. 이상각이 타각적 사시각보다 작을 때 부조화이상망막대응이 있다.

기계의 눈금은 XT, ET, HT, cyclotorsion component가 모두 있다.

자각적 사시각을 잴경우 환자에게 기계의 작동법을 설명한 후 각각 보이는 좌, 우의 그림이 한 쌍으로 겹쳐지는 지점을 찾도록 한다.

기계의 복잡성 및 작동의 어려움으로 5세 미만의 영아에게 검사하기 힘들다.

반복검사를 통해 정확도를 높일 수 있고, 초심자의 경우 한쪽눈금은 모두 0으로 맞춘 상태에서 반대편 눈금만으로 조정할 경우 검사 결과를 조합하기 편할 수 있다.

8. Fundus Photo

- **Ix** : Objective Torsion을 관찰하기 위해
- **정상** : Fovea가 Optic Disc Lower 1/3과 평행한 선상에 있을 때(그림 1-22)

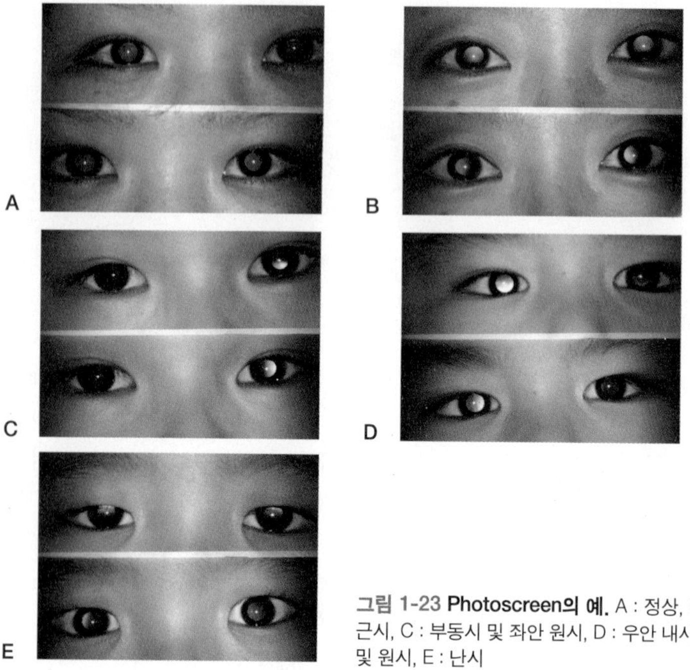

그림 1-23 Photoscreen의 예. A : 정상, B : 근시, C : 부동시 및 좌안 원시, D : 우안 내사시 및 원시, E : 난시

9. Photoscreen

1) 정상 : 좌우각막반사가 대칭적이며 망막으로부터의 반사가 균일하다.
2) 원시 : 상측사진에서 동공 하부, 하측사진에서 동공 우측에 백색 초승달형이 보인다.
3) 근시 : 상측사진에서 동공 상부, 하측사진에서 동공 좌측에 백색 초승달형이 보인다.
4) 난시 : 동일한 눈에서 상하의 사진에 초승달형의 크기가 다르다.
5) 부동시 : 좌우 초승달형의 크기가 다르다.

6) 사시 : 좌우가 비대칭의 각막반사와 밝기가 다른 망막 반사를 보이며 그 방향이 한쪽으로 치우쳐 있다.
7) 투광체 혼탁 : 망막반사내에 혼탁이 보인다.

10. 9-Cardinal Photo

※ 주의사항

1) 각막불빛반사가 보이도록 촬영한다.
2) primary gaze를 촬영할 때는 manifest strabismus인 상태가 되도록 한다. 이것은 특히 간헐외사시에서 중요하다.
3) version 상태를 촬영할 때는 반드시 반대측 눈으로 주시하도록 해야 한다.
4) DVD, DHD가 있을 때는 반투명가리개(Spielmann Occluder)를 사용하여 해리사시가 있는 눈을 가려 해리사시가 manifest된 상태를 촬영한다.
5) 사근기능이상 또는 해리상사시가 있는 경우 머리 기울임에 따른 변화를 촬영한다.

11. Malingering Test

1) Visual Acuity

(1) Children

몇 개월 전까지 시력이 좋았던 과거력이 있었거나, 시력측정과 자동굴절검사에서 측정값이 일정하지 않고 변동이 크다면 우선 꾀병을 의심해보아야 한다. 꾀병이 의심된다고 하여 아이에게 엄하게 다그치거나 무섭게 굴면 오히려 반응을 위축시키고 제대로 된 검사를 할 수 없다. 의사는 최대한 아이의 편에 서있으며 아이가 보이지 않는다는 것을 이해하고 수긍하는 태도를 취하면서 시력검사를 다시 처음부터 시도해 보도록 한다. 검사하는 환경을 바꾸거나 시표를 바꾸는 것도 도움이 된다. 여기까지 해서도 계속 시력이 잘 나오지 않는 다면 다음과 같은 시도를 해 볼 수 있다.

① plano lens 끼우고 시력재기
취학 전의 비교적 순진한 아이들, 특히 안경을 쓰고 싶어하는 아이들에게 효과가 있다.

② plus lens를 이용한 안개법
환아의 굴절상태를 +3.0 D정도 overcorrection시킨 상태에서 시력측정을 한다. 0.5 D씩 원시도수를 낮추면서 시력을 재서 +0 D까지 overcorrection을 낮추어 본다.

③ 여기까지 해서도 1.0이 안 나오는 골치 아픈 아이들도 간혹 있다. 특히 전에 malingering test를 해본 아이거나, secondary gain이 큰 아이들은 아무리 잘 보여도 보이는 것과 다르게 말한다. 그런 와중에도 특징이 있다. 가리키는 시표보다 항상 하나 크거나 작은 숫자를 말하거나, 망설이다가 그 옆의 숫자를 읽는 다면 꾀병을 의심할 수 있다. 끈기를 가지고 검사를 반복해보다 보면 언젠가는 1.0의 시표도 읽어낸다.

Visual Acuity and Titmus Stereoacuity	
Circles	
9	40 s = 20/25
8	50 s = 20/30
7	60 s = 20/40
6	80 s = 20/50
5	100 s = 20/60
4	140 s = 20/70
3	200 s = 20/80
2	400 s = 20/100
1	800 s = 20/200

④ Titmus test

Circle의 9번까지 짚어내려면 40초의 분리력이 있어야 한다. 아이들은 너무나 재미있어하면서 9번까지 척척 짚어낸다.

(2) Adult

① 위의 방법들로 다 해본다.

② 검사 거리를 절반으로 줄여서 시력이 두 배로 향상되는지 비교해 본다.

③ 10 prism base-down test를 해본다. 안 보인다고 하는 눈에 먼저 프리즘을 대어본다. 번쩍 위로 올라간다면 그쪽 눈은 분명히 보고 있는 눈이란 것을 한눈에 알 수 있다.

④ Pattern VEP, Flash VEP, Humphrey Visual Field Test를 해서 양안을 비교해 본다. 그렇지만 항상 믿을 것은 못된다. 환자가 눈 감고 안보면 그만이므로…

2) Diplopia

보험금이나 상해 합의 등을 위해 꾀병을 부리는 어른들이 종종 우리를 괴롭힌다. 이제 그들에게 정의를 구현해보자.

Red filter test나 복시검사는 이미 이들에게 너무나 익숙한 검사이므로 거의 비슷한 상황을 재연할 수 있다. 생소한 검사들을 계속 반복해서 일치하는 반응을 보이는 지 검사해줄 필요가 있다.

(1) Binocular Diplopia Test : 일정한 시간 간격(1~2주)으로 3회 반복해본다. 거의 같겠지만 기계를 바꾸어서 해보는 것도 좋겠다(Goldmann → Humphrey).

(2) Hess Screen Test : 안구운동의 제한이 있을 경우 양안복시검사에서 나온 복시부위와 일치하는지 비교해 본다. 역시 일정한 간격으로 3회 반복해본다.

(3) **입체시 검사** : 심한 중심복시가 있다면 입체시가 나쁠 것이라는 가정하에 해 본다. 다른 양안시 검사도 해주면 좋다.

(4) 4 Prism Base-Out Test : 중심복시가 있다면 주시안에 프리즘을 댈 때만 눈이 움직이고 비주시안은 움직이지 않을 것이라는 가정하에 해본다. 양쪽 눈에 번갈아서 프리즘을 대 보아 양쪽 눈이 다 움직이면 bifoveal fixation이 있다고 할 수 있으며 꾀병을 생각할 수 있다.

(5) Maddox Rod Test : 주관적인 사시각을 측정하는 검사는 다 해보면 된다(Major Amblyoscope, Bagonili Strated Glasses 등).

Catholic University of Korea 임상진료지침

02 영아내사시

Ophthalmology

본 장에서는 영유아에서 흔히 발견되는 내사시 중의 하나인 영아 내사시의 평가 및 실제 검사 방법을 알아본다.

1. 영아내사시란?

생후 6개월 이내에 발견되는 일치성 사시로 큰 내사시각을 보인다. 굴절 이상의 정도가 심하지 않고, 정상 눈모음 조절 비를 보이며 대부분 정상 중추신경계를 가진 영아에서 나타난다(그림 2-1).

2. 원인

생후 4개월 전까지는 시각계가 미성숙 상태이고, 생후 3~4개월부터 정상적인 이향운동 체계가 이루어지면서 양안 단일시가 가능하여 눈이 정렬되게 된다. 이 시기가 되면 시각 겉질 중추에서 감각-운동 융합의 발달이 이루어지고 있는데, 시각계가 성숙되는 2~4개월 시기에 시각 겉질 중추에 결함이나 결손이 생기면 감각-운동 융합이 발달하지 못하고 원초적인 눈 운동 반응이 눈모음으로 내사시가 초래될 수 있다고 Hevelston(1993)은 설명하고 있다.

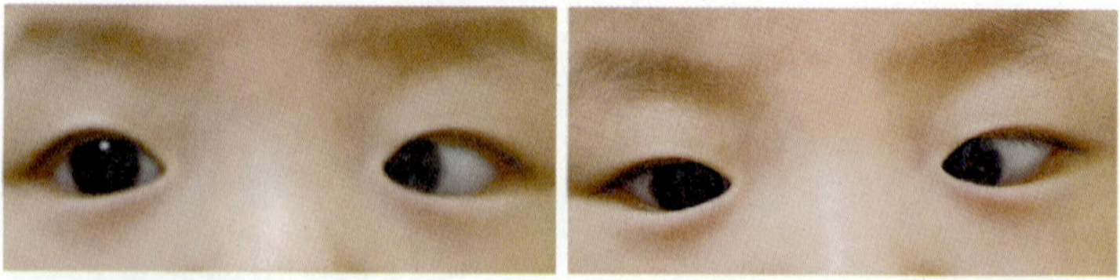

그림 2-1 영아내사시

3. 증상

- 일치성을 보이며, 30프리즘 디옵터 이상의 큰 내사시각을 보인다.
- 대부분의 굴절이상은 +3.0 D 이하의 심하지 않은 원시를 보인다.
- 제일 눈 위치에서 교대주시를 보이며 두 눈 교차주시를 보이는 경우도 많다.
- 안구 운동 검사에서 내전의 항진과 외전의 제한, 이상두위가 관찰되기도 한다.
- 약시가 흔히 동반될 수 있다.
- 하사근기능항진, 해리수직편위, 해리수평편위가 흔히 동반되어 나타난다.
- 잠복 눈 떨림, 현성 잠복 눈 떨림 등이 잘 동반된다.
- 수평추종운동의 불일치를 보인다. 즉 코쪽으로 한눈수평추종운동은 정상이지만 귀쪽으로는 톱니바퀴식 눈운동을 보이거나 없다.
- 운동성 시유발전위의 불일치와 운동인지 이상이 관찰된다.

4. 진단

대부분 협조가 거의 되지 않는 영유아를 검사하게 된다. 교대프리즘가림검사를 이용하면 정확한 사시각을 측정하여 수술에 도움이 되겠지만 현실적으로 불가능한 경우가 많다. 각막반사검사(Hirschberg 검사, Krimsky

검사), 교대프리즘가림검사로 사시각을 측정하게 된다.

5. 감별진단

1) 두 눈 외향신경마비

Doll's head maneuver를 해보면 영아 내사시에서는 머리를 돌리는 방향과 반대로 눈이 외전이 일어나고, 외향신경 마비에서는 외전이 일어나지 않는다.

영아내사시에서는 한눈을 가렸을 때 반대 눈의 외전이 일어나지만 외향신경마비에서는 외전이 일어나지 않는다.

2) 눈떨림억제증후군

눈떨림억제증후군은 심한 눈떨림이 있을 때 눈모음을 이용하여 내사시를 만든다. 눈이 코쪽으로 몰리게 되면 눈떨림이 줄어들고 시력이 좋아지기 때문에 영아 내사시와 구별이 필요하다. 눈떨림억제증후군에서는 제일눈위치와 외전시에 심한 눈떨림이 나타난다.

3) 그 외

뇌수종이나 출산 시 외상으로 인한 뇌압증가, Duane 안구후퇴증후군 I형, 중추신경계 이상(백색증, 뇌성마비, 정신지체 등)과 관련된 내사시, Mobius증후군, 조기발병굴절조절내사시, 감각내사시 등도 감별해야 한다.

6. 치료 방법 및 예후

1) 치료의 목적

정상시력과 정상 양안 단일시를 얻는 것이 최종 목표이나 영아내사시에서는 이 상태를 얻기가 어렵다. 따라서 최선의 치료 목적은 조기 수술로 정위나 10프리즘디옵터 이내의 내사시가 되어 정상망막대응을 가진 주변양안 단일시를 얻는 것을 목표로 한다.

치료는 비수술적인 치료로 안경 착용 및 약시 치료와 수술적인 치료로 크게 나뉜다.

(1) 비수술적 치료

① 안경처방 : 영아내사시에 조기발병조절내사시가 같이 있을 수 있으므로 조절마비굴절검사를 통해 +3.0 D 이상의 원시는 원시안경 착용으로 조절내사시 부분을 교정한다.

② 약시치료 : 약시가 있으면 수술 후 재발하거나 외사시로 전환이 잘 되므로 수술 전 강도 높은 약시 치료가 필요하다. 또한 수술 후 눈이 똑바르게 되면 어느 눈이 약시인지 잘 모르게 되고, 부모의 관심도가 떨어지게 되어 약시치료에 어려움이 생기므로 수술 전에 약시치료를 선행하도록 한다.

(2) 수술적 치료

① 수술은 큰 내사시각을 보이고, 교대 주시를 보일 때, 동반된 수직 편위나 A-V 형 사시가 있을 때 시행한다. 평균 1.9~2.6번의 수술을 필요로 한다.

수술을 시행하는 시기에 대해서 여러 가지 의견이 있는데 늦어도 2세 이전에 하는 것이 좋은 것으로 알려져 있고 6~18개월 때 수술 하면 양안 단일시를 얻을 가능성이 높아 좋은 결과를 얻는다.

② 수술 후 10프리즘 디옵터 이내의 잔류내사시가 있고 양안 시력이 같으며 한눈주시증후군을 얻으면 좋은 결과로 한다.

2) 경과 관찰 및 예후

① 약시가 동반되어 있으면 가림치료를 시행하고, 수술 후에도 약시가 생길 가능성을 배제하지 말고 6개월 마다 정기 검진과 가림 치료를 꾸준히 시행한다.

② 정기 관찰은 시기능이 완성되는 8~9세 이후까지 필요에 따라 계속 시행하도록 한다.

| 참고 문헌 |

Hevelston EM. The 19th Annual Frank Constenbader Lecture-the origins of congenital esotropia. J Pediatr Ophthalmol Strabismus 1993 ; 30 : 215-32.

Catholic University of Korea 임상진료지침

03 Ophthalmology

굴절조절내사시

조절과 연관되어 나타나는 내사시는 기전에 따라서 크게 네가지로 나뉜다. 굴절조절내사시, 비굴절조절내사시, 저조절내사시, 부분조절내사시로 나뉘는데, 그 중에서 원시가 또래 연령의 평균보다 심해서 발생하는 굴절조절내사시에 대해서 알아보고자 한다.

1. 굴절조절내사시란?

물체의 상을 명확하게 보기 위해서는 생리적으로 조절이 필요하고 이때 눈모음 현상이 일어나는데, 원시가 있으면 눈모음이 심해진다. 두 눈의 적절한 융합을 위한 융합눈벌림 능력에 따라서 원시 환자에서 내사위 또는 내사시의 형태를 보일 수 있다. 굴절조절내사시는 원시가 같은 연령군의 평균보다 더 심해서 생기는 내사시로 두눈의 적절한 융합을 위한 융합눈벌림능력이 불충분해서 내사시의 형태로 발생한다. 환자가 갖고 있는 원시를 안경 또는 렌즈로 교정했을 때 모든 주시거리와 방향에서 정위를 보이게 된다.

2. 증상

보통 1~3세경에 간헐성으로 나타나며, 일치성 내사시를 보인다.

굴절이상은 +2.0~+10.0 D 분포로 평균 +4.75 D로 원시의 정도가 높은 편이다.

환자의 몸 상태나 집중도에 따라 사시각의 변동이 있을 수 있으며, 근거리 사시각이 약간 더 큰 경향이 있다.

약시가 흔히 동반될 수 있다.

원시가 줄어들면서 사시가 감소하지만, 일부 환자에서는 사시가 감소하지 않고 점차 비조절내사시로 바뀌는 경우가 있다.

3. 진단

조절마비제에 의한 조절마비굴절 검사 후 굴절이상을 확인한다. 확인된 원시를 모두 교정하는 안경을 착용시키고 원시가 사라지는지 확인한다.

4. 감별진단

1) 영아 내사시

보통 1~3세경에 간헐성으로 나타나며, 조절은 4개월 경에 어른 수준까지 발달하므로 영아에서 생기는 내사시를 진단할 때 조절내사시를 염두에 두어야 한다.

2) 비굴절조절내사시, 비조절 눈모음과다

원시가 전교정된 안경을 쓰고도 원거리 사시각이 교정되지만 근거리에서 계속 내사시가 남아있다면 다른 형태의 사시인 높은 AC/A 비에 의한 비굴절조절내사시나 비조절 눈모음 과다를 생각해봐야 한다.

3) 부분조절 내사시

원시가 전교정된 안경을 쓰고도 원거리와 근거리 모두에서 내사시가 남아 있으면, 내사시의 일부는 비조절성부분이 같이 갖고있는 부분조절내사시를 감별해야 한다.

4) 대상부전 조절내사시

원시가 줄어들면서 사시가 감소하지만, 일부 환자에서는 사시가 감소하지 않고 점차 비조절내사시로 바뀌는 경우가 있는데 이를 대상부전 조절내사시라고 한다.

생후 24개월 이전에 발생한 경우, 높은 AC/A 비를 보이는 경우, 낮은 원시에서 굴절조절내사시를 보인 경우, 원시가 점차 심해지는 경우, 내사시의 발생과 안경교정의 간격이 멀때, A-V 형 사시나 회선사시가 동반된 경우 잘 발생한다고 알려져 있다.

5. 치료 방법 및 예후

1) 치료 방법

조절마비제에 의한 조절마비굴절검사 후 측정된 원시를 모두 교정하는 안경을 착용하면 사시가 없어진다. 원시는 전교정이 원칙이나, 초등학교에 들어갈 연령에서는 조절마비굴절검사의 값보다 0.5~1.0 디옵터 원시를 줄여서 처방하면 시력이 더 잘 나온다.

원시는 나이가 듦에 따라 감소하므로 6~12개월 간격으로 안경처방을 확인해야 하며, 처음 조절마비 검사로 전교정된 원시 안경을 착용하면 잠복 원시가 모두 현성 원시로 바뀌므로 내원시마다 조절마비검사를 할 필요는 없다.

2) 예후

안경착용은 원시가 없어져서 사시의 원인이 없어질 때까지 계속해야 하지만, 성인이 될 때 까지 원시가 없어지지 않아 안경착용이 미용적으로 문제가 된다면 원시 콘택트렌즈의 착용, 엑시머레이저에 의한 원시교정 굴절수술을 고려해 볼 수 있다.

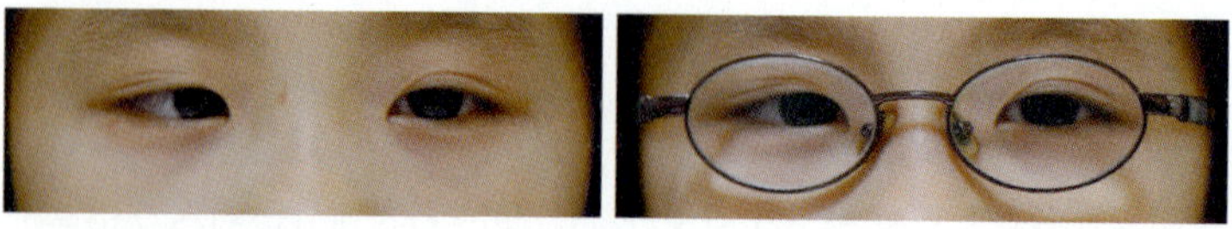

그림 3-1 조절굴절내사시

Catholic University of Korea 임상진료지침

04 비굴절조절내사시

Ophthalmology

본 장에서는 원시성 굴절이상과 관계 없이 조절에 비해 조절눈모음이 과도해서 발생하는 비굴절조절내사시의 평가 및 실제 검사 방법을 알아본다.

1. 비굴절조절내사시란?

원시성 굴절이상과는 관계 없이 굴절이상의 교정 후 원거리보다 근거리에서 더 큰 내사시를 보이며, 정상 조절근점을 가지면서 비정상적으로 높은 AC/A 비를 가진 사시를 말한다.

2. 원인

비굴절조절내사시는 정시, 근시, 원시 모두에서 나타날 수 있지만 중등도의 원시에서 가장 흔히 관찰된다. 정상 조절 근점을 가지면서 조절에 비해서 조절 눈모음이 과도하여 발생하게 되는데(높은 AC/A 비를 보인다.), 이때 운동융합능력이 충분하다면 내사위의 형태로 나타나게 되고, 부족하다면 내사시의 형태로 보이게 된다.

3. 증상

굴절이상을 교정한 상태에서 원거리 사시각은 정위를 보이나 근거리에

서 내사시를 보인다.

근거리에서 +3.0 D 렌즈를 대고 검사하면 근거리에서 정위를 보인다.

계단적 검사법(gradient method)로 검사한 AC/A 비가 높게 나타난다.

4. 진단

근거리 주시 때 조절 눈모음 뿐 아니라, 근접눈모음과 융합눈모음도 같이 작용하고 있으므로 교대 프리즘 가림검사를 시행할 때 한눈을 가려 두 눈의 융합을 차단한 뒤에 시행한다.

계단적 검사방법을 통한 AC/A 비를 구할 때 반드시 제일눈위치에서의 사시각을 측정해서 비교해야 측정오차를 줄일 수 있다.

5. 감별진단

1) 조절부족내사시

원시성 굴절이상과는 상관없이 원거리 주시보다 근거리 주시때 더 큰 내사시를 보인다. 일차적으로 조절이 부족이 발생하여 이것을 극복하기 위한 조절노력이 과도하여 근거리에서 과도한 눈모음을 보이게 되어 근거리 주시때 내사시를 보이게 된다. 이때는 정상 조절 근점을 보이는 비굴절조절내사시 에서와 달리 조절근점이 비정상적으로 멀다.

2) 비조절눈모음과다

원거리에 비해 근거리 주시시 내사시가 나타나는데, 조절과다에 의한 것이 아니고 과도한 눈모음 노력에 의해서 내사시가 생긴다. 따라서 비굴절조절내사시와 달리 정상 또는 낮은 AC/A 비를 가지며, 조절 부족 내사시와 달리 조절근점이 정상범위 내에 있다.

3) 눈모음연축

눈모음연축은 대부분 히스테릭 하거나 신경증적인 환자에서 나타난다.

원거리에서는 정위를 보이나 근거리 주시 시 어느 순간 눈모음 연축이 생긴다.

6. 치료 방법 및 예후

치료는 비수술적인 치료인 이중초점 안경 착용이 치료의 표준이며, 축동제와 단순 원거리교정 안경으로 치료하기도 한다. 중고교 이후까지 융합력의 개선이나 AC/A 비의 변화 없이 계속 이중초점렌즈에만 의존할 때는 수술을 고려한다.

1) 비수술적 치료

안경처방 : 조절마비 굴절검사 후 원거리에 맞춘 안경에 +1.0 ~ +3.0 디옵터의 도수를 추가하여 근거리에서 8프리즘 이내의 내사시 혹은 내사위가 되도록 이중초점 안경을 처방한다. 이중초점 안경을 통해 눈벌림 융합능력을 증가 시키고 근거리에서 양안시를 회복하는 것을 목표로 한다.

이중초점렌즈의 제작은 근거리 및 원거리렌즈의 경계부위가 동공을 가로지르게 하거나 먼 곳을 볼 때는 동공의 하단부를 지나갈 수 있도록 해야 한다.

2) 수술적 치료

두 눈 내직근 후전술을 시행하는데 근거리와 원거리의 사시각 차이로 수술 양 결정에 어려움이 있다. 이를 효과적으로 해결하고자 여러 술자들에 의해 다양한 수술방법이 소개되고 있다.

수술 전 미리 근거리에 사시각에 해당하는 프리즘을 미리 착용하고 4~10일 후에 근거리 및 원거리 사시각을 재어 검사하여 수술양을 정하는 프리즘 적응검사를 시행하여 좋은 결과를 보이기도 한다.

Catholic University of Korea 임상진료지침

05 부분조절내사시

Ophthalmology

본 장에서는 내사시의 일부는 조절성 요인에 의해 기인하고 나머지는 조절로 설명이 되지 않는 사시인 부분조절내사시의 진단 및 치료에 대해 알아보고자 한다.

1. 부분조절내사시란?

사시각의 일부분은 조절성이지만 나머지는 조절과 관계없는 경우로 안경으로 원시를 전 교정 하거나 이중초점렌즈, 축동제를 처방한 후에도 내사시가 남게 된다. 내사시의 일부는 조절성 요인과 관계가 있지만 나머지는 조절로는 설명되지 않는 내사시이다.

2. 원인

일부는 조절성 요인에 의해 기인하고 나머지는 조절로 설명이 되지 않는데 크게 두 가지 형태가 있을 수 있다. 첫 번째로 영아내사시로 진단된 환아에서 조기발생 조절내사시 부분이 함께 있는 경우로, 조절과 관계없는 영아내사시 부분과 아이가 커감에 따라서 조절성 요인에 의한 내사시가 혼재하는 것으로 생각할 수 있다.

3. 증상

생후 6개월에서 5세 사이에 잘 생기며 정상 AC/A 비를 나타낸다. 원거리 및 근거리 모두에서 내사시를 보이며 굴절이상을 전부 교정하고 근거리에서 이중초점 렌즈를 착용시켜도 사시각이 남아있다. 대부분의 굴절이상은 +2.0 D 이상의 원시를 보인다.

4. 진단

조절마비 굴절검사에 따라 전교정한 안경 및 이중초점안경 등으로 교정한 뒤에도 원거리 및 근거리에서 사시각이 남아있다면 진단이 어렵지 않다. 하지만 영아내사시로 진단되었던 환아나 이전에 안경 등의 비수술적인 방법으로 조절이 잘 되었던 환아에서 갑자기 대상부전 내사시가 발생하였다면 반드시 조절마비굴절검사로 원시의 양을 다시 확인하여야 한다.

5. 치료 방법 및 예후

1) 치료의 목적

조절 부분은 원시안경이나 이중초점렌즈 축동제등으로 교정하고 남은 사시를 수술한다. 대부분 수술 후 저교정이 많으므로 증량수술이 흔히 시행된다.

(1) 비수술적 치료

안경처방 : 조절마비굴절검사를 통해 원시를 전교정하여 조절내사시 부분을 교정한다. 원시 교정 후에도 근거리에서 내사시가 남아 있다면 이중초점렌즈와 축동제를 추가적으로 처방한다.

(2) 수술적 치료

부분조절내사시에서는 부족교정이 흔히 나타나므로 증량수술을 시행하게 된다. 증량 수술은 안경착용 전후의 근거리 사시각의 평균값을 교정해 주는 것으로 부족 교정을 막을 수 있으며, 수술 전 미리 프리즘적응검사를 하여 수술양을 정하기도 한다.

Catholic University of Korea 임상진료지침

06 후천비조절내사시

Ophthalmology

본 장에서는 생후 6개월 이후에 발생하는 조절과 관계없는 비조절 내편위인 후천비조절내사시에 대해 알아보고자 한다.

1. 후천비조절내사시란?

생후 6개월 이후에 발견되는 일치성 사시로 서서히 발생하여 간헐 시기를 거쳐서 불변 내사시가 된다. 굴절 이상의 정도가 심하지 않고, 원거리와 근거리 사시각이 거의 같다. 후천비조절내사시는 기본내사시, 비조절눈모음과다, 근시에서 동반된 내사시, 급성후천일치내사시로 나누어 볼 수 있다.

1) 기본내사시

과도한 긴장성 눈모임이 처음에는 융합눈벌림으로 조절 되지만 외상, 질병 등에 의해 융합 눈벌림 능력이 손상되어 사시가 발생한다. 처음에는 작은 사시각으로 시작되지만 점차 큰 내사시각을 보이게 된다.

소아에서 갑작스럽게 내사시각이 증가하게 되면 원인 질환이나 중추 신경계 이상을 간과해서는 안된다.

2) 비조절눈모음과다

원거리에 비해 근거리 주시 시 내사시가 크게 나타나는데, 조절과다에 의한 것이 아니고 과도한 눈모음 노력에 의해서 내사시가 생긴다. 따라서

조절 완화를 위한 이중초점 렌즈나 축동제가 근거리 사시각 감소에 효과가 없다. 비굴절조절내사시와 달리 정상 또는 낮은 AC/A 비를 가지며, 조절부족내사시와 달리 조절 근점이 정상범위 내에 있다.

3) 근시에서 동반된 내사시

두 가지 유형을 보이는데, 첫 번째로 젊은 근시 환자에서 처음에는 원거리 복시가 나타나면서 내사시가 생겼다가 근거리에서도 내사시가 나타나는 경우가 있다.

두 번째로 -15.0 ~ -20.0 D 정도의 고도근시에서 서서히 발생하는 내사시로 눈의 위치가 극단적으로 내전되어 있으며 견인검사에서 눈운동의 제한이 여러 방향에서 보인다.

4) 급성후천일치내사시

두 가지 형태가 있는데, 첫 번째로 정상양안 단일시를 가진 사람에서 일시적으로 한눈을 가렸을 때 나타나는 경우로 융합기능이 좋은 내사위 환자에서 한눈 가림으로 융합이 일시적으로 방해되면 잠복 사위가 내사시로 발현되어 발생한다. 가림을 중단하면 양안시가 쉽게 회복 된다.

두 번째로 융합의 방해 없이 발생하는 급성내사시로 갑자기 복시가 발생하고 비교적 큰 각의 내사시가 나타난다. 마비의 징후는 없이 정상적인 안구운동을 보인다. 굴절이상이나 조절 요소 또한 미미하다. 예비 융합력이 적은 내사위 환자에서 수년간 정위를 유지하다가 육체적, 정신적 스트레스로 인해 융합력이 부족해지면서 내사시로 발현되는 것으로 생각된다.

2. 치료 방법 및 예후

내사시 발생 전에 정상적인 양안시기능이 있었으므로 신속한 치료로 양안시기능의 정상 회복이 가능하다.

Catholic University of Korea 임상진료지침

07 간헐 외사시

Ophthalmology

본 장에서는 동양인에서 빈도가 높아 외래에서 가장 흔히 볼수 있는 간헐 외사시의 평가 및 실제 검사 방법 및 처치에 대해 알아본다.

1. 간헐 외사시란?

외편위는 내편위보다 잠복성이나 간헐성으로 나타나는 경우가 많으며, 간헐 외사시 환자에서 피곤하거나 졸릴 때, 알코올을 섭취했을 때 현성 외사시로 나타나는 경우가 있다. 환자의 상황에 따라 잠복시기와 현성 외사시 시기가 교대로 나타나는 외편위로 외래에서 가장 흔하게 볼 수 있는 사시이다.

2. 증상

환자가 피곤하던지, 감기나 열이 있을 때, 졸릴 때, 알코올 등을 섭취했을 때 현성 사시가 나타나게 된다.

3. 진단

간헐 외사시에서 원거리 교대프리즘가림검사를 통해 사시각을 잴 때 6/9 시표를 보고 충분히 조절을 푼상태에서 검사를 하는것이 좋으며, 6 m

이상의 거리에서 검사를 진행한다. 다양한 시간대에 검사를 해보는 것이 도움이 될 수 있다. 사시각 측정시 가쪽불일치를 보이는 환자가 있다면 측정 오류를 주의하고 20% 이상 가쪽 주시시 사시각이 감소한다면 수술량을 줄이는 것을 고려해야 한다. 외사시는 크게 네가지로 분류할 수 있는데

(1) 기본형

원거리와 근거리의 사시각이 10프리즘 이내로 비슷한 경우

(2) 눈벌림과다형

원거리 사시각이 근거리에 비해 15프리즘 이상 큰 경우

(3) 거짓 눈벌림과다형

원거리 사시각이 근거리 사시각에 비해 의미있게 크지만 특수검사를 하면 근거리 사시각과 비슷해지는 경우

(4) 눈모음부족형

근거리 사시각이 원거리 사시각에 비해 15프리즘 이상 더 큰 경우로 나눌 수 있다.

교대프리즘가림검사 외에 Scobee-Burian의 눈가림검사 방법을 통해 눈벌림과다형과 거짓 눈벌림과다형을 감별할 수 있다. 눈가리개로 한눈을 한 시간 정도 가려 근거리 외사시를 감소시키는 지속적인 눈모음 신경지배(지속형근접융합, tenacious proximal fusion)을 배제한 상태에서 교대프리즘 가림검사를 시행하게 되면 거짓눈벌림과다형에서는 근거리 사시각이 증가해서 원거리 사시각과 같아진다. 눈벌림과다형이라면 근거리사시각은 지혹형근접융합의 영향을 받지 않으므로 변화가 없다.

Scobee-Burian의 눈가림검사 후에 +3.0 D 구면렌즈로 근거리에서 조절유발을 차단하면, AC/A 비가 높아 원거리에 비해 근거리 외사시각이 적었던 눈벌림과다형 환자에서 근거리 사시각이 증가하여 원거리 사시각과 비슷해진다.

4. 치료 방법 및 예후

1) 치료의 목적

치료는 비수술적인 치료와 수술적인 치료로 크게 나뉜다. 간헐 외사시에서 비수술적 치료는 효과에 한계가 있다.

(1) 비수술적 치료

① 굴절 교정 및 오목렌즈 사용 : 근시는 능동적인 눈모음을 유지하기 위해 완전교정을 하는것이 좋으며, 원시는 교정하면 조절눈모음 요구를 감소시켜 외편위를 증가시킬 수 있으므로 환자의 상황에 따라 처방하도록 한다.

조절눈모음비가 충분히 큰 환자에서는 조절눈모음을 유발하기 위해서 오목렌즈를 과교정하여 외편위를 교정해 볼 수 있다. 눈모음부족형 외사시에서는 오목렌즈를 이중초점 안경 아래쪽에 처방하여 근거리를 볼 때 조절눈모음을 유발하여 근거리 외사시를 호전시킬 수 있고, 눈벌림 과다형 외사시에서는 오목렌즈를 이중초점 안경 위쪽에 처방하여 원거리를 볼때 조절눈모음을 유발하여 원거리 외사시를 호전시킬 수 있겠다.

② 프리즘 사용 : 외사시 수술 후 과교정된 속발 내사시 환자에서 처방하기도 하지만 일부에서는 수술 전 프리즘 안경 처방으로 융합력을 높이기 위해 사용하기도 한다. 현재 외사시의 치료로는 일반적으로 사용되지는 않는다.

③ 시기능 훈련 : 시기능 훈련은 수술을 대체할 수 있는 방법이 아니고 보충적인 방법이다. 하지만 눈모음 부족형 사시의 경우에는 적극적인 시기능훈련으로 증상을 호전시킬 수 있다.

쉽게 할 수 있는 시기능 훈련 방법으로는 30~40 cm 거리에 연필같은 목표물을 두고 서서히 접근시켜 눈을 모으는 훈련을 하거나 한눈앞에 적색필터를 대고 불빛을 접근시켜 눈을 모으는 훈련을 한다. 또 다른 방법으로는 근거리의 목표물을 주시하게 하고 원거리 물체를 보게 하여 생리적 복시를 느끼게 한후 근거리 물체를 치우고 계속 원거리 물체에 대한 복시를 유지하도록 하는 방법이 있다.

(2) 수술적 치료

① 믿을 만한 사시각을 반복적으로 측정할 수 있고, 두눈교대주시가 가능하며 사시각이 15프리즘 디옵터를 넘는 경우 가능하면 빨리 수술을 해야 한다.

간헐 외사시에서 사시가 진행하는 징후로는 융합에 의한 사시각 조절 능력이 감소하여 현성기가 증가하는 것이다. 사시가 일상의 50% 이상 나타나고 눈피로가 문제가 된다면 수술을 고려해야 한다. 또 사시각이 증가 하거나 입체시가 저하될 때 억제가 발생하여 현성기에도 복시를 느끼지 않을 때 등이 사시 진행의 징후로 수술을 적극적으로 고려하게 된다.

2) 수술의 목표 및 예후

수술 직후 약간 과교정 했을 때 기능적인 결과가 가장 안정적으로, 8~10프리즘 디옵터의 과교정이 바람직하다.

수술 후 첫 1주일에 10프리즘 디옵터 이상의 잔류 외사시가 보이면 대부분 호전되지 않고 추후에 추가적인 수술을 요하게 된다. 보통 8주 이상 관찰한 후 재수술을 하게 된다.

수술 후 과교정의 정도가 20프리즘 디옵터를 넘는 경우 속발내사시로 추가적인 수술을 하게 되는 경우가 많으며, 수술 직후 10~15프리즘 디옵터의 내사시는 시간이 지남에 따라 대부분 소실되기 때문에 심각한 외전장애가 있는 경우를 제외하고는 6개월간 관찰 한다. 기다리는 시기에는 비수술적인 방법을 시도해 보는데 2주 후에도 복시가 지속되면 축동제를 주거나 원시가 있으면 원시 안경이나 프리즘 안경을 일시적으로 처방하고 교대가림을 시행하며 인내를 갖고 기다려 본다.

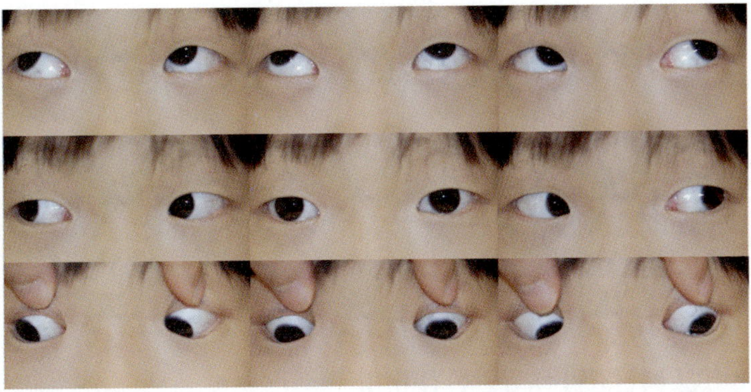

그림 7-1 간헐 외사시

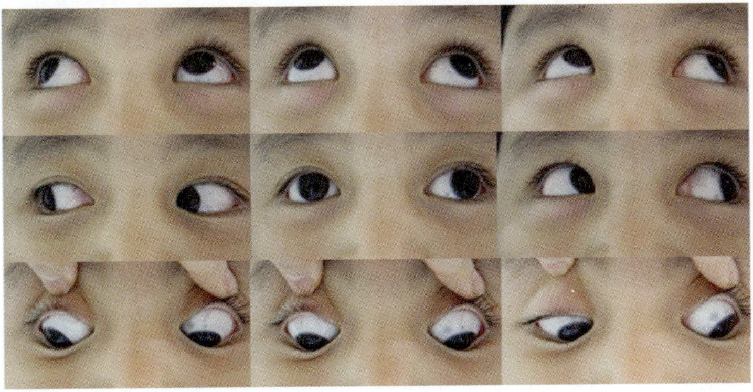

그림 7-2 간헐 외사시

수술 후 눈 운동 장애가 동반된 과교정 환자는 6개월 이전에라도 재수술을 시행한다. 외안근의 미끄러짐을 의심하게 하는 안구의 외전장애나 가쪽 불일치가 있는 경우에 적극적인 수술적인 치료를 시도해본다.

Catholic University of Korea 임상진료지침

08 마비사시

Ophthalmology

1. 3번 뇌신경마비(동안신경마비)

3번 뇌신경의 핵은 중간뇌의 앞쪽에 쌍으로 있다. 주운동핵은 내직근, 상직근, 하직근, 하사근 그리로 눈꺼풀올림근의 아핵으로 구성되어 있다. 상직근의 아핵은 반대측의 상직근을 지배하며 다른 아핵은 동측의 외안근을 지배한다. 두 개의 눈꺼풀올림근은 정중선에 위치하는 하나의 아핵으로부터 지배를 받는다. 위안와틈새를 통하여 안와로 들어온 신경은 위분지와 아래분지로 나뉘어지고 위분지는 상직근, 눈꺼풀올림근으로 분포를 하며 아래분지는 내직근, 하직근, 하사근에 분포한다. 하사근으로 가는 아래분지를 따라 들어간 부교감신경은 동공수축근, 섬모체근육에 분포한다.

(1) 핵마비

보통 두 눈 마비가 있고 눈꺼풀처짐이 양측에 있거나 양측에 모두 없다. 한 눈 마비가 있는 경우 반대측의 상직근 마비 소견을 보인다.

(2) 신경다발 병변

동공을 포함한 동안신경마비와 함께 뇌줄기증후군(Brain stem syndrome)이 동반된다.

(3) 거미막하병변

동맥류로 인한 동안신경마비는 뒤교통동맥류가 가장 흔하며 동공을 침

범하는 비외상저기 도안신경마비의 가장 흔한 원인이다.

(4) 해면정맥굴의 병소

주로 부분 마비 양상으로 나타나고 4번, 5번, 6번 뇌신경등의 다른 뇌신경 이상과 동반되는 경우가 많다.

(5) 안와 또는 위안와틈새의 병소

동안신경의 위분지 또는 아래분지를 선택적으로 침범하는 경우가 많고 안와질환인 경우 안구돌출, 결막 혈관의 충혈과 부종, 시신경 부종 및 위축을 유발 할 수 있다.

(6) 동공회피동안신경마비(Pupil-sparing oculomotor palsy)

55세 이상의 당뇨병과 고혈압을 가진 환자에서 가장 많이 발생하며 미세혈관성 경색이 원인이다. 이러한 미세혈관성 동안신경마비는 약 3~6개월 정도면 완전 회복되는 경우가 많다.

만일 이 기간동안 회복되지 않거나 동공이 침범되는 증상이 보이거나 동안 신경의 이상재생이 생기거나 다른 신경학적 증상이 발생되면 뇌의 자기공명영상, 자기공명혈관촬영, 뇌혈관조영술 등으로 다른 이상유무를 확인하여야 한다. 또한 눈근육무력증도 감별하여야 한다.

1) 임상양상

(1) 상직근마비

① 양상

상직근 단독으로 마비가 오는 경우는 드물며 선천적으로 오는 경우가 가장 많다. 백내장 수술시 고삐걸이로 인한 외상 등으로 인하여 이차적으로 올 수 있지만 대부분 일시적이다. 마비안은 상전과 외전에 장애가 있으나 내전시 상전은 정상이다. 마비안은 제일눈위치에서 하사시를 보이며 Bell현상이 없다. 마비안의 하사시로 인한 거짓눈꺼풀처짐이 있을 수 있는데 이때는 눈꺼풀올림근의 약화로 인한 진성 눈꺼풀처짐과 구별하여야 한다. 즉 상직근마비 환자에서의 거짓눈꺼풀처짐은 정상안으로 주시시 눈꺼

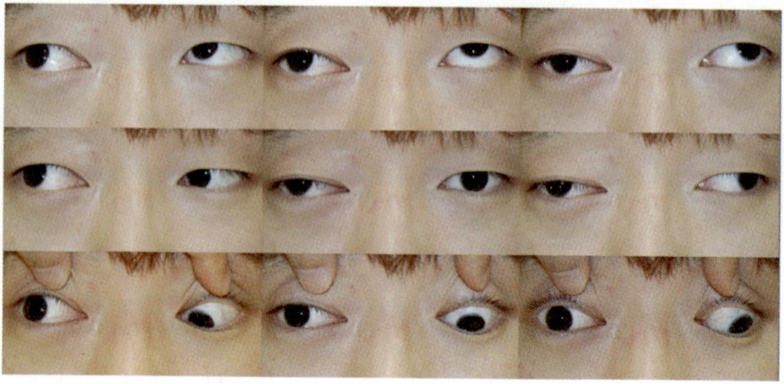

그림 8-1 우측 3번 신경마비

풀처짐이 사라지고 정상안의 눈꺼풀 처짐이 사라지고 정상안의 눈꺼풀틈새가 커지며 상사시가 유발된다.

② 감별진단

안구의 상전을 제한하는 하직근의 구축, 섬유화, 고도근시, 근염, 갑상샘눈병증, 안와바닥골절 등의 물리적 원인들과 감별해야 되는데, 이때는 견인검사가 양성이며 내전시 상전도 장애가 있을 수 있다.

(2) 내직근마비

① 양상

내직근 단독으로 마비되는 경우는 매우 드물다. 마비안은 내전장애를 보이며 대항근인 외직근작용에 대한 저항이 없기 때문에 제일눈위치에서 외사시를 보인다. 얼굴은 정상안쪽으로 돌려서 보려고 한다.

② 감별진단

i) 신경핵사시눈근육마비(Internuclear ophthalmoplegia)

마비안을 내전시킬 경우 내전은 되지 않으나 외전된 정상안에 해리눈떨림이 나타난다. 또한 근거리 반사시에는 마비안이 내전된다.

ii) 듀안안구후퇴증후군 2, 3형

iii) 연합개산(Synergistic divergence)

선천적으로 내전장애를 보이고 정상안을 외전할 때 각각의 눈이 동시에 외전된다.

(3) 하직근마비

하직근 단독마비는 선천성이 많다. 안와골절 등 외상에 의해 발생되기도 하며 혈과질환이나 중증근육무력증과 동반되기도 한다. 하직근이 선천적으로 없는 경우도 있다.

사시의 정도는 외전시 아래를 주시할 때 심하며 대항근인 상직근작용에 대한 저항이 없으므로 제일 눈위치에서 상사시 및 내회선이 된다.

(4) 하사근마비

① 양상

극히 드물다. 원인은 대부분 선천성이나 외상을 발생할 수 있다. 마비안으로 주시할 경우 제일눈위치에서 정상안에 상사시가 나타나고 정상안으로 주시하면 마비안에 하사시가 나타난다. 마비안이 내전시 상전을 할 때 사시각이 커진다. 동측의 상사근이 저항을 받지 않아 제일눈위치에서 내회선이 되며 A형 사시가 보이기도 한다. 일반적으로 머리는 마비안으로 기울이고 얼굴은 정상안쪽으로 돌린다.

② 감별진단

브라운증후군과의 감별진단이 필요한데 견인검사로 구별되며 브라운증후군에서는 하사근마비보다 내전시 더 많은 하전을 보인다.

(5) 완전동안신경마비

동안신경이 지배하는 모든 외안근이 마비되면 바깥눈근육마비(External ophthalmoplegia)라고 하고 내안근 즉 동공근과 섬모체근에 국한되어 마비가 있으면 눈속근육마비(Internal ophthalmoplegia)라고 한다. 외안근와 내안근 모두가 마비되면 전체눈근육마비라고 한다.

① 임상양상

마비안은 외전, 약간의 하전과 내회선의 양상을 보인다. 또한 눈꺼풀처짐이 생기고 약간의 안구돌출도 보인다(그림 8-1). 동공이 확대되고 대광 및 근접반사가 없으며 조절마비가 온다.

② 이상재생

후천동안신경마비 후 회복기 동안 마비가 되었던 신경이 재생되면서 다른 근육으로 자라들어가는 현상을 이상재생이라고 한다. 이 중 하직근 또는 내직근으로 분포될 신경이 눈꺼풀 올림근쪽으로 자라들어가는 경우가 많다. 따라서 하전 혹은 내전시 위눈꺼풀이 후퇴되며 안구를 따라 내려오지 않는 모습을 보인다. 이러한 이상재생은 압박질환과 외상 등 후천마비와 선천마비에서는 올 수 있고 미세혈관질환이 원인인 경우 잘 발생되지 않는다.

2. 활차신경마비(4번 뇌신경마비)

1) 개요

활차신경은 뇌줄기의 뒤로 나가는 유일한 뇌신경이며 보호되지 않는 상태로 가장 길게 두개내로 주행되는 신경이다. 따라서 머리 외상으로 인한 외안근마비 중 활차신경마비가 가장 많다. 신경다발은 등쪽 뇌줄기를 떠나기 전에 앞수질 덮개(anteriomedullary velum)내에서 교차되어 각각 반대쪽으로 나가는 특이한 해부학적 형태를 가지고 있다. 즉 오른쪽 신경핵은 왼눈의 상사근을 지배하고 왼쪽 신경핵은 오른눈의 상사근을 지배한다.

2) 임상양상

상사근마비의 증상은 안정피로, 수직복시, 회선복시, 그리고 머리기울임이다.

마비안에 상사시가 나타나며 내전시 더욱 심해지고 머리를 마비안쪽으로 기울일 때 더욱 심해지면 상사근마비로 진단할 수 있다. 환자는 주로 마비안의 반대쪽으로 머리를 기울인다. Bielschowsky 머리기울임검사에서 약 70%에서 양성소견을 보인다. 즉 제일눈위치에서 마비안이 상사시이고 마비안의 내전시 상사시가 더욱 심해지며 마비안쪽으로 머리를 기울일 때 상사시가 더욱 심해진다. 또한 이 검사는 회선기능을 가진 외안근 중 단 하나의 근육이 마비되었을 때만 가치가 있다. 이중마독스막대검사에서 외회선사시가 나타난다. 보통 10도 이내의 회선을 보이며 10~15도 이상이면 두눈 상사근 마비를 의심해야 한다. 상사근마비에서 나타나는 얼굴비대칭은 선천마비의 약 3/4에서 볼 수 있고 얼굴 중간부분이 덜 자라는 형태로 나타난다.

3) 두눈 상사근마비

(1) 확정징후

① 왼쪽 주시시 오른눈 상사시

② 오른쪽 주시시 왼눈 상사시

③ Bielschowsky 머리기울임검사상 두눈 모두 양성

(2) 의심징후

① 이중마독스막대검사에서 10~15도 이상의 외회선이 있는 경우

② 하전시 두눈의 외회선 증가

③ 상전과 하전시 15프리즘디옵터 이상의 차이가 나는 V형 사시가 나타나고 하전시 내사시를 보이는 경우

④ 턱내림의 이상두위

⑤ 안저검사에서 두눈의 외회선

⑦ 제일눈위치에서 수직편위가 한눈상사근마비보다 작게 나타나는 경우

⑧ 외상으로 인한 증상이 있는 회선 사시

(3) 가면두눈상사근마비(Masked bilateral superior oblique paresis)

마비의 정도는 두눈이 다를 때가 많으며 한눈을 수술한 다음에야 반대편 눈에 마비가 확실히 나타나는 경우를 칭한다.

3) 진단

선천마비, 오래된 외상, 혈관질환 등의 원인에 의한 상사근마비는 자기공명영상 등 신경영상학적 검사가 필요치 않다. 최근에 외상이 없는 환자에서는 오래된 사진에서 머리기울임을 관찰하거나 얼굴비대칭을 관찰함으로써 진단에 도움이 된다. 다른 마비와 동반되면 반드시 신경영상학적 검사가 필요하다. 50세 이후에 발생한 경우 혈압과 혈당, 혈액침강속도 등을 반드시 측정하여야 하며 3~4개월이 지나도 회복되지 않으면 신경학적 검사를 해야 된다.

3. 외향신경마비(6번 뇌신경마비)

1) 개요

외향신경핵은 다리뇌의 하부 제 4뇌실 바닥에 위치하며 핵의 안쪽으로 안쪽세로다발(Medial longitudinal fasciculus, MLF)이 있으며 안면신경의 다발로 둘러싸여 있다.

핵을 포함하는 병소가 있을 경우 외전장애뿐 아니라 정중곁다리뇌그물체(Paramedian pontine reticular formation, PPRF)도 침범되어 동측의 수평눈운동도 마비가 된다. 뇌종양이나 거짓뇌종양 등과 같이 뇌압을 올리는 질환이 있으면 뇌줄기를 아래로 압박하여 외향신경마비를 일으킨다. 외향신경이 경사대(Clivus)와 접촉되어 있으므로 이곳에 문제가 있으면 마비가 올 수 있다. 외상에 의한 두개골바닥골절로 인한 마비가 흔하게 발생되며 코인두 또는 소뇌다리뇌각(cerebropotine angle)종양이나 경사대의 척삭종(chordoma) 등도 외향신경마비를 유발시킬 수 있다. 척추마취나 요추천자시 경질막을 자극하는 경우도 마비를 유발시킬 수 있다.

2) 임상양상

임상적으로 외안근마비 중 가장 많이 발견되며 진단은 어렵지 않다. 제일눈위치에서 내사시를 보이며 마비안을 외전시키려 할때 내사시가 증가

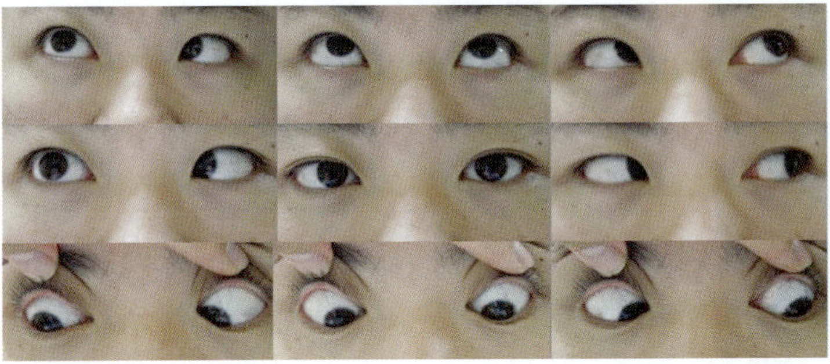

그림 8-2 오른쪽 6번 신경 마비

된다(그림 8-2). 대부분 외전시 복시를 호소하고 마비된 근육 쪽으로 얼굴을 돌린다.

어린이에서 반복적인 외향신경마비가 상기도 감염, 약한 전신바이러스 질환, 예방접종 후 발생할 수 있다. 이 경우 다른 증상 없이 3~4개월 뒤 회복되자만 4세 이전의 어린이들은 약시 예방이 필수적이다.

후천외향신경마비의 자연경과를 보면 한눈 마비의 경우 약 80%가 자연회복되는 반면 외상성 두눈마비의 경우 25%가 자연회복된다.

4. 치료

마비사시의 치료는 양안단일시의 획득과 제일눈위치에서 눈을 제대로 정렬하는데 있다. 만일 이상두위에 대하여 환자가 불편함이 없고 양안단일시가 가능하다면 치료가 필요없다.

1) 선천마비

(1) 소아

① 적응증

이상두위가 심할 경우, 현성 사시의 경우 수술이 필요하다.

② 목적

양안단일시를 획득하고 이상두위를 교정하여 이차적으로 올 수 있는 골격계의 변형을 예방하는데 있다.

③ 시기

수술 전 정확한 검사와 진단이 이루어져야 하므로 4~5세경에 행해지는 것이 일반적이나 이상두위를 취하지 않고 매우 심한 마비증상을 보일때는 수술을 일찍 하기도 한다.

(2) 성인

증상이 있을때만 치료한다.

2) 후천마비

(1) 마비의 원인을 밝히고 그 원인에 대한 치료가 선행되어야 한다.

(2) 마비가 발생되고부터 또는 원인이 되는 질환을 치료하면서 최소한 6~8개월 동안 상태가 고정될 때까지 자연적인 회복여부를 충분히 관찰하여야 한다.

관찰기간 중 평가 항목

① 환자자신의 주관적인 상태변화

② 가림검사 및 눈운동의 평가

③ 랑카스터 검사

④ 양안단일시의 범위

⑤ 최소한 제일눈위치에서의 수평, 수직, 회선편위의 측정

환자는 약 한달 간격으로 관찰하는 것이 무난하며 마비가 고정되지 않았거나 최근 두 번의 관찰 중에 변화가 있으면 수술을 하지 말아야 한다.

(3) 증상을 완화시켜서 양안단일시를 가능하도록 이상두위를 유지하거나 프리즘을 일시적으로 이용한다. 이때 프리즘은 대항근의 구축을 억제하는 데 도움이 된다. 가림은 가능한 하지 않도록 하나 마비의 초기단계나 사시각이 적응하기에 너무 큰 경우에는 시행하도록 한다.

3) 비수술적 치료

(1) 적응증

① 수술을 꺼려하는 노인환자

② 수술하기 부적합한 환자

③ 작은 사시각으로 인하여 수술시 과교정이 염려되는 환자

(2) 방법

프리즘, 부분가림, 보툴리눔독소 주사

4) 수술적 치료

(1) 적응증

보존적 치료가 실패했거나 사시각이 클 경우 수술이 필요하다. 오래된 마비사시는 곧 수술하지만 최근에 마비된 경우는 최소한 6~8개월 환자의 불편함을 덜어주면서 관찰 후 증상이 고정되었을때 수술한다.

(2) 목표

제일눈위치에서 안구의 위치가 정위에 가깝도록 사시각을 줄여줌으로써 일상적 두 눈 시야에서 복시가 발생되지 않도록 하고 이상두위를 교정시키는 데 있다.

Catholic University of Korea 임상진료지침

09 Ophthalmology

갑상샘눈병증과 관련된 사시

갑상샘눈병증의 빈도는 여성의 경우 1년에 100,000명당 16명, 남성의 경우 100,000명당 3명 정도이다. 많은 경우 약간의 불편함을 호소하나, 약 5% ~ 28%에서는 심한 양상을 보인다.

자가면역 기전에 의한 염증 반응이 안와내의 구조물, 주로 외안근과 지방에 생기는 질환으로 외안근의 간질부종과 원형세포의 침윤이 특징적인 조직소견이다. 외안근은 비대해지고 섬유화 되어서 탄력성을 잃게 되고 안와 주변부와 눈꺼풀의 부종, 안구돌출, 눈꺼풀내림지체, 눈꺼풀뒤당김, 사시, 압박시신경병증 등이 발생할 수 있다. 흡연이 임상양상을 더 심하게 하는 위험인자로 알려져 있다.

갑상샘눈병증의 초기 단계는 6개월에서 3년에 걸쳐 진행하는데, 첫 18개월 이내에 가장 많이 진행한다. 이렇게 점점 진행하다가 최고점에 이르면 그 이후 저절로 호전되는데, 만성단계에 이르면 더 이상의 진행은 매우 드물다.

1. 임상양상

징후로는 눈꺼풀뒤당김(90%)이 가장 많고, 안구돌출(62%), 제한사시(43%), 시신경기능이상(6%)의 빈도 순으로 나타난다.

외안근의 변화는 하직근, 내직근, 상직근, 외직근의 순서로 잘 침범되고

침범된 외안근 쪽으로 제한성 사시가 생기고 그 외안근의 반대 작용을 하는 쪽으로 눈을 움직이면 운동제한이 나타난다.

외안근의 염증과 섬유화로 인한 복시는 종종 서서히 발생하며 상전제한이 가장 많고 다음 외전제한, 하전 제한, 내전 제한이 많다.

사시는 대개 주시방향에 따라 사시각이 달라지고, 두눈이 비슷한 정도로 이상이 오기도 하나 한눈에만 오거나 비대칭적으로 생기기도 한다(그림 9-1, 9-2).

수축된 외안근의 반대방향으로 주시시 안압이 올라갈 수 있다.

외사시를 보이면 눈근육무력증의 병발을 의심해야 한다.

2. 진단

눈꺼풀 변화나 갑상샘기능이상이 뚜렷한 경우에는 진단이 어렵지 않으나 눈꺼풀의 변화가 전혀 없거나 갑상샘 기능검사가 완전히 정상이면 진단하기 어려울 수 있다.

안와컴퓨터단층촬영이나 자기공명촬영상 외안근의 비대는 심한 반면 안검 부위는 침범되지 않을 수 있다. 대개 안와의 변화가 두눈에 발생한다.

3. 감별진단

1) 안와근염

안와의 통증이 있으면서 눈을 움직이면 더 심해지고 갑상샘눈병증의 징후나 검사소견이 없고 대부분 치료에 빨리 반응한다. 안와컴퓨터단층촬영에서 외안근과 외안근 기시부의 인대부위를 모두 침범한다.

2) 동정맥루

3) 안와종양이나 전이암

4) 안와를 침범하는 전신질환

5) 굴(Sinus)질환

4. 치료

1) 비수술적 치료

(1) 프리즘

때때로 복시를 줄여주는데 도움이 될 수 있지만, 주시방향에 따라 사시각이 달라 어려움이 있을 수 있다.

(2) 보툴리눔 주사

최근에 발생하여 근육의 수축이 진행되고 있는 경우 주사 할 수 있다.

2) 수술

사시 수술시 정면과 하방주시시 단일 양안시야를 얻기 위해 조정술을 시행할 수 있다. 수술은 갑상샘눈병증의 급성기나 안구운동장애가 진행할 때 시행하면 안되며 수술 전 최소 6개월 동안 사시각이 안정적이어야 한다.

양안 상안검후퇴 및 부종 소견과 함께 우안 내사시, 하사시가 동반되어 있으며, 다양한 방향으로의 안구운동 장애가 관찰된다. 특히 우안의 외전 장애 및 상전 장애가 두드러진다.

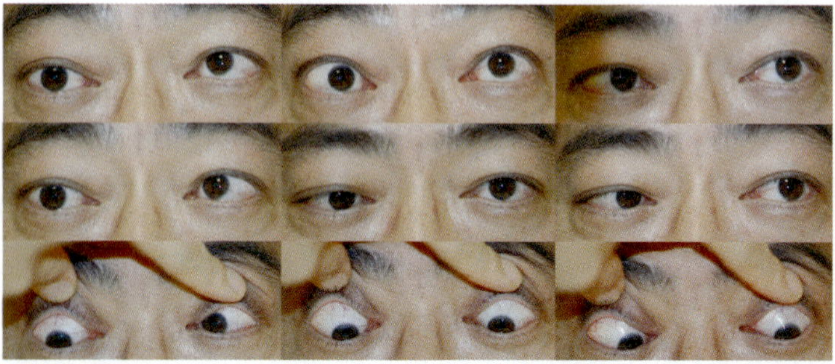

그림 9-1 갑상선 눈병증

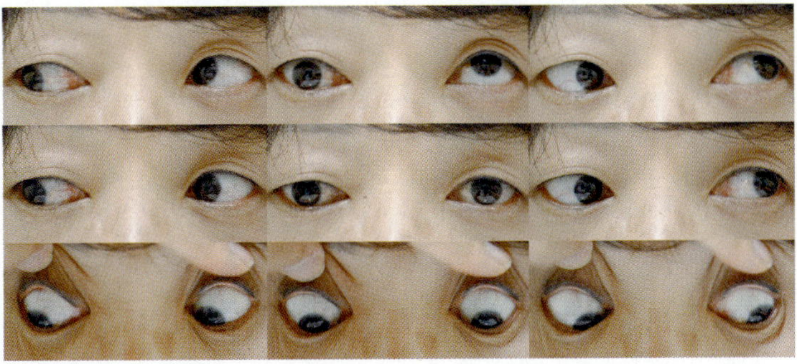

그림 9-2 갑상선 눈병증. 우안 하사시를 주소로 내원한 환자로 우안의 상전장애가 나타나고 있으며, 갑상선 기능검사를 시행하여 갑상선 항진증으로 진단받은 환자

Catholic University of Korea 임상진료지침

10 Ophthalmology

안와바깥골절과 연관된 사시

1. 개요

안와바깥골절은 안와의 가장 약한 부위인 안와 아래벽의 중간 1/3인 기저부나 안쪽 벽에 주로 생긴다. 안와의 내측 벽은 안와의 벽 중 가장 얇은 부분이나 이웃한 벌집뼈굴이 지지하고 있어 안와의 아래벽보다 탄력이 있다. 그러므로 안와의 안쪽 벽만의 골절은 적고 대개 아래벽의 골절과 같이 생긴다. 어른에서는 "open door" 형의 골절이 주로 생기는 반면 15세 이하에서는 직선의 "trapdoor" 형 골절이 주로 생긴다. 가장 중요한 증상으로는 눈운동장애로 인한 복시와 안구함몰이다.

2. 임상양상

1) 복시의 발생기전

(1) 안와출혈 및 부종
(2) 안와 조직의 역류
(3) 외안근의 직접적인 손상
(4) 안와 내 뇌신경의 손상
(5) 사위의 대상기능장애

2) 골절부위에 따른 임상양상

(1) 골절과 하직근억류 부위가 안구의 적도부보다 앞쪽에 있는 경우 눈이 아래로 처지고 상전제한을 초래한다.

(2) 골절과 하직근 억류부위가 안구의 적도부보다 뒤쪽에 있는 경우 눈이 위로 올라간 상태로 되고 하전제한이 있다.

3. 진단

1) 관찰

얼굴의 비대칭을 정면과 위에서 관찰한다.

2) 안구돌출계 측정

3) 촉진

안와 주위를 눌러서 비빔소리(Crepitus)가 있으면 주위 굴과의 소통이 있음을 짐작할 수 있다.

4) 눈운동검사

(1) 한눈운동/두눈운동을 확인하고 사시각을 측정한다.

(2) 제 1편위와 제 2편위의 차이가 있는지 확인한다.

(3) 제 4 뇌신경마비가 의심이 되는 경우 머리기울임 검사를 한다.

(4) 랑카스터 검사를 한다.

(5) 두눈의 복시 범위를 확인하기 위해 두 눈 복시 시야검사를 한다.

(6) 근력검사, 견인검사를 하여 근육의 제한이나 마비를 확인한다.

4. 치료

외상 후 1주까지 기다려도 정면 및 하반 주시시 복시가 좋아지지 않으면 골절정복술을 시행한다. 골절정목술을 하고도 복시가 남아 있다면 일단 상태가 안정될 때 까지 기다린다.

비수술적 방법으로 프리즘이나 보툴리눔 주사를 시도할 수 있다.

사시수술은 대개는 견인검사에 저항이 있는 경우 해당근육의 약화술을 시행하고 마비가 의심되는 경우 절제술 등의 강화술을 시행하는데 심한 경우 근전위술이 필요할 수도 있다.

Catholic University of Korea 임상진료지침

11 눈근육무력증과 연관된 사시

Ophthalmology

1. 개요

근육무력증은 신경근육접합부의 전달장애가 있는 자가면역질환으로 근육의 약화와 피로가 특징적이다. 눈으로는 눈꺼풀올림근과 외안근이 침범되어 눈꺼풀처짐과 복시가 나타나며 동공의 근육과 섬모체근육은 보존된다.

근육무력증의 빈도는 10,000명당 1명으로 주로 10세이후에 생기고 70세 이상에서는 드물다. 눈근육무력증은 40세 이전에는 여자에서 주로 발생하나 40세가 넘으면 남자에서 더 많다.

눈근육무력증은 근육무력증의 증상이 눈에 국한된 경우로써 눈꺼풀올림근, 눈둘레근, 외안근이 침범되어 눈꺼풀처짐, 눈감기의 약화, 복시가 나타난다. 눈운동장애의 특징은 쉽게 피로하고 변하는 것이다. 보고마다 차이가 있으나 근육무력증 진단 당시 50%는 전신증상 없이 눈만 침범되나 이들 중 50~80%는 거의 대부분 2~3년 내 전신근육무력증으로 이행한다. 2년 이상 눈에만 근육무력증의 증상이 국한되면 다른 곳으로 파급될 가능성이 적다.

2. 임상양상

눈꺼풀처짐과 눈운동장애가 가장 대표적인 증상이다. 증상의 가장 중요

한 특징은 근육의 약화가 있고 운동에 쉽게 피로하며 때에 따라 변하는 것이다. 눈꺼풀처짐이 초기증상으로 가장 많고 그 다음 사시로 인한 복시가 있다.

1) 눈꺼풀처짐

근육무력증의 가장 흔한 임상양상으로 눈꺼풀과 관련되어 다음 특징을 보일 수 있다.

(1) 위를 계속 보면 피로

두 눈을 감고 2분간 쉬다가 정면을 보고 위눈꺼풀의 위치를 기록한다. 이후 고개를 고정하고 천장의 물체를 2분간 주시하거나 고개를 숙이고 방의 끝에 있는 한 점을 주시하도록 한다. 이후 정면을 보고 위눈꺼풀의 위치를 비교한다. 이 경우 눈꺼풀이 심하게 처지면 근육무력증을 시사한다.

(2) 눈꺼풀움찔수축(Cogan's lid twitch)

아래로 5초간 보다가 빨리 정면을 주시하면 처진 눈꺼풀이 위로 치켜떠진 후 다시 처진 위치로 돌아오면서 움찔수축을 보인다.

(3) 눈꺼풀 떨림(Hopping)

위나 한쪽을 계속 보라고 하면 눈꺼풀이 짧게 떨린다.

(4) 반대편 눈의 눈꺼풀뒤당김

2) 복시

제 6번 뇌신경마비처럼 보이는 경우가 가장 흔하고 동공을 침범하지 않는 어떤 형태의 눈운동장애와도 흡사할 수 있으므로 마비사시 환자를 볼때 근육무력증의 가능성을 생각하여야 한다.

3) 눈둘레근의 약화

눈을 꽉 감아보라고 하고 검사자가 억지로 눈을 벌리면 근육무력증에서는 저항이 적다.

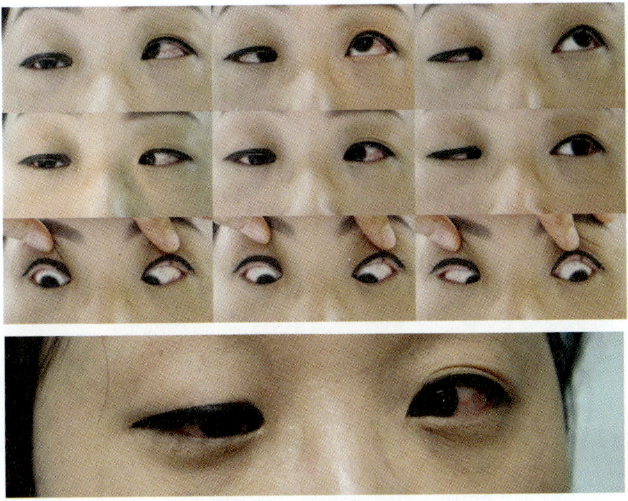

그림 11-1 눈근육 무력증과 관련된 사시

3. 진단

1) 에드로포니움(텐실론)검사와 네오스티그민(프로스티그민)검사

: 아세틸콜린 에스테라아제의 억제제로 가용의 아세틸콜린을 증가시킨다. 에드로포니움 정주후 네오스티그민 근주후 일정 시간이 지난 후 눈꺼풀처짐 및 눈운동장애의 호전 여부를 확인한다.

2) 반복신경자극검사 (repetitive nerve stimulation, Jolly test)

3) 단일섬유근전도검사 (single fiber EMG)

4) 혈청 항아세틸콜린수용체항체검사

: 중증근육무력증 환자의 80~90% 정도에서 관찰된다.

5) 얼음검사 (ice test)

: 눈꺼풀처짐이나 눈운동장애가 있는 눈을 감고 눈꺼풀 위에 얼음을 10~15분간 올려놓은 후 눈꺼풀처짐이나 눈 운동장애의 호전 여부를 검사한다.

6) 수면검사/휴식검사
7) 항골격근항체

4. 치료

1) 항아세틸콜린에스터레이저 제재 : pyridostigmine, neostigmine
2) 면역억제제 : 스테로이드나 axathioprin, cyclophosphamide, cyclosporine
3) 흉선제거술 및 혈장교환술

Catholic University of Korea 임상진료지침

12 해리 수직편위

Ophthalmology

해리수직편위는 비주시안에서 간헐적으로 나타나는 눈의 상전, 외회선, 외측 편위 등으로 구성된 눈운동의 이상으로 정의할 수 있다. 동향근은 동시에 같은 양의 신경지배를 받는다는 헤링법칙에 위배되는 눈운동을 보이므로 수직, 회선, 수평의 어느 운동면에 대하여 반대방향으로 재주시운동이 나타나지 않는 것이 일반적인 상사시와 구분되는 점이다.

1. 임상양상

환자가 피곤하거나 공상을 할때 또는 한눈을 가려서 인위적으로 융합을 차단하면 자발적으로 눈이 위로 올라간다. 약 23~35%에서 이상두위가 동반되며 사시각이 적은 쪽으로 머리를 기울이는 경우가 많으나 반대의 경우도 있다. 눈떨림을 동반하는 경우가 많아 환자의 약 50% 이상에서 잠복눈떨림이 있다.

해리수직편위는 정상적인 양안시기능이 있는 사람에서 가끔 단독으로 나타나기도 하지만 주로 영아내사시와 영아외사시에 동반되어 나타나는 경우가 많다. 주의 깊게 관찰하더라도 영아기에는 잘 발견되지 않고 대체로 2~5세 사이에 진단된다.

한눈에 약시가 심하거나 감각사시인 경우에는 한눈에서만 발생하기도 하지만 일반적으로는 두 눈에 발생하며 두 눈 사시각의 크기가 비대칭이다.

2. 측정

해리수직편위의 양을 정확하게 측정하는 것은 쉽지 않다. 일반적으로 안과검사실보다 가정에서 특히 환자가 피곤하거나 졸릴 때, 몸이 아프거나 스트레스가 심하면 사시각이 커지고 집중력도 영향을 미치기 때문에 특히 어린이에서는 검사할 때마다 변하는 경우가 많다.

각각의 눈의 시력이 목표물을 주시할 수 있다면 변형된 프리즘가림검사로 해리수직편위를 정량적으로 평가할 수 있다. 피검자가 6 m 거리에 있는 목표를 주시하고 있는 동안 주시안 쪽으로 가리개를 재빨리 이동하여 위로 올라갔던 비주시안이 재주시를 하도록 한다. 프리즘을 바닥아래로 비주시안의 앞에 놓고 더 이상 아래쪽으로의 주시운동이 일어나지 않을 때까지 프리즘의 양을 증가시키면서 교대가림검사를 계속한다. 더 이상의 움직임이 없게 된 후 주시안에 같은 방법으로 반복한다.

3. 감별진단

	해리수직편위	하사근기능항진
눈의 상전	제1눈위치, 내전, 외전 위치에서	내전시 최대, 외전시 없음
상사근의 기능	기능항진 있을 수 있음	주로 기능저하
V 형	없음	흔히 나타남
반대측 상직근의 가성 마비	없음	있음
재주시 중 눈의 내회선	있음	없음
잠복눈떨림	흔히 나타남	없음

4. 치료

대부분의 해리수직편위는 증상이 없다.

1) 비수술적 치료

주로 사위로 남아 있거나 사시각이 작고 드물게 나타난다면 수술 없이 관찰하는 것이 더 선호된다.

(1) 안경으로 굴절이상 교정

(2) 동반된 수평사시를 수술이나 프리즘으로 교정하여 주변융합의 가능성을 증가시킨다.

(3) 한눈에서만 심한 눈의 상전이 있는 경우 안경도수의 조절이나 아트로핀 등을 이용하여 주시안과 비주시안을 바꿔 미용적인 문제를 해결할 수 있는 경우도 있다.

2) 수술

(1) 적응증

① 주변 융합이 가능한 환자에서 현성 해리수직편위의 빈도가 늘어 약시의 발생 위험이 있을 때

② 해리수직편위를 조저하기 위해 이상머리위치를 취하는 경우

③ 편위각이 크고 빈번히 발생하여 미용적으로 문제가 될 때 등이다.

(2) 수술 방법

상직근 후전, 하직근 절제. 상직근 후봉합술, 상직근후전 및 하직근 절제, 하사근전치술 등을 시행할 수 있는데 상직근 후전을 가장 많이 시행한다.

5. 합병증

1) 해리수직편위가 재발하거나 잔류해리수직편위가 지속되는 것이 가장 문제가 된다.

2) 상전제한 : 해리수직편위에 대한 수술이 효과적인 경우 나타나는 것이 일반적이다. 그러나 이런 운동제한으로 불편을 호소하는 경우는 드물고 오히려 이런 운동제한이 없다면 수술이 효과적이지 못하고 부족교정인 경우가 대부분이다.

3) 상직근의 후전으로 눈꺼풀틈새의 높이가 커질 수 있다.

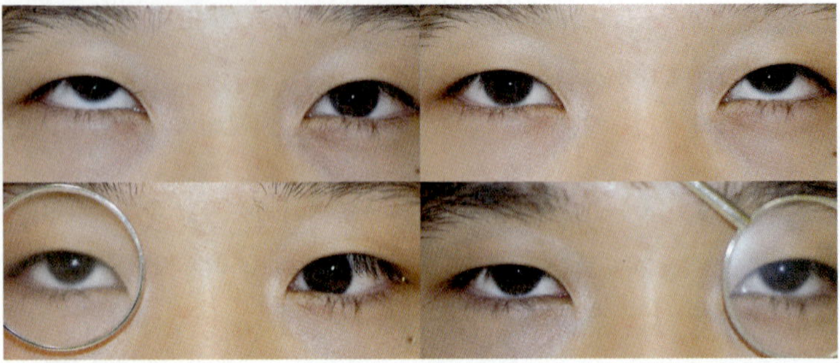

그림 12-1 해리 수직 편위. 좌안으로 주시할 때는 우안이 상전하고, 우안으로 주시할 때는 좌안이 상전하여 헤링의 법칙을 따르지 않는 양상을 보이는 것이 특징이다.

3. 안성형

Ophthalmology

01. 눈꺼풀 질환
02. 눈물기 질환
03. 안와 질환
04. 안와 외상
05. 안과에서 사용 되는 PO 및 IV 제제

Catholic University of Korea 임상진료지침

01 눈꺼풀 질환

Ophthalmology

1. 다래끼(Hordeolum)

발적, 통증, 농양의 증상으로 staphylococcal infection과 관련. Warm massage, antibiotic PO와 ointment(사용시 O-OFO), epilation, 자연 배농이 안되는 경우 I & D.

1) 겉다래끼(external hordeolum, stye) : Zeiss나 Moll선의 급성 염증
2) 속다래끼(internal hordeolum) : meibomian선의 급성염증
3) 콩다래끼(chalazion) : meibomian gland의 만성 육아종성 염증으로 발적, 통증 없음(단, 피부쪽으로 터지면 염증생기면서 발적 되고 아픔). 성인에서 동일부위 반복 재발시 sebaceous gland carcinoma 감별 위해 생검 필요하고 I & D는 결막쪽으로 수직으로 절개하며 봉합은 불필요

[I & D procedure]

chalazion clamp를 사용해 병변을 잡아 절개한 뒤 면봉으로 짜주고 남은 병변 제거를 위해 curettage 시행한다.

Cf) 마취는 1 cc 주사기로 피부 바로 직하에 blenching 될 정도로 하여 pus가 터져 넘치지 않게 시행한다.

Cf) 콩다래끼는 클램프를 결막 측으로 잡으며 마취는 결막하 및 일부 검판에 시행하여 충분히 마취가 되도록 하며 충분히 curettage을 시

행하고 최종적으로 배출이 잘되도록 절개 양측의 일부 검판을 가위로 잘라 준다.

Cf) 콩다래끼가 터져서 피부 밑으로까지 확장된 경우에는 피부를 통해 접근해야한다.

2. 안검염

Ant. blepharitis(meibomian gland 앞쪽의 염증)와 Post. blepharitis (meibomian gland의 염증)로 구분하나 흔히 두 부분의 염증이 혼재해 있는 경우가 많다.

1) 감염성 포도구균성 눈꺼풀 염증

오전에 포도구균양이 증가하여 증상이 악화되고 낮에는 눈물에 의한 균주양이 적어져 증상이 완화됨. 속눈썹 주위에 눈썹이 탈락(madarosis : 눈썹 탈락증)되어 동그란 권축륜(collarette)이 관찰되며 백모증(poliosis)도 관찰됨. 치료는 온찜질(10~15분간 시행)을 시행하며 마사지를 한 후 lid scrub(ex : blephasol)을 시행하며 면봉을 사용하여 연고(O-ECO, O-OFO)를 얇게 도포한다(하루 2번). 반응 없을 시에 항생제 사용 고려(tetracycline or doxicycline)하고 균주가 죽으면서 내는 독소에 의한 자극증상으로 스테로이드 안약(ex : O-FM)을 함께 사용한다.

2) 지루성 눈꺼풀 염증

눈썹과 눈꺼풀에 가피가 붙어 있고 기름기가 있는 눈꺼풀테(greasy lid margin : meibomian gland의 과분비와 관련)를 가지며 눈물띠 내에 거품양상의 소견이 관찰 되며 15%정도에서 각막염이 동반된다. 흔히 지루 피부염과 동반되고 치료는 lid scrub.

3) meibomitis

지루성 눈꺼풀 염증에 비해 더심한 염증을 유발하고 각막염도 더 잘 동반이 된다. 마이봄선 입구에 농축된 축적물(meibomian plug)이 관찰되며 누르면 치약 같은 분비물이 나오고 흔히 BUT가 짧아지는 눈물질환과 동반이 잘 되는데 심한 안구 건조증상을 나타내는 환자중에 딸기코(rosacea)가 63%까지 병발한다는 보고가 있다. 특히 피부과적으로 여드름에 사용되는 isotretinoin은 마이봄선의 위축과 저분비를 유발한다는 보고가 있어 이때 약을 중지하면 병변은 소실된다. 치료는 온찜질 후 lid scrub 및 tetracycline or doxicycline, 안되면 계속 짜줄 것

3. 안검하수의 진단

1) 눈꺼풀처짐, 안검하수(Blepharoptosis)의 분류

(1) 기전에 따라

- myogenic : simple congenital, myasthenia gravis, blepharophimosis syndrome
- aponeurotic : involutional, postoperative
- neurogenic : 3rd n.palsy, Horner syndrome, chronic progressive external ophthalmoplegia(CPEO), Marcus Gunn jaw-winking syndrome
- mechanical : edema, mass

(2) 발생시기에 따라

- congenital
- acquired : senile, paralytic, traumatic, CL related

2) 안검하수 시 기본 검사

(1) 병력 : 발생시기(후천성 선천성 감별위해), 일중변동(for M. gravis), CL 사용 유무, 외상, 수술, 안면마비의 Hx.

(2) Brow 위치 양안 비교 : 안면마비시 편측 이마 거상됨/ 노인성 양안 이마 처짐 여부

(3) forehead : 중심성 안면 마비시엔 이마 주름이 보인다.

(4) MRD1, IPF, LFT 측정

(5) upper eyelid : 쌍꺼풀이 있는 사람인 경우 쌍꺼풀 line이 없거나 더 넓은 쪽이 levator기능이 떨어진 쪽이라고 대략적으로 인지 할 수 있다.

- 하방 주시시 upper eyelid margin에서 쌍꺼풀 가지의 거리는 대략 여자 8~10 mm, 남자 6~8 mm인데 levator aponeurosis가 문제가 있는 경우의 안검하수는 건강한 눈에 비해 deep superior sulcus와 함께 multiple crease, 폭이 넓은 crease를 보이고 하방 주시시 lid dropping이 더 심하다.
- Iliff sign → 상안검을 eversion시킨 상태에서 위로 보게 할 때 제 위치로 상안검이 돌아 오지 않으면 levator기능이 떨어져 있다고 판단할 수 있다.

(6) eye protection을 위해 고려해야 할 사항

① BUT, Schirmer test

② corneal sensation test

③ Bell' s phenomenon

④ EOM(upgaze)

⑤ facial palsy

⑥ 토안(lagophthalmos)여부

→ 이러한 기능들이 저하된 경우라면 안검하수 수술을 제한적으로 시행하거나 저교정 해야 눈에 손상을 줄 수 있는 가능성을 최소화 할 수 있다.

(7) Pharmacologic test for blepharoptosis

① Phenylephrine test

경도의 안검하수에서 Müller근의 기능 검사를 통해 Honor syndrome과 같은 질환에서 Müller muscle제거를 통한 교정가능성 확인위한 검사이며,

10% PE 점안 전과 점안하고 10~15분 후 MRD1 측정하여 비교하여 안검하수 호전시 Müllerectomy 고려. 점안약 점안시 누은 자세에서 sup. cul de sac에 1분 간격으로 3번 마지막으로 5분 정도 뒤에 한번 더 넣고 10~15분 후에 비교할 것

② Tensilon test(Edrophonium chloride)

Myasthenia gravis 의심 시 시행하는데 Tensilon 2 mg(0.2 cc) IV하고 60초 후 안검하수, 복시 개선 여부 관찰, 부작용이 없으면 나머지 8 mg을 30초 내에 주사하여 추가 관찰(보통은 신경과로 consult낸다.)

3) 거짓눈꺼풀처짐, 가성안검하수(Pseudoptosis)의 원인

- 안구함몰(enophthalmos)
- 반대쪽 눈의 안구돌출(exophthalmos)
- 반대쪽 눈의 눈꺼풀뒤당김(lid retraction)
- 하사시
- 피부이완증(dermatochalasis)

4. 눈꺼풀의 위치 이상

1) 안검외반

외관상 보이는 문제 외에도 눈물이 많이 흐르고 눈이 마르게 되어 충혈과 눈의 불편감, 눈부심 등의 증상이 나타나고 심하면 노출성 각막염 발생

(1) Involutional ectropion

- 나이가 들면서 하안검이 이완되어 하안검이 아래로 처지고 밖으로 뒤집어지는 경우
- medial & lateral canthal ligament laxity, CPF detatchment, pretarsal oculi muscle weakness에 의해 발생
- Lateral tarsal strip 수술로 교정하며 medial ectropion에 의한 punctal ectropion 발생 시 medial spindle procedure시행하여 교정한다.

(2) Cicatrical ectopion

- 안검에 화상이나 외상을 입거나 피부염을 심하게 앓은 경우 흉터에 의해 발생
- anterior lamellar contraction에 의해 발생하므로 Z-plasty 혹은 skin graft로 치료

(3) Paralytic ectropion

- 안면 신경 마비에 의해 발생. temporary인 경우는 인공 눈물 제재로 치료 가능하나 permanent 시에는 Lateral tarsal strip으로 안구 노출을 치료하는데 술전 미리 sagging된 lid를 외측으로 잡아 당겨도 scleral show가 남으면 hard plate mucosa, auricular cartilage, donor sclera 등을 이용하여 inf. fornix에 lower lid graft를 동시에 시행한다. 이 방법으로도 각막 노출 교정이 어렵다면 Gold implant삽입 시행한다.

2) 안검내반

안검이 안쪽으로 뒤집어져 속눈썹과 피부가 눈을 찌르게 되어 충혈과 자극감을 느끼게 되는 경우. 안검내반을 방치하는 경우 각막손상으로시력을 잃게 되는 경우도 있음. 수술로 안검을 정상 위치로 되돌려 주면 눈이 보호되고 이런 증상이 없어지게 됨

(1) Congenital entropion : tarsus의 구조적 결함에 의한 tarsal kink syndrome 혹은 lower lid retractor dysgenesis에 의해 발생

(2) **Epiblepharon(덧눈꺼풀)** : pretarsal skin과 orbicularis muscle 과잉으로 lash를 밀어 올림

cf) skin fold를 잡아 당겨 보면 lash가 바깥 방향으로 eversion되고 정상적인 lid margin이 보이나 Congenital entropion은 아님

(3) Involutional entropion : horizontal lid laxity, CPF detachment, preseptal orbicularis muscle overriding, degenerative enophthalmos

등에 의해 발생

(4) Cicartrical entropion : posterior lamella의 수축에 의해 발생

3) 안검 내반 및 외반시의 검사

(1) lower lid horizontal laxity test

- snap back test : 하안검 당겼다 놓은후 다음 blinking까지 제자리로 돌아가지 않을 때(+)
- lower lid distraction test
- lateral distraction test

  : MCT laxity

  : LCT laxity

(2) lower lid retractor(CPF)의 relaxation 혹은 disinsertion

- several mm white line below inf. tarsal border

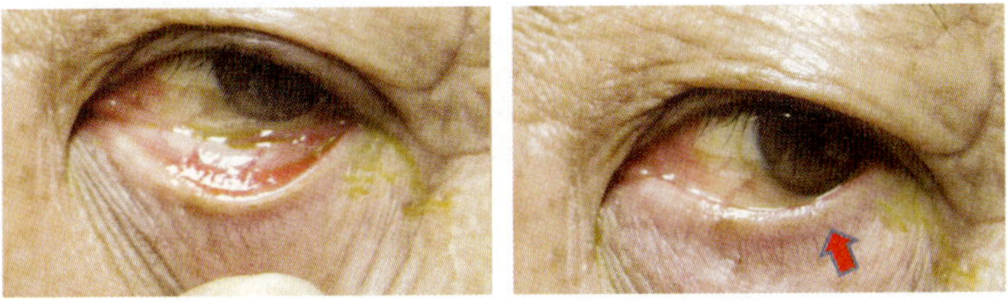

그림 1-1 Snap back test : 당겼다 놓아도 제자리로 돌아가지 않음

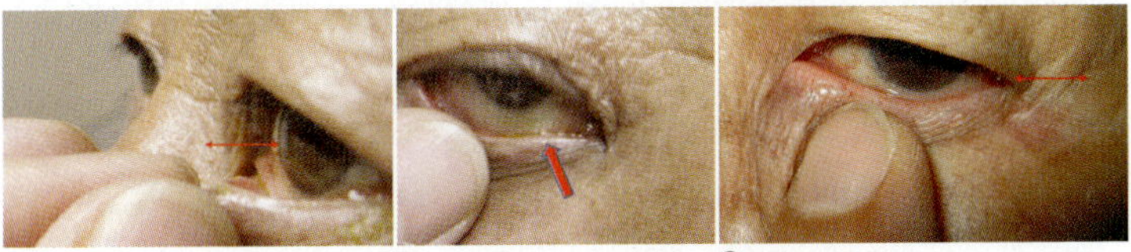

A B C

그림 1-2 각각의 검사. A : Lower lid distraction test : 중심 각막으로부터 벌어진 틈이 6~8 mm면 이완으로 간주, B : MCT laxity test : punctum이 limbus까지 당겨지면 양성, C : LCT laxity test : orbital rim에서 당겨진 lat. Canthal angle까지 1 finger폭이면 양성

- inf. fornix는 보통 10 mm가 정상인데 이 보다 깊이가 깊다.
- lower lid ptosis(정상적인 하안검보다 높게 올라온다.)
- 하방주시시에 하안검의 하측 방향 움직임이 적거나 없다(정상의 경우 하방주시 시에 3~4 mm 정도의 움직임이 발생)

(3) 퇴행성 안검내반과 cicatrical entropion의 감별법

- digital eversion test : tarsus의 inf. border에 손가락으로 힘을 주면 퇴행성인 경우에는 안검이 원위치로 돌아온다.
- inspection of conjunctival tarsal plate : scar가 있는지 확인한다.

4. Trichiasis vs distichiasis

1) Trichiaisis

(1) 정상적인 lid positon에서의 변화 없이 단지 눈썹 자라는 방향이 안쪽으로 향한 상태로 흔히 cicatrical pemphigoid, trachoma, chronic blepharitis, Stevens-Johnson syndrome and alkaline burn에서 관찰된다.

(2) 치료 : epilation, electrolysis, laser thermoablation, cryotherapy, and resection of the lash follicles.

2) Distichiasis

(1) 만성 안검염이나 수술 혹은 외상 후에 meibomian gland epithelium metaplasia를 통해hair follicles로 발생하여 두 줄의 눈썹이 만들어진다.

(2) 치료 : Posterior lamella만 선택적으로 spliting하여 Cryo treatment 혹은 post lamella resection하고 mucuous membrane graft.

5. 양성 종양

1) 유두종(Papilloma)

- old age, Sessile or pedunculated lesion, 치료는 절제

2) Skin tag(Fibroepithelioma)

- 피부색의 pedunculated lesion / shave incision으로 제거

3) 지루각화증(검버섯, seborrheic keratosis, basal cell papilloma, seborrheic wart)

- 진흙을 붙여 놓은 듯한 모양으로 pigmentation의 변화로 옅은 갈색에서 진한 갈색까지 다양한 색을 띰 / shave Bx or CO2 laser

4) Verruca vulgaris(사마귀, Common Warts)

- HPV에 의해 유발되고 안쪽으로 점점 자라 피부를 두껍게 만들어 손상을 유발한다. 우리 몸의 어느 곳 에서나 발생할 수 있고 cauliflower-like surface를 가진다. 눈꺼풀에는 드물게 생기고 치료는 냉동치료 시행

5) 표피낭종(Epidermal inclusion cyst)

- epidermal tissue가 dermis내로 자라 들어가 낭종을 형성(Spontaneous or traumatic)한 질환이고 치료는 excision시행하는데 낭종의 벽까지 완전히 제거해야 재발 안 됨

6) 좁쌀종(Milia)

- Pilosebaceous unit의 폐쇄로 발생한 tiny cyst / 저절로 없어지기도 하고, needle로 터뜨린 후 면봉으로 짠다.

7) 물사마귀(Molluscum contagiosum - by poxvirus)

- 다발성의 central umbilication을 가진 nodular lesion / 면역체계가 정상이라면 6~8개월 후 치료 없이 자연 소실 될 수 있으며 면역 체계가 미약한 어린이에게서는 더 많은 시간을 요함. 치료는 excision(Scraping or curettage, Surgical removal, Freezing cryotherapy, Laser therapy)

8) 황색종(Xanthelasma)

- Lipid laden macrophage(xanthoma cell)가 진피 표층에 모인 것으로 콜레스테롤 level이 정상인 경우라면 유전성이다. 치료는 topical 100% trichloracetic acid를 사용한 chemocautery 혹은 cryotherapy, laser ablation(CO_2 or argon), 수술적 제거

9) 피지선종(Sebaceous adenoma)

- 얼굴에서 흔히 발견 되는 small, yellow bumps lesion(sweat gland를 포함한다.)

10) 땀관종(Syringoma)

- 젊은 여성에서 잘 생긴다. intraepidermal region in the eccrine sweat gland
- Tx.- not shaving, but actual excision

11) 에크린땀샘낭종(Eccrine hidrocystoma)

- Ductal retention cyst of Moll' s sweat gland / Clear cystic lesion

12) 피지선 모낭종(Trichofolliculoma)

- 피부색의 dome모양 단일 병변으로 발견되고 umbilication(central pore)을 가지고 있는 hair follicle lesion으로 surgical excision으로 치료한다.

13) 모기질종(Pilomatrixoma)

- 젊은 성인에서 눈썹이나 눈꺼풀 가운데에 잘 생기고, 피부 아래쪽 면에 바로 붙어서 생기는 빨간색의 종양으로 많이 커질 수도 있으며 단단하다. 치료는 surgical excision

14)모반(Nevus)

- 처음에는 표층에서 시작하여 사춘기를 거치며 표피와 진피의 경계에

이르는 "이음부모반"의 형태를 띄다가 성인이 되면 표피와 진피에 걸쳐 위치하는 돔형태의 복합모반이 되고 노년기에는 진피층에 위하는 진피내모반을 형성한다. 즉, 나이가 들어감에 따라 피부의 표층에서 심층부로 이동하는 것임. 치료는 surgical excision

15) 선천성모반(Congenital nevus)

- 균일한 짙은 색을 띠고 털이 나있음, 약 5~10%가 악성으로 이행(클수록 위험성 높음)
- 위아래 동시에 생긴 경우(Kissing Nevus)는 악성 종양으로 이행할 가능성은 낮(4~6%)으나 모든 선천성 모반은 수술 고려 대상이다.

cf) Dermal melanocytosis(nevus of Ota)

주로 V1, V2 dermatome부위에 발생하며 선천적으로 눈 주변에 생긴 파란색의 넓게 퍼진 점이다. 눈꺼풀 피부가 넓게 갈색 혹은 파란 색으로 변하고 색소 침착이 주변 이마까지 생기기도 하며 양측성은 5 %. 눈을 포함하면 Oculodermal melanocytosis라 하고 2/3에서 Episclera나 uvea에 patchy pigmentation이 나타 난다. 1/400에서 uveal malignant melanoma가 생길 수 있으며 치료는 필요 없다.

6. 암전단계 병변(Premalignant Epidermal Lesions)

1) 광선각화증(Actinic keratosis)

- 흰 피부를 가진 중년에게 햇빛에 노출된 부위 어느 곳이나 생길수 있으며 눈꺼풀에 생기는 경우는 주로 아래눈꺼풀에 생긴다. 다발성으로 erythematous base에 비늘이 일어 난 듯한 병변이 평평하게 keratotic plaque을 형성하고 만져보면 거친 사포와 같은 느낌이다. 조직검사하여 확인 후 절제하거나 냉동치료시행하며 만일 여러 개가 넓게 퍼져 있다면 다 절제는 못하고 항암연고(5-FU)를 바르거나 냉동치료 시행한다.

2) 각질가시세포종(Keratoacanthoma)

- 빠르게 자라는 것이 특징. 7일 경과 관찰 기간 후에도 크기가 급격히 커질 수 있으며 중앙에 각질로 채워진 함몰이 있는 돔 형태의 결절로 비교적 병변의 크기가 크고(0.5~3 cm) Telangiectasia가 있기도 하다. 빨리 자라거나 크기가 큰 경우에는 수술로 제거하고 그 외는 5-fluorouracil을 국소 도포 혹은 병변 내 주사, 냉동요법으로 치료하며 6개월 이내에 자연 소실되는 경우도 있다.

3) 악성 흑색점(Lentigo maligna)

- 경계가 불분명하고 점점 크기가 커지며 불균일한 색소 침착이 일어나고 30~50%가 수직으로 침범하는 침윤성 melanoma로 진행한다. 안전거리를 확보하여 수술적으로 제거해야 하며 정기 검진은 필수적이다. 경과 관찰 중 크기, 색깔, 모양의 변화가 있으면 즉시 조직생검을 하여 확인 해야 한다.

7. 악성병변

눈꺼풀 피부의 악성 종양을 의심하여 조직 생검 실시할 소견

- Ulceration
- Lack of tenderness
- Induration
- Irregular borders and asymmetric shape
- Telangiectasia
- Pearly borders
- Loss of lid margin architecture

1) 바닥세포암종(Basal cell ca)

(1) 가장 흔한 눈꺼풀 악성종양(서양 : 90~95%/ 국내 : 35~45%)

(2) 호발부위는 아래 눈꺼풀

(3) 수개월에서 수년 정도 걸려 서서히 자란다. 국소 침습하지만 원격 전이율이 낮아 조직소견으로는 악성종양이지만 임상적으로는 양성종양의 양상을 나타낸다(높은 완치율).

(4) **병변의 특징**

- 진주모양 경계부와 모세혈관 확장(특징적인 소견, Pearly borders with telangiectasia)
- 중심부에 궤양을 동반하기도
- 경계와 그 모양이 불규칙
- 동통이나 압통은 동반되지 않는다.
- 눈꺼풀테 침범시 눈꺼풀테의 파괴가 일어나며 간혹 속눈썹이 빠질 수 있다.
- 각질(keratin) 또는 각화과다증(hyperkeratosis)는 일어나지 않는다.
- 색소가 침착되는 경우가 많으므로 모반이나 흑색종과 감별이 필요하다.

(5) **치료**

- 수술적 치료가 가장 좋은 방법

: Excisional biopsy with frozen section control

: Mohs' micrographic surgery→내안각 부위에서 발생하는 국소경피증 모양에 유용, Orbital fat plane까지 침범된 경우는 제한적

: 종양이 안구, 부비동, 또는 안와내로 침범한 경우는 exenteration이 필요

- 냉동치료(cryotherapy)

: 국소적인 작은 바닥세포암, 특히 환자의 전신상태가 좋지 않거나 수술을 시행할 수 없는 환자에서 유용하고 한 번의 치료로 끝나는 장점이 있지만 수술적 치료에 비해 재발율이 높다(10%). 국소경피증 모양/1 cm직경 이상의 병변/재발된 병변/결막구석이나 뼈까지 침범된 경우/눈구석 병변/피부색이 짙은 환자에게서는 금기

- 방사선 치료(Radiation therapy)

: 환자의 전신상태가 좋지 않거나 수술을 시행할 수 없는 환자 혹은 종

양이 너무 커서 수술로 완전 절제가 불가능한 경우 보조적 치료로 사용하며 내측 눈구석을 침범한 경우는 금기

2) 편평세포암종(Squamous cell ca)

(1) 바닥세포암에 비하여 주변조직으로의 전이가 잘 발생한다.

(2) 바닥세포암과 병변의 소견이 유사하여 임상적으로 감별이 힘들고 Cutaneous horn을 형성하거나 광범위한 각질화(keratinization)를 유발하며 바닥세포암 보다 성장속도가 빠르다.

(3) 병변의 특징

- 바닥세포암에서 보이는 진주모양의 경계나 모세혈관 확장은 관찰 되지 않는다.
- keratin 형성으로 각화과다증을 동반하는 결절 또는 경화가 있는 반점의 형태이다.
- 동통은 동반되지 않는다.
- 궤양이 가끔 동반되기도 한다.
- 병변에서 각질이 떨어져 나오면 편평세포암종을 의심하라.

(4) 치료

- 수술적치료

: 신경초를 통해 확산 되므로 바닥세포암에 비해 경계로부터 더 크게 절제해야 하며 반드시 절제면에 대한 동결절편조직검사를 하여 종양세포가 없음을 확인해야 한다.

: 안와로 침범이 있을 때는 안와내용제거술을 하고 국소 림프절로 전이가 있을 때는 림프절 절제를 해야 한다(국소 림프절 전이는 가쪽 눈꺼풀 종양의 경우 귓바퀴앞림프절로, 안쪽눈꺼풀 종양의 경우 턱밑림프절로 전이된다.).

- 방사선 치료, 국소 냉동치료, 항암요법은 수술이 불가능한 경우에 한해서 시행할 수 있으나 편평세포암종은 방사선 치료에 비교적 저항성

을 보이고 냉동치료에 대한 연구도 완전히 확립되어 있지 않음

3) 피지샘암종(Sebaceous cell ca)

(1) 국내에서는 30~40%의 높은 발생 빈도(예후 나쁨)

(2) 주로 동양인에서 많은 빈도로 발생하며 여성에서 흔하게 발생

(3) **호발부위** : 위 눈꺼풀에 수배 이상의 발생율

(4) **발생원** : Meibomian gland나 Zeis gland / caruncle이나 이마, 눈꺼풀 주변의 모낭 관련된 sebaceous gland

(5) **Poor prognostic factors(환자에게 예후 설명시 참조)**

vascular, lymphatic, or orbital invasion

Diffuse involvement of both eyelids

Multicentric origin

Tumor diameter > 10 mm

Symptoms present > 6 months

(6) **임상적 특징**

- 사망률 10~20%
- 전이가 잘 발생하며 정확한 진단 전에 전이 되는 경우가 있다.
- 궤양은 잘 발생하지 않는다.
- 30% 정도가 재발한다.
- Masquerade syndrome(가면증후군) : 콩다래끼가 계속되는 수술적 처치에도 불구하고 호전되지 않는 경우 조직 생검이 필요(Nodular type) / 눈꺼풀의 염증형태로 나타날 수 있으며 이런 경우 만성눈꺼풀 결막염, 메이봄샘염, 각막염, 상윤부각결막염 등과 감별이 필요하다(Spreading type : chronic unilateral blepharoconjunctivitis유발함).

(7) **병변의 특징**

- 피지샘암의 특징적인 모양은 없다.

- 병변내 황색의 물질(any yellowish material)이 있는 경우 의심
- 종양의 경계를 구별하기 어려움
- 파제트병 모양 확산(pagetoid spread) : 상피내 피지샘암이 결막표면을 따라 넓게 펴지는 경우로 44~80%에서 발생
- Multicentric pattern : 종양이 비연속적으로 여러 병소에서 기원(이러한 이유로 종양의 경계를 정확히 알기 어려워 수술 시 완전절제가 어렵다.)

(8) Biopsy technique

- 분명한 종괴 없이 눈꺼풀이 전반적으로 두꺼워져 있는 경우 full-thickness lid biopsy.
- 큰 종괴가 존재 하는 경우 generous incisional biopsy로도 진단 가능
- Random conjunctival biopsy를 반드시 실시한다.
- Skip area, Pagetoid spread, polycentricity의 특징을 가지므로 생검 및 수술적 치료 시 신중을 기해야 한다.

(9) **치료**

- 수술적 치료

: 모든 방향에서 정상 조직을 5~6 mm 이상 포함한 complete wide surgical excision.

cf) multifocal, non-contiguous tumor origin이므로 Mohs' surgery나 frozen section control은 부적절

: 수술 전에 미리 결막 여러 곳에서 조직 생검 필요(random conjunctival sac biopsy)한데 파제트병모양 확산이 있는 경우 동결절편보다는 영구절편을 이용한 병리조직 검사를 시행하여 2차로 눈꺼풀 재건술을 권장하고 bulbar conjunctiva에 Pagetoid spread가 발견되면 exenteration시행해야 하고 tarsal conjunctiva에 Pagetoid spread가 발견되면 wide excision하고 주의 깊게 경과 관찰한다.

: 안와내로 침범 한 경우, 위아래 눈꺼풀과 결막에 미만성으로 침범, 2 cm 이상의 크기, 6개월 이상된 경우에는 Exenteration한다.

: 일단 확진이 되면 metastatic work-up이 반드시 필요

• 방사선 치료

: 덜 효과적이고 재발율과 사망률이 높다.

: 수술을 원치 않는 환자에서 종양 크기의 감소를 위해 사용(Palliative procedure)

4) 악성 흑색종(Melanoma)

(1) 악성 흑색종을 의심할 수 있는 병변 소견

- Recent onset of pigmented lesion
- Change in existing lesion
- Irregular margins
- Asymmetric shape
- Color change or presence of multiples colors
- Large size greater than 6 mm in diameter

(2) Melanoma의 40%는 non-pigmented lesion이라 진단이 어려움

(3) 주로 50~70세 사이에 발생

(4) **발생** : De novo origin / Preexisting melanocytic nevi and lentigo maligna.

(5) 초기는 noninvasive horizontal growth이나 후기에는 invasive vertical growth.

(6) 임상적 특징

- 20세 이전에 후천성 색소성 병변이 발생한 경우 반드시 Melanoma의 가능성을 의심
- 결막 흑색종에 의해 이차적으로 안검에 발생할 수 있다.
- Systemic association : Dysplastic nevus syndrome

(7) 병변의 특징

- 다양한 색소 침착 병변에 불명확한 경계(궤양 및 피가 날 수 있음)
- 4 clinicopathologic forms

① Lentigo maligna melanoma(5%) : Lentigo maligna 환자의 30~50%에서 발생하며 대부분 malar region에 편평하며 경계가 불규칙한 갈색반으로 나타난다.

② Nodular melanoma(16%) : 안검에서 가장 흔하게 발생하고 빨리 자라며 예후 가장 poor

③ Superficial spreading melanoma(70%)

: A smaller pigmented lesion / Mild elevation / Irregular borders / 안면에는 드물다.

④ Acro-lentiginous melanoma(9%) - 주로 손발에서 발생

(8) 조직 생검

- Punch biopsy : 진단과 병변 깊이를 알 수 있다.
- 흑색종 병변 깊이는 생존율과 관련
- Mohs' surgery는 frozen section testing 시 병리조직 해석에 문제가 있어 부적절

(9) 수술적 치료

- Wide surgical excision

① 적어도 피부경계에서 1 cm정도의 경계를 두고 수술

② 동결절편에서는 진단이 부정확하므로 2단계 수술을 계획

③ Regional LN dissection(1.5 mm 이상의 깊이를 가진 종양인 경우/ Microscopic evidence of vascular or lymphatic involvement)

④ Complete preoperative metastatic work up : 1.5 mm 이상의 두께를 가진 종양인 경우

⑤ 종양이 너무 크거나 안와로 침범된 경우에는 안와 내용제거술을 시행

cf) Tumor thickness가 아주 중요한 예후 인자이므로 중앙부위의 종

양 전층 생검 필요

: Thin lesions(< 0.76 mm) → 100% 생존율 / Thick lesions(>1.5 mm) → 50%이하의 생존율

• 냉동치료 : 결막 흑색종에 제한적으로 사용되나 피부종양에는 사용하지 않는다.

9. 안검 경련 질환

반복적인 근육의 연축을 유발하는 신경학적 질환인 긴장이상(dystonia)의 국소적인 형태로 Benign essential blepharospasm과 oromandibular dystonia(Meige's syndrome / Brueghel's syndrome)가 있다. 감별해야 할 질환으로 Hemifacial spasm과 Apraxia, myokimia 등이 있다.

1) 본태성 안검 연축(Benign essential blepharospasm)

(1) 원인을 모르는 안검 경련 질환으로 특징은 bilateral involuntary eyelid closure다.

→ eyelid protractor muscle(O. oculi, procerus, corrugator supracilii muscle)의 forceful contraction에 의한 것이고 eyelid를 억지로 열기 위해 opposing muscle(Levator, Müller, frontalis muscle)에 contracture가 오게 된다.

(2) 서서히 발생 되며 50세 이상의 여자에서 호발하고 32%에서 가족력이 있다. 혹, 30세 이전에 갑자기 발생된 경우라면 psychogenic blepharospasm의 가능성을 염두에 둔다.

(3) 안구 건조증과 관련이 있고 조절 없이 5년 이상 지속된 경우 발생 가능성 있다.

(4) 흔히 stress, fatigue, driving, reading, light, dry eye에 의해 증세 심해진다.

(5) Hemifacial spasm과 달리 잘 잘 때나 전신 마취 시에는 소실되고 본인만의 안검 경련을 감소 시키는 방법(예-휘파람 불기, 찬물에 세수하기

등등)을 알고 있는 경우가 있다.

(6) Meige's syndrome = BEB + low facial muscle spasm.

Brueghel's syndrome = Meige's syndrome + madibular & cervical muscle involve.

(7) 치료

안구 건조증에 대한 보존적 치료 / lorazepam(67%), clonazepam(42%), Artane(41%)에 반응을 보인다는 보고도 있음 → Botulinum toxin(대략 3개월 마다 반복해서 시행하고 ptosis와 ectropion의 합병증 예방을 위해 위 아래 눈꺼풀 중앙 부위는 피해서 피하로 주사한다.) → 안되면 최종 방법은 surgical myectomy(제거 근육은 eyelid protractor muscle인데 이 중 pretarsal oculi muscle의 일부를 남겨 놓아야 눈을 감을 수 있다.).

2) Hemifacial spasm

(1) motor trigerminal nerve의 자극에 의해 발생(facial root, CP angle의 병변)

(2) 편측으로 발생 하며 잠 잘 때도 존재한다.

(3) 원인은 Vascular compression, Facial nerve compression by mass, Brainstem lesion such as stroke or M. sclerosis, Secondary trauma에 의하며 나머지는 원인 불명이다.

(4) 치료는 mass나 vascular compression에 의한 경우 surgical decompression을 신경 외과에서 시행하며 보존적으로 botulinum toxin이나 clonazepam을 사용한다.

3) Apraxia

(1) voluntary eyelid elevation에 대한 supranuclear control의 장애로 발생되어 눈을 뜰 수 없는 상태를 나타내며 흔히 BEB와 동반이 되어 있어 헷갈리기 쉽다. 눈을 떠보라 하는 명령에 눈을 뜰 수 없으며 흔히 환자가 손으로 눈을 벌려서 뜨거나 반사적으로 눈을 뜨게 된다.

(2) 이론상 눈을 뜨지 못하는 질환이므로 botulinum toxin은 효과가 없으나 동반된 BEB의 조절에는 효과가 있다. levodopa가 증세를 호전 시킬 수 있다 보고 되어 있으나 치료는 Levator resection or frontalis muscle sling이다.

4) Myokimia

(1) spontaneous, fine fascicular contractions of muscle without muscular atrophy or weakness(주로 하안검의 미세한 떨림)

(2) 대부분은 원인 없음(피곤, 스트레스)

(3) 양성, self-limited, 타질환과 관련 없음. 드물게 hemifacial spasm, blepharospasm, Meige syndrome의 전구증상으로 나타날 수 있음

(4) 심하면 botulinum toxin을 사용하기도 하며 대략 12~18 weeks의 효과를 보임

Catholic University of Korea 임상진료지침

02 눈물기 질환

Ophthalmology

1. 눈물계의 구조

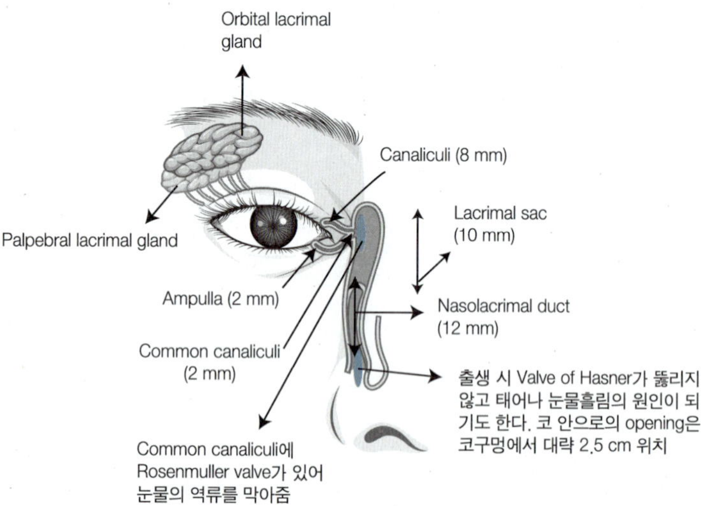

그림 2-1 눈물기관 : 총 성인의 눈물계 길이는 30~35 mm이고, 아이들의 경우 1살 때 대략 1 mm이다.

2. 눈물 생성

1) 주눈물샘(relex tearing 담당) : 교감/부교감 신경의 동시 지배를 받음

안와내 위쪽가에 약간 패인 눈물샘 오목에 위치 하고 크기는 17×10×5 mm이며 levator aponeurosis의 lateral horn에 의해 안와엽과 눈꺼풀엽으로 나뉘고 감정적인 눈물이나 자극에 대한 반사적으로 한꺼번에 많은 양의 눈물 분비를 담당한다. 안와엽의 분비관은 10~12개 정도이고 눈꺼풀엽을 통과하여 위 눈꺼풀판의 위쪽가장자리에서 4~5 mm 위쪽에 개구한다. 따라서 눈꺼풀엽의 손상시 눈물샘 전체의 기능에 문제가 생길 수 있기 때문에 눈꺼풀엽은 조직 생검의 적응 대상이 되지 않는다.

2) 덧눈물샘(basic lacrimal secretion 담당) : 교감 신경의 지배

크라우제샘과 볼프링샘이 위결막구석에 약 20개 아래 결막 구석에 약 10개가 존재하며 옹달샘처럼 쫄쫄쫄 분비되어 평상시 눈을 촉촉이 유지해 주는 기능을 하는데 눈꺼풀 처짐 교정 수술 중 Conjunctivo Müller muscle resection 시 손상을 받으면 눈물분비의 장애를 초래 할 수 있다.

3. Tearing의 구분

1) Hypersecretion(과다분비)

안구건조증이나 안검염, 각막 자극 등과 같이 자극에 의한 눈물 생성의 과다로 눈물이 뺨으로 주르륵 흐를 정도는 아닌 tear running negative상태

2) Epiphora(유루)

눈물 배출계의 해부학적 폐쇄 혹은 기능적인 문제로 눈물의 배출 장애를 유발하는 상태. 눈물이 뺨을 타고 흐르는 tear running positive상태

4. 검사 내용

1) 얼굴, 눈 주위 : facial palsy, mass, exophthalmos
2) 눈물 주머니 : 촉진 시 mass, 압박 시 mucoid 혹은 purulent discharge 유무
3) 눈꺼풀 : lid laxity, ectropion, entropion, trichiasis, distichiasis
4) 눈물구멍 : punctal malposition, stenosis, occlusion, absence
5) 결막, 눈물언덕(caruncle), 각막 : 결막이완증(conjunctivochalasis), caruncular hypertrophy, corneal lesion(SPE, abrasion, ulcer, FB)
6) 문진 내용

- Ophthalmic : conjunctivitis, recurrent dacryocystitis, trauma, surgery
- Nasal : sinusitis, trauma, surgery
- Medical : stroke, RT
- Allergy
- Drug : 베타차단제 고혈압약, 항히스타민제, 호르몬제제, 안압하강제 epinephrine, pilocarpine, phosphorous iodide, Idoxuridine, 5-FU 등의 약제는 punctum이나 canlicular stenosis를 유발할 수 있음

5. 눈물 분비 기능 검사(Secretary test)

1) Fluorescein test

(1) 방법 : Fluorescein dye strip에 물기를 제거하여 아래 결막주머니에 묻힘
(2) 정상치 : 위, 아래 눈꺼풀을 따라 1 mm의 눈물띠(marginal tear strip)가 있어야 정상
(3) 의의 : 눈물띠가 없는 경우 눈물 생성이 저하된 건성안을 의심하고 반면 눈물띠가 과도한 경우 눈물 배출 장애 의심

2) 눈물막파괴시간(tear film break-up time, BUT)

(1) 방법 : 물기를 제거한 Fluorescein dye strip을 bulbar conjunctiva에 묻힌 후 눈을 여러 번 깜박이게 하고 세극등 현미경의 cobalt blue beam으로 관찰하면서 각막에 최초로 눈물층이 깨져 발생하는 dry spot이 생기는 시간을 측정

(2) 정상치 : 15~30초

(3) 의의 : 10초 미만시 건성안 진단(눈물 성분 중 점액 성분 부족 의미)

3) Schirmer I test

(1) 방법 : Whatman filter paper(No.41, 35×5 mm)의 한쪽 끝을 접어 접힌 부분을 아래 결막주머니의 가쪽 눈구석 1/3 지점에 넣고, 5분 동안 눈을 약간 위로 보게 한 상태로 정상적으로 깜박이게 한 후 눈물에 의해 filter paper가 적셔진 정도를 측정

(2) 정상치 : 40세 이하인 경우 15 mm 이상/ 40세 이상인 경우 10 mm 이상

(3) 의의 : 대략적인 눈물 분비량 측정

10 mm 이하인 경우 반사눈물 분비(reflex tearing)의 저하 의미

4) Schirmer I test with anesthesia

(1) 방법 : 점안 마취제를 점안하고 닦아낸 다음 2~3분 뒤 Schirmer I test 시행

(2) 정상치 : 40세 이하인 경우 10 mm 이상 / 40세 이상인 경우 5 mm 이상

(3) 의의 : 감소시 덧눈물샘(accessory lacrimal gland)에서의 기본 분비(basic Secretion ; main lacrimal gland에서의 reflex secretion 제외한 부분)저하를 의미

→ 건성안 의심되나 Schirmer I test가 정상일 때 유용한 검사

→ lacrimal gland inflammatory dysfunction(Sjögren's syndrome, sarcoidosis, dacryoadenitis)의심 시 유용

5) Schirmer II test

(1) 방법 : Schirmer I test와 같은 방법으로 하되 면봉이나 ammonium chloride로 코점막을 자극하여 분비되는 눈물 양을 측정

(2) Schirmer I test보다 5~10 mm 더 젖는 경우 양성

(3) 의의 : 자극에 의한 주눈물샘(main lacrimal gland)에서의 reflex secretion 측정하는데 양성시 주눈물샘의 fatigue block을 의미하고 음성(-)시 주눈물샘의 기능이 없는 것을 의미

6. 눈물 배출 기능 검사(Excretory test)

1) 색소소실검사(Fluorescein dye disappearance test, DDT)

(1) 방법 : 2% fluorescein을 한 방울씩 양안에 점안하고 3~5분 후 남아 있는 fluorescein 양과 강도를 정량(검사자에 따른 주관적인 검사, semi-quantitative test)

(2) grade : 0(no dye : 완전 배출 됨) ~ +4(all dye : 배출 전혀 안됨)

(3) 정상 : +1/2 ~ +1

(4) False(-) : large lacrimal sac, mucocele, distal NLDO 시에는 마치 눈물이 내려가는듯

(5) 의의 : 양안 비교가 중요하며 한쪽 눈에만 증상이 있는 경우 특히 유용
→ 색소가 많이 남은 쪽 눈의 상대적 눈물길 배출 장애를 의미하고 lacrimal surgery(STI, DCR, Jone' s tube) 후 F/U에 유용

2) 눈물소관 식염수 세척검사(Lacrimal syringing)와 눈물소관 탐침검사(Intracanalicular probing)

(1) Lacrimal syringing 방법 및 의의

- 생리식염수가 든 주사기에 끝이 뭉뚝한 26 G 주사침 또는 눈물관세척용 주사침을 연결한 후 주사침을 눈물점을 통해 눈물소관을 따라 4 mm 정도 넣은 후 생리식염수를 주입하여 목 뒤로 넘어가는지 여부를

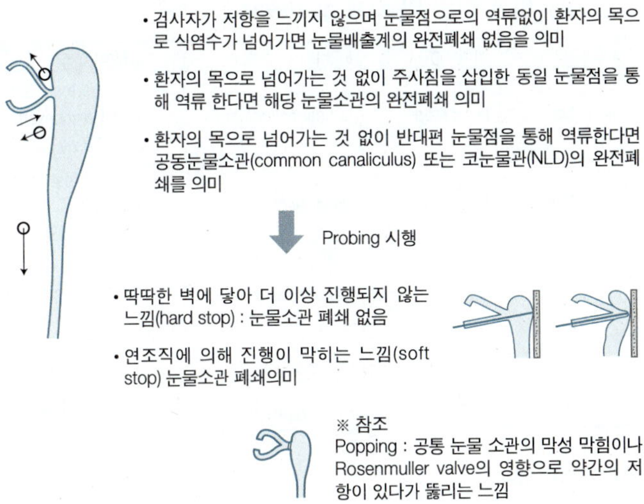

그림 2-2 syringing & probing

확인(이 때 손가락으로 눈꺼풀을 바깥쪽으로 당겨 눈물소관을 일직선으로 펴서 시행)

- 눈물 배출계의 폐쇄 여부 확인 → 정상 눈물 배출시보다 높은 hydrostatic pressure를 가해 검사하므로 partial obstruction(stenosis)의 경우 식염수가 목 뒤로 넘어간다. 하지만 일상 생활 하에서는 검사시와 같은 강한 압력이 작용하지 않으므로 기능적 누도 폐쇄를 염두에 둘 것

(2) Intracanalicular probing방법 및 의의

- 눈꺼풀을 바깥쪽으로 당긴 상태에서 눈물길더듬자(Bowman probe)를 눈물점을 통하여 눈물소관내로 조심스럽게 삽입하여 눈물길더듬자의 끝이 눈물주머니오목뼈에 닿는 느낌 확인
- 눈물소관의 폐쇄 또는 협착 및 폐쇄 위치 확인

4) 결과에 따른 진단 및 치료 guideline

Pass	Regurge	Probing	Interpretation	Next step
Yes	No	Hard stop	Functional epiphora	Jones test, lacrimal scan / lid laxity exam → STI / LTS
Yes	Partial	Hard stop	Patial NLDO	Jones test, lacrimal scan, DCG → STI, DCR
No	Total	Soft stop (punctum에서 7 mm 이내)	Canalicular obstruction	DCG → CDCR(J-tube)
		Soft stop (C. Canaliculi)	CC obstruction	DCG → CDCR(J-tube)
		Hard stop	NLD obstruction	DCG → DCR

5) Jones test

- 현재 잘 사용하지 않고 : Jones I test는 high false negative rate(22%)
- Only to confirm(Jones I) and localize(Jones II) functional epiphora

(1) Primary Jones test (Jones I test)

- 적응증 : functional epiphora 의심시 → complete obstruction 시에는 의미 없는 검사

(2) 해석

Cotton tip	Jones I	Interpretation	Next step
Dye(+)	+	Patent lacrimal drainage system → hypersecretion	Secretory test
Dye(-)	-	Functional epiphora	Jones II indicated

(3) Modification of Jones I test

- Saccharin test : 점안 마취 후 2% saccharin한 방울을 점안하여 환자가 단맛을 느낄 때까지의 시간 측정(반대쪽 눈은 30분 이상 기다린 후 시행)하는데 정상치는 20분 이내(평균 3분 30초)

• Endonasal dye test : Jones I test의 대체 검사로 활용되며 fluorescein dye의 배출을 내시경을 통해 직접 확인

(4) Secondary Jones test (Jones II test)

• 적응증 : primary Jones test상 음성인 경우(functional epiphora)

(5) 해석

Paper	Jones II	Interpretation	Next step
Dye(+)	+	Dye reached sac → Lower drainage system stenosis	lacrimal scan
Dye(-)	-	Dye not reached sac → Upper drainage system stenosis / Pump failure	lacrimal scan /Lid laxity exam

6) 눈물주머니 조영술(Dacryocystography : DCG) (그림 2-3)

(1) 적응증 : syringing상 식염수가 역류된 경우(complete obstruction)

(2) 방법 : 주사기에 조영제를 채우고 lacrimal syringing을 시행하며 Caldwell view와 lateral view를 촬영

(3) 의의 : 눈물주머니의 크기와 위치. 눈물주머니 내 종양. 결석, diverticulum, fistula 등 해부학적 이상과 눈물배출계의 협착 또는 폐쇄의 정확한 부위를 확인하고 30분 지연 조영술은 functional obstruction 진단에 도움

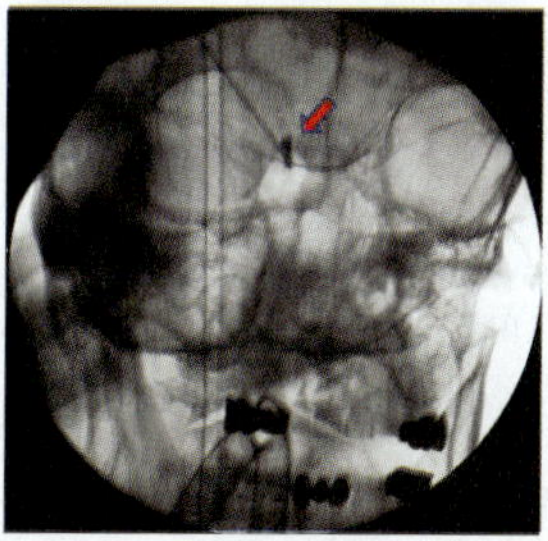

그림 2-3 DCG

그림 2-4 **DSG.** 40분 지나도 sac까지 밖에 이동 못함

7) 눈물길 신티그래피(Dacryoscintigraphy, DSG, lacrimal scan) (그림 2-4)

(1) 적응증 : syringing상 식염수가 목 뒤로 넘어간 경우(partial obstruction obstruction, stenosis, functional obstruction)

(2) 방법 : syringing상 식염수가 목 뒤로 넘어간 경우(pertechnetate)를 결막 점안 후 감마카메라로 연속 촬영하여 동위원소의 눈물배출계로의 이동을 확인

(3) 의의 : 생리적 환경에서의 눈물 배출기능 확인하여 functional obstruction 진단

7. 눈물길 질환

1) congenital dacryocele

(1) NLD obs.+amniotic fluid & mucus trap in sac.

(2) 처음에 염증 없을 때는 topical antibitics와 massage / 반응 없을 시나 감염이 되면 probing시행

2) congenital NLDO

(1) Hasner valve의 막성 차단에 의해 발생하고 태어나면서부터 눈물고임 및 분비물 관찰

(2) 90% 이상이 1년 내에 좋아지므로 massage하면서 경과를 관찰 하다가 11개월 쯤에도 계속 눈물 흘리면 내시경으로 보고 뚫는다.

(3) 6개월 이내에는 probing을 일찍 시작할 필요가 없지만 해야 하는 경우(위쪽으로 시행)

- severe chronic mucoprulent discharge
- 4~6개월 환아에서 전신 마취가 용이하지 않은 경우
- 영아에서 acute dacryocystisis
- 부모가 원하는 경우

→ 그러나 임상적으로는 내시경으로 확인 후 시행하는 것이 더 정확하고 silicone tube를 넣어 놓는 것이 더 맞는 방법. 어른의 힘으로 아이들을 probing할 때 못 뚫는 곳이 없어 제대로 된 probing이라 신임할 수 없으며 false pathway만 형성 됨

3) Dacryocystitis

(1) 눈물주머니의 염증

(2) adult(Pneumococcus m/c)

- acute dacryocystitis : 누낭의 동통성 종창, 발적 및 유루
- chronic dacryocystitis : 누낭의 확대없이 만성염증에 의한 유루, 결막염

(3) infant(H. influenza m/c) : 누낭의 동통성 종창, 발적 및 유루

(4) 방치 시 lacrimal mucocele, orbital cellulitis발생 가능

(5) 치료 : 따듯한 찜질, 항생제 po 및 점안제 사용하면서 증세 호전시킨 후 DCR 시행. syringing이나 probing은 acute phase 시에 시행 금기(애들 때와는 반대임)

4) Canaliculitis and dacryoliths

(1) 분비물과 더불어 칼슘 침착된 지질 성분의 딱딱한 돌이 생성 된다. 흔히 Actinomyces israeli(mc), candida 등에 의한 감염이나 epinephrine성분 함유된 점안제에 의해 발생

(2) probe를 이용해 돌을 촉지 할 수 있으며 중간에 diverticulum이 있는지 검사해 볼 수 있으며 DCG로 확인 할 수 있다.

(3) 치료 : 항생제 점안제를 사용하면서 반복하여 면봉으로 squeezing하여 concretion제거하거나 반응 없으면 canliculotomy하여 massive currettage하며 재발 시에는 다시 massive currettage하고 STI.

5) Dacryoadenitis

(1) 원인은 잘 모르지만 감염성인 경우 성인은 gram positive bacteria(N. gonorrhea mc), 소아는 virus(mumps, measles, influenza)가 주된 원인 균이고 lacrimal ductule을 통해 감염되며 그 외 비감염성 원인은 Sarcoidosis, Graveś disease, Sjögren syndrome, Orbital inflammatory syndrome, Benign lymphoepithelial lesion 등이 있다.

(2) acute dacryoadenitis : 흔히 편측으로 통증 및 발적, 압통을 동반한다.

(3) chronic dacryoadenitis : 양측으로 올수 있으며 수개월간 통증 없이 눈물샘 확장 관찰되고 급성보다 보다 더 흔하게 보임

(4) 급성시 분비물이 있으면 도말 검사 시행한다. blood culture로 전신 감염 배제 한다. 만성의 경우는 주로 비감염성 원인에 대해 타과 의뢰를 하며 Orbit CT상 급성은 조영 증강을 보이나 만성은 조영 증강 소견 보이지 않는다. 암병변과는 bone침범 유무로 감별가능하다. 만성인 경우 병변 호전 없으면 조직 생검 고려한다.

6) punctal agenesis & dysgenesis

(1) 얇은 막성 폐쇄 혹은 complete absence

(2) 치료 : punctum을 찾을 수 있다면 STI, 찾을 수 없다면 CDCR

7) puntal stenosis

(1) punctum이 좁아져 lacrimal flow passage방해

(2) punctoplsty로 해결

8) Congenital lacrimal fistula

(1) 피부쪽 구멍으로 눈물이 한 방울씩 맺힌다.

(2) cutaneous fistulectomy로 치료, plug으로 막을 수도 있다.

Catholic University of Korea 임상진료지침

03 안와 질환

Ophthalmology

1. 안와 질환 검사시 유의점 6가지(6Ps)

1) Pain

통증이 있는 경우가 흔지 않은데 통증이 있을 때는 pseudotumor, orbital cellulitis, orbital hemorrhage, malignant lacrimal gland tumor, metastatic condition을 고려할 것

2) Proptosis

(1) bilateral : 성인은 thyroid ophthalmopathy가 mc, 애들은 metastatic neuroblastoma, leukemia, pseudotumor가 mc.

(2) unilateral : 성인은 thyroid ophthalmopathy가 mc, 애들은 orbital cellulitis가 mc.

(3) 위치에 따라

- axial proptosis : cavernous hemangioma, glioma, meningioma, AV malformation.
- sup. proptosis : maxillary sinus tumor.
- down and med. proptosis : lacrimal gland, tumor, dermoid cyst.
- down and lat. proptosis : frontoethmoid mucocele, abscess, osteoma, sinus ca.

- bilat. proptosis : thyroid, lymphoma/leukemia, neuroblastoma, CCF, cavernous sinus thrombosis.

(4) 울면 심해지는 경우

- orbital lymphangioma(감기 걸리면 커지고 spontaneous bleeding 한다.)
- capillary hemangioma
- orbital varix(spontaneous bleeding 한다.)
- meningoencepharocele
- low flow AV malformation

3) Progression

(1) 수 시간 내에 파격적으로 진행 : 급성 출혈, 경색, fulminant infection.

(2) 수일에서 수주에 걸쳐 진행

: pseudotumor, cellulitis, rhabdomyosarcoma, neuroblastoma, thrombophlebitis.

(3) 수개월 에서 수년

: dermoid, benign mixed tumor, neurogenic tumor, cavernous hemangioma, lymphoma.

4) palpation

(1) sup. nasal region : mucocele, dermoid, lymphoma, neurofibroma

(2) sup. temporal region : dermoid, lacrimal gland lesion(prolapse or tumor), pseudotumor, lymphoma.

(3) increased resistance to retrodisplacement of globe : retrobulbar tumor, Graves' disease.

5) Pulsation

(1) without bruit(CT상 bony defect가 있는 경우)

: neurofibroma, meningoenchepharocele, surgical removal of roof

(2) with bruit(CT상 bony defect가 없는 경우)

: fistula(CCF, AV malformation)

6) Peiorbital change : 한글판 안성형학 표 16-1 참조

2. 안구 돌출과 안구 함몰의 검사

1) 가성안구돌출(pseudoproptosis)

고도 근시(axial high myopia), 소눈(buphthalmos), 눈꺼풀뒤당김(lid retraction), 반대쪽 안구함몰(enophthalmos), EOM weakness or paralysis

2) 안구함몰(enophthalmos)원인

외상(blowout fx.→ mc), sclerosing orbital tumor, sclerosing pseudotumor, sclerosing or cicatrizing orbital disease, idiopathic.

3) Proptosis 및 enophthalmos의 측정(Hertel exophthalmometer)

(1) 환자를 마주본 채 안구돌출계를 양안 외안각에 균등한 힘으로 밀착

(2) 환자의 우안 검사 시 자신의 우안을 감고 환자에게 자신의 감은 우안을 주시하도록 한 채(이 때 우측 엄지손가락으로 환자의 좌안을 가려주면 환자가 보다 쉽게 주시하므로 정확하게 검사 가능)

(3) 좌안으로 안구돌출계 거울에 비친 환자의 우안 각막 정점에 해당하는 눈금을 읽음

(4) 좌안도 마찬가지 방식으로 검사

(5) Base line을 반드시 기재하여 다음 검사 시 동일한 기준에서 측정하여 오차를 줄임

(6) 정상 성인 상한치 : 흑인 23 mm / 백인 21 mm / 한국인 16~18 mm(정상 평균치 10~14 mm)

cf) 양안 차이가 2 mm 이상시 의의

환자의 좌안 검사시 검사자는 좌안을 감고 우안으로 보며 검사(환자는 검사자의 감은 좌안을 보도록 하고 이 때 엄지손가락으로 환자의 우안을

가리면 환자가 주시하는데 용이)

3. 안와 질환

1) 비특이성안와염(Pseudotumor)

(1) 정의

idiopathic non-granulomatous inflammatory disorder
(pleomorphic inflammatory cell infiltration, fibrovascular tissue reaction)

→ 자가면역(T, B cell)이나 바이러스, 유전적 요인, 환경적 요인이 촉발 인자라 여겨짐

(2) exclusion Dx

전신적인 검사를 시행하여 다른 국소적/전신적 원인이 될 만한 병변이 없어야 진단할 수 있음

(3) 특징적 임상증상

- acute onset of orbital pain(not all) : 그 외 swelling, erythema, proptosis.
- restricted eye movement.
- exophthalmos.
- prompt response to systemic steroids helps to confirm.
- confirmed by orbital image.

cf) 드물게 만성적인 후유증에 의한 diplopia와 proptosis로 진단받기도 하는데 이렇게 만성적인 경우에는 steroid는 잘 듣지 않고 RT나 chemo가 치료에 도움이 된다.

(4) 분류

■ 진행에 따른 분류

① 급성(acute localized form) : 수 시간 혹은 하루 내에 발생하는데 심

한 통증, 안구돌출, 염증으로 인한 발적과결막부종, 눈꺼풀부종이 특징적

→ orbital celluitis(안와연조직염)는 수일에 걸쳐 발생하고 감염으로 인한 발열 동반, 안와 CT상 흔히 PNS가 동반되는 특징을 보인다.

② 아급성 : 수주 혹은 수개월에 걸쳐 발생, 염증반응이 급성보다 덜하며, 서서히 진행

③ 만성(chronic diffuse form) : 현저한 통증과 염증반응 없이 서서히 진행하는 안구돌출, 복시, 시력저하 소견

④ 경화성 가성 종양(idiopathic sclerosing variant) : 초기부터 면역학적으로 발생하는 섬유화와 미만성 주변조직을 침윤하며 스테로이드와 방사선 치료에 잘 반응안함

■ Acute localized form의 위치에 따른 분류

① 앞 안와염(Ant. idiopathic inflammation)

: 안와의 앞부분과 안구주위의 눈꺼풀 및 안부속기관의 통증과 압통, 부종과 발적/ 안구돌출, 눈꺼풀처짐, 눈꺼풀 부종과 발적, 시력저하 그 외 심해져서 안구 뒤쪽까지 진행이 되면 포도막염, 공막염, 유두염, 삼출성 망막박리등도 유발 가능함

: 안와 CT상 안와 전반부를 포함하여 안구주위로 침윤 관찰이 관찰되는데 이중 ring sign은 tenonitis에 의해 유발된 공막과의 contrast enhancement의 결과물로서 관찰 되는 것이고 soft tissue의 diffuse swelling이 있다면 초음파 검사상 T-sign이 나타날 수도 있음

② 눈물샘염(Non-infectious nonspecific dacryoadenitis) : 4장에서 일부 언급하였음

: 눈물샘이 위치하는 상외측 안와에 통증, 부종, 발적이 발생하고 눈꺼풀처짐과 S자모양의 눈꺼풀이 관찰되며 심한경우 병변측 안구의 내하측 편위가 발생된다. 눈꺼풀을 뒤집어 눈꺼풀엽(palpebral lobe)이 흔히 커져있음을 발견한다.

: CT상 눈물샘의 크기가 커져 있음

: 다른 곳에서 발생한 경우와는 달리 조직 검사가 용이하므로 빨리 시행하여 다른 질환과 감별하는 것도 생각해 볼 수 있으나 신중히 결정할 것(cf)myositis나 post. 쪽은 금기)

③ 외안근염(idiopathic orbital myositis)

: 근육염증에 의한 운동장애로 복시와 동통성 눈운동 제한이 특징

: 안와 CT에서 외안근의 인대를 포함하여 전반적인 muscle thickening이 관찰 되는데 주로 내직근에 발생하나 외안근염이 모든 경우에서 인대를 포함하는 것은 아니고 약 40~53%에서 인대 포함하여 외안근이 두꺼워 진다.

→ 갑상선은 인대를 포함하지 않고, 주로 하직근부터 시작된다. 실제 사진으로 구분하기는 어렵기에 갑상선과의 구분은 통증을 동반하는지가 중요함

④ 뒤안와염(Post. Orbital inflammation)

: 안와 후반부에 염증 발생하여 안구운동장애와 시력저하, 색각장애, RAPD 소견을 동반한 시신경 병증이 발생(Tolosa Hunt syndrome)한다.

: CT 상 안와첨과 시신경 침윤 관찰

(5) 양상

: 성인은 흔히 한쪽을 involve하는데 양쪽 시에는 Sjögren, Waldenstorm's macroglobulinemia, PAN, Sarcoidosis, Wegener's grnulomatosis 등에 의한 systemic vasculitis나 systemic lymphoprolierative disorder의 가능성을 염두에 두어야 한다.

: 소아는 1/3에서 양안성인데 약 50%에서 headache, fever, vomiting, abdominal pain이 동반되나 성인과 같이 양안성일 때 systemic disorder는 드묾

(6) 진단을 위한 검사

① 급성

- CBC : leukocytosis

  orital cellulitis 때도 이소견 보이나 흔히 15,000/mm³ 이상+fever, PNS/dental/trauma Hx
- ESR, CRP : 염증 시에는 pseudotumor나 cellulitis 둘다 증가함
- 혈액 배양 검사, 분비물 G-stain(for R/O cellulitis)

② 만성

- Serum ACE↑ : sarcoidosis.
- c-ANCA : Wegener's granulomatosis.
- IgE↑, p-ANCA, eosinophilia : Churg-Strauss syndrome.
- TFT : thyroid ophthalmopathy.
- chest : hilar lymphadenopathy up to 9% of sarcoidosis
- ohter : ANA, RF
- orbit CT

(7) 치료순서

- 1st : oral prednisolone 60~100 mg : 2~3일 내에 호전을 보이면 2~3주 정도 고농도를 유지하고 다음 몇 주간에 걸쳐 감량한다. 일반적으로 주당 5~10 mg씩 감량하는데 만일 증상이 재발되면 염증이 조절되던 용량으로 증가하고 주당 2.5 mg씩 서서히 감량한다.
- 2nd : oral steroid에 반응하지 않으면 IV dexamthasone 4 mg/q 4~6 hrs 사용하여 조절 후 oral prednisolone을 60~80 mg/day로 유지하다가 주당 5 mg씩 감량한다.
- 3rd : low dose(1,000 to 2,000 rad) supervoltage radiotherapy는 스테로이드 감량시 재발하거나, 반응이 없는 경우, 스테로이드를 사용하지 못하는 환자에서 사용한다.
- 4th : 난치성인 경우 면역억제제를 사용하는데 이중 alkylating 약제인

cytoxan(cyclophosphamide, 100 mg/day)과 chlorambucil(10 mg/day)은 lymphocytic, anti inflammatory, antifibrotic 작용이 있어 치료에 적합한 약물로 알려져 있다. 저용량의 cyclosporine은 특히 당뇨환자에서 혈당 증가가 없어 유용하게 사용할 수 있으며 그 외 MTX(12.5 mg/wk)나 azathioprin도 스테로이드와 함께 사용 가능하다.

- 5th : Biopsy는 스테로이드에 반응이 없거나 중지 후 재발하는 경우 혹은 다른 안과적 질환과 감별이 필요시 시행하여 다른 질환을 완전히 배제할 목적으로 사용한다.

2) 안와연조직염(Cellulitis)

(1) 안와사이막앞연조직염(preseptal cellulitis) (그림 3-1)

흔히 lid or lacrimal system의 염증으로 발생하며 orbital septum의 앞쪽으로만 염증 및 부종을 유발한다. S. aureus나 S. pyogenes이 흔한 균주이고 동통, 안검 부종, 결막 부종이 나타나나 시력, 동공반응, 안구 움직임이 모두 정상이고 안구 돌출 소견이 없다. Fever와 leukocytosis를 동반할 수 있는데 이때는 반드시 혈액배양 검사를 시행하여 확인해야 한다. 치료는 경구 항생제(amoxicillin or ampicillin or cefazolin 혹시 뭔가에 물려서 발생한 것이라면 clindamycin추가)를 사용 한다. 곤충에 물린 경우에 비슷할 수 있는데 이 경우는 만질 때 아파하지 않는다. Dacryoadenitis와 관련된 경우는 흔히 viral infection(measle, mumps, influenza)과 관련이 있다.

(2) 안와연조직염(Orbital cellulitis)

- orbital septum 뒤쪽까지 염증 발생된 경우로 sub-periosteal or orbital abscess는 주변 파급에 의해 cavernous sinus thrombosis, meningitis, intracranial abscess를 유발할 수 있어 시력 포함하여 생명까지도 위협할 수 있는 질환이다.
- 어린이들은 viral coryza가 ethmoid나 maxillary sinus에 감염되어 생기거나 그 외 감염균으로는 Hemophilus influenzae(aerobes)가 있다.

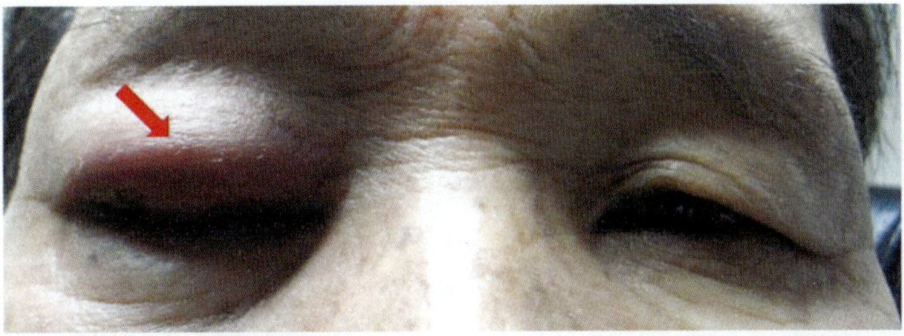

그림 3-1 안와사이막앞연조직염

어른들은 흔히 PNS, nasal polyps, recent trauma or dental extraction의 병력이 있고 anaerobic organism이 동반된 혼합감염이 흔하며, 눈물샘이나 눈물주머니 등으로 부터도 파급되어 오기도 하며 특히 면역억제 환자에서의 bacteremia로 부터 발생되기도 한다.

- 증상은 preseptal cellulitis의 증세 외에 proptosis, reduced extraocular motility, decreased vision, afferent pupillary defect, optic disc edema가 발생하고 전신 증세(fever, generalized myalgia)가 동반된다.
- 내과적 치료

: cephārospoirn, aminoglycoside, metronidazole의 3자 병합요법(전에 blood culture시행할 것). 염증 심할 시 항생제를 투여하며 steroid 사용 가능(적어도 항생제 2일을 미리 들어 가야함)

: 정맥 항생제를 유지하며 시력과 동공반응 검사(6시간 간격으로 2일은 꼭 check)

- 만일 다음과 같은 증세 발생시 외과적 drainage를 고려한다.

: Large Subperiosteal abscess(SPA)

: Suspicion of anaerobic infection(gas within the abscess space or orbit on CT)

: Recurrence of SPA after previous drainage

: Presence of frontal sinusitis(ENT로)

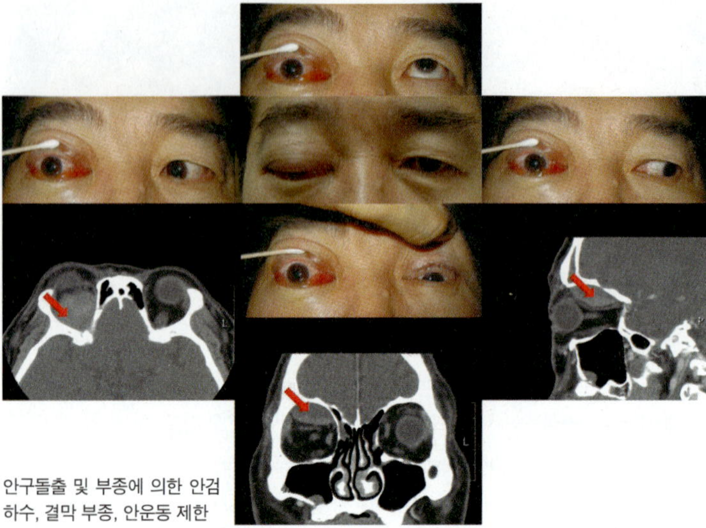

안구돌출 및 부종에 의한 안검 하수, 결막 부종, 안운동 제한

그림 3-2 안와위측 골막하 농양

: Evidence of chronic sinusitis(ENT로)

: Acute optic nerve or retinal compromise

: Infection of dental origin

3) Thyroid ophthalmopathy

(1) Thyroid associated ophthalmopathy = Graves' ophthalmopathy = Thyroid eye disease

(2) autoimmune disease of the retroorbital tissue

: TSH receptor autoantibody(TSHRAb)가 생성되어 외안근의 근막(perimysium)에 존재하는 orbital fibroblast를 자극하면 친수성의 Glycosaminoglycan인 hyaluronic acid가 생성 되어 물을 끌어들여 부종 유발하고 병의 후기에는 collagen이 침착되어 비대를 유발한다. orbital fibroblast는 orbital fat부위에도 존재하여 adipocyte로 분화할 수 있어 안와지방 조직의 비대를 유발한다. 이외에도 orbital fibroblast가 눈꺼풀, 결막, 눈꺼풀 올림근에서 증식 및 섬유화를 일으켜 눈꺼풀 부종, 결막부종, 눈꺼풀 뒤당김의 소견을 유발하게 된다.

(3) 임상양상

- 눈꺼풀 뒤당김(eyelid retraction : mc early sign) : 갑상선 기능항진 상태에서 교감신경 항진에 의해 Müller근의 과도작용, 하직근의 섬유화에 따른 leavator-superior rectus muscle의 과도작용, 염증에 의한 levator contraction 및 septum과의 유착등에 의해 윗눈꺼풀에 발생한다. 아래눈꺼풀은 하직근의 섬유화에 따른 CPF retraction과 교감신경 항진에 의해 발생한다.
- 눈꺼풀에 보이는 다른 sign의 종류

: Dalrymple's sign-상하 scleral show가 관찰

: Von Grafe's sign-down gaze시 lid lag.

: Kocher's sign-staring appearance

: Gifford sign-눈꺼풀을 뒤집기 어려움

: Mobius sign-deficient convergence

: Stellwag's sign-infrequent blinking

- 안구돌출(proptosis)
- 결막충혈 및 부종 : 수평 외안근 부착부위까지의 염증으로 각막윤부와 투명구간이 있음
- 눈꺼풀 부종
- 안구운동장애 및 복시 : 근육 침범의 순서는 보통 IR, MR, SR, LR(IMSL)의 순서이고 근육확대소견을 보일 수 있는 타질환에는 inflammatory myositis, CCF, orbital amyloidosis, OIS with myosis, neoplastic disease 등이 있어 감별을 요한다.
- 안압상승(30%) : episcleral vein pressure 증가 및 안와 주변조직

(muscel, fat)의 증식에 의한 안구 압박에 의해 발생

- 시력장애(compressive optic neuropathy) : 안와첨에서의 근육확대에 의한 압박과 혈류저하에 의해 발생하며 심한 안구돌출, 안압의 변화가 9이상, 제한성 근병증, 눈물샘이 만져질 정도로 염증이 심할 때 발생 가능성 높아진다. 그 외 시력장애의 원인은 토안에 의한 각막노출에 의한다.
- superior limbic keratitis 연관성 50%

(4) 진단검사

- Screening test : total T3, T4 / free T4(갑상샘호르몬 수치 반영)/ TSH(저하된 경우 갑상샘기능항진증이 있음을 보여주는 예민한 표지자) / TSH-receptor antibody

  cf) 하지만 ophthalmopathy와 dysthyroid state는 20%에서 서로 개별적으로 진행할 수 있으므로, 이들 수치가 정상이더라도 임상적으로 ophthalmopathy를 진단할 수 있으며 추가적으로 TRH test를 시행해 볼 수 있음
- CT : 시신경압박병증시 apical crowding, superior ophthalmic vein dilation, anterior optic nerve sheath dilation, lacrimal gland prolapse 소견을 볼수 있음

(5) 진행양상

급성기 : 대부분은 갑상샘기능항진과 비슷하게 안병증이 시작되나 별개로 진행할 수 있음. 보통은 여성에서 안병증이 2.5배 더 잘 발생하는데, 이 시기의 치료로 항진이 조절되면 교감신경 항진과 관련된 눈꺼풀 뒤당김과 눈꺼풀처짐은 회복될 수 있고, 일시적으로 외안근 운동이 호전되나 안구돌출과 EOM 제한은 큰 변화를 유도하기 어렵다.

(6) 치료의 guideline

- 병의 활동기를 판단하기 위한 임상활동점수(clinical activity score, CAS)(표 3-1)

표 3-1 임상 활동도 점수

통증	1. 최근 1달간 눈 주위 혹은 눈 뒤쪽의 압박감
	2. 최근 1닭나 위, 아래, 혹은 양쪽 주시 시의 통증
충혈	3. 눈꺼풀 충혈
	4. 결막 1/4이상의 미만성 충혈
부종	5. 눈꺼풀 부종
	6. 결막 부종
	7. Caruncle 부종
	8. 최근 1~3개월간 2 mm 이상의 안구돌출
기능이상	9. 최근 1~3개월간 5도 이상의 안구운동저하
	10. 1~3개월간 시력표상 한 줄 이상의 시력저하

1992년 Gormans : 각 항목당 1점씩 점수가 3점 이상이면 활동성 염증으로 판단

1989년 Mourits : 각 항목당 1점씩 점수가 4점 이상이면 활동성 염증으로 판단

- 2008 European Group on Grave's Orbitopathy(EUGOGO)

시신경병증, 중등도 이상, 경도의 세군으로 분류하고 Gorman의 CAS를 사용하여 3점 이상을 염증성 활동기로 판단하여 치료의 guideline을 제시함(표 3-2, 그림 3-3).

(7) 치료(IV pulse steroid)

- indication : optic neuropathy, EOM 악화, soft tissue swelling 증가에 의한 합병증시
- 치료 전 screening : liver steatosis & viral marker, other autoantibody (due to autoimmune hepatitis), blood glucose, stool occult blood, BP check.
- IV시 치료 반응률은 77%, PO시 치료 반응률은 51%이고 IV시가 iatrogenic Cushing 발생률이 훨씬 적다. IV를 부작용으로 사용할 수 없을 시엔 local retrobulbar or subconjunctival steroid injection을 고려하면 약 40%정도에서 반응하고 특히 soft tissue swelling에서는 더욱 효과적이라 한다.

표 3-2 갑상샘 눈병증의 중증도 분류(EUGOG)

시신경 병증	시력저하를 유발하는 압박성시신경병증
중증도 이상	시력저하는 동반되지 않으나 일상 생활에 심각한 지장이 있을 정도로 이상 소견이 동반되는 경우 다음 항목 중 하나 이상에 해당되는 경우
	1. 2 mm 이상의 눈꺼풀 뒤당김
	2. 중등도 혹은 심각한 안와 연조직 침범
	3. 인종과 성별을 고려한 정상수치에 비해 3 mm 이상의 안구돌출
	4. 간헐 혹은 지속 복사
경도	일상생활에 심각한 지장이 없는 경우로 다음 항목의 하나 이상
	1. 2 mm 미만의 눈꺼풀 뒤당김
	2. 경도의 안와연조직 침범
	3. 인종과 성별을 고려한 정상수치에 비해 3 mm 미만의 안구돌출
	4. 복시가 없거나 일시적
	5. 인공눈물 점안으로 조절되는 각막 노출

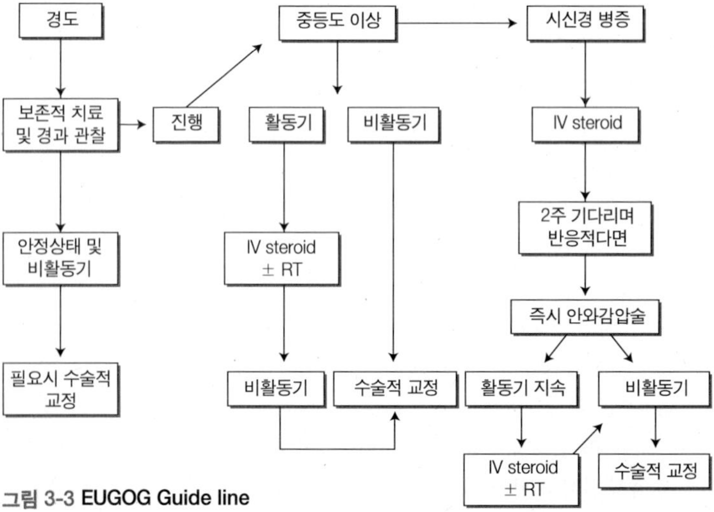

그림 3-3 EUGOG Guide line

- 방법1 : 1회당 methylprednisolone(H-SMV) 250 mg을 100 cc saline mix하여 하루 4번 총 1 g을 3일간 총 3 g 투여하고 5~10 mg/day methylprednisolone(H-LON)을 interpulse period에 유지 용량으로 하여 LFT 확인하여 4주 뒤에 다시 pulse 치료하는 총 methylprednisolone 6 g course
- 방법2 : 방법1의 총 3 g투여 후 7일 뒤 외래에서 methylprednisolone IV 500 mg, 또 7일 뒤 methylprednisolone IV 500 mg, 또 7일 뒤 methylprednisolone IV 250 mg, 또 7일 뒤 methylprednisolone IV 250 mg을 투여하는 총 4.5 g의 course
- 논문에 따르면 4.5 g course가 큰 부작용 없이 더 효과적이었다고 보고됨

(8) 방사선 치료

- 안와내 T cell과 fibroblast를 파괴함으로써 항염증 작용을 시행하고 병변을 shrinkage시키는 효과도 있으며 steroid가 금기이거나 반응이 없는 경우 사용하는데 steroid와 병합치료시 더욱 효과적이다.
- 방법 : myositis와 thyroid ophthalmopathy의 경우 1회당 200 rad, 주당 5회 시행하여 총 10회를 2주에 걸쳐 시행하면 200 rad×10회=2000 rad(20 Gy)

  cf) lymphoproliferative disease의 경우는 1회당 200 rad씩 주당 5회 시행하여 총 25회를 5주에 걸쳐 시행하면 200 rad×25회=5000 rad(50 Gy)

(9) 치료와 관련된 추가 내용

- 금연 꼭 : 흡연은 orbital hypoxia 유발하고 free radical을 형성하여 악화시킴
- Octreotide(somatostatin analogue)가 병증 자체를 호전시키지는 않지만 안구돌출을 감소시킨다는 보고도 있음
- 잘 때 머리를 높게 하여 부종을 감소시키거나 눈부심 방지를 위한 선

글래스, 인공누액 등의 보존적 치료가 도움

- 붓는 것에 이뇨제는 별로 도움이 안되나 간혹 Furosemide 1/2A정도가 일시적으로 도움
- 치료 반응은 muscle swelling이 없을 때 더 좋고 PO steroid를 써야 하는 경우 30~40 mg/d가 효과적이고 반응도 4주 이내에 나타나는 것으로 되어 있고 부작용도 더 적다.
- Radioiodine 치료시에 regulatory T cell의 작용이 떨어짐과 관련되어 TSH receptor autoantibody가 증가하여 안병증을 악화되거나 갑상샘 기능저하 상태에서 thyroxine치료가 지연되면서 높은 TSH가 형성되어 안병증을 악화시킬수 있다. 그래서 methylprednisolone 0.4~0.5 mg/kg/day for 1month로 유지하고 일주일에 10 mg정도씩 2개월에 걸쳐 감량한다.
- 수술적 치료의 순서 : 안와감압술 → 사시수술 → 눈꺼풀 수술 → 안검성형술

4) 안와낭종

(1) 유피종(Dermoid)과 유피표종(epidermoid) : choriostoma(이소종)

- 유피종은 superior temporal zygomaticofrontal suture 근처에 가장 흔하고 조직학적으로 진피구성조직과 모낭, 피지샘, 땀샘 등을 포함하나 유피표종은 표피조직만으로 구성된다.
- 치료는 cyst wall을 포함하여 내용물의 완전 제거이며 골막과 유착되어 있어 잘 터진다. 잔류물이 남는 경우 재발 및 다른 합병증을 유발하게 되는데 만약 낭이 터졌다면 항생제가 섞인 생리식염수로 충분히 세척하여 염증반응이 생기지 않도록 해야 한다.

(2) 피부지방종(dermolipoma)

- 결막아래에 생기는 harmatoma, choriostoma로 노란색 종괴가 관찰되나 대부분 안와 뒤쪽가지 연결되어 있다. 대게 미용적인 문제로 수술

을 하게 되는데 전체의 종괴를 제거할 수는 없고 결막을 보존하여 보이는 부분만 제거하게 되는데 수술 후 반흔이 심하게 남을 수 있고 외직근의 유착으로 안구운동장애가 생길 수 있다.

(3) 점액낭종(mucocele)

- 코곁굴 개구부가 막혀 생산되는 점액에 의해 서서히 커지게 되는데 벽이 얇아지면서 안와를 침범하고 bone erosion을 유발한다.

5) 혈관질환

(1) 해면혈관종(Carvernous hemangioma) : arterial supply없는 venous mal formation

어른에서 가장 흔하고(특히 중년여성) 통증 없이 서서히 진행하는 안구돌출이 특징적. 83%가 intracornal로 발생하고 CT나 MRI상 비교적 경계가 분명한(well marginated Pseudocapsule) 원형 혹은 타원형의 종괴가 관찰됨. CT상 때때로 칼슘 침착소견 보임

(2) 모세혈관종(Capillary hemangioma)

혈관형성 조직의 양성 증식에 의한 true vascular tumor. 여자 어린이에게 흔하고 출생후 첫 수주 내에 나타나 6개월에서 18개월까지 급격히 자라다가 그 후 수년에 걸쳐 퇴행기를 거치는데 소실률은 5세에 50%, 7세에 70%정도 이다. 병변은 표재성으로 나타나거나 혹은 안와격막 뒤에 심부성으로 존재하게 된다. 흔히 extracornal(sup. med)로 존재하고 CT나 MRI상 경계가 불명확한 종괴(poorly marginated lobular and septated pattern)로 관찰된다. 약시의 빈도가 높은데 시축을 가리지 않으면 지켜볼 수 있으나 시축을 가리거나, 심한난시, 시신경압박, 안구돌출이 있는 경우 치료를 시행하는데 흔히 triamcinolone(40 mg/ml)와 betamethasone sodium phosphate acetate(6 mg/ml)혹은 Dexamethasone(4 mg/ml)를 1 : 1의 비율로 섞어 27~30 G 주사바늘로 병변에 서서히 직접 주사하고 주사 후 심한 압박은 피한다. 효과 없을 시에 6~8주후에 다시 시행 하며 치료의

결과는 80~88% 호전. 합병증으로 피부탈색, 눈꺼풀 괴사, 지방 위축, 동맥내 유입에 의한 중심망막폐쇄를 유발 가능하다.

(3) 동정맥지름길(AV shunt) : congenital AV malformation vs carotid cavernous fistula

목동맥해면굴샛길(CCF)의 원인은 trauma, 수술, 혹은 자발적으로 발생할 수 있고, direct(ICA가 cavernous sinus로 파열되어 생성되며 high flow, pulsatile exophthalmos, bruit)와 indirect(meningeal artery 파열로 발생하며 low flow, 30%에서 스스로 없어짐)로 나뉘며 direct CCF의 경우 venous stasis retinopathy가 올 수 있어 실명위험이 높아지므로 반드시 치료해야한다. 신경외과에서 색전술 시행. 정맥의 저류로 인해 안압이 상승하고 결막에 울혈소견(corkskrew) 등이 보이고 심하면 superior ophthalmic vein이나 cavernous sinus thrombosis가 생길 수 있다.

(4) 안와정맥류(orbital varix) : congenital venous malformation

orbital vein이 비정상적으로 확장되어 발생하며 Valsalva maneuver에 의해 악화 되어 방사선과 검사 시에 Valsalva해달라고 멘트 달면 진단에 도움 spontaneous bleeding(mc)하며 thrombosis와 출혈로 인해 MRI상 T1W에서 저음영, T2W에서 고음영소견 보인다. 시력상실은 드물다고 보고되어 있고 같은쪽 얼굴, 눈꺼풀, 코나 입안에 병변이 관찰될 수 있다.

(5) 림프관종(lymphangioma) : venolymphatic malformation

아이들이나 젊은 성인에서 주로 발생하고 감기에 의해 악화되며 spontaneous bleeding에 의한 종괴내 출혈(Chocolate cyst)로 갑자기 안구돌출이 발생한다.

조직학적으로도 capsule없이 얇은 endothelial cell에 의해 lining되어 무척 약하다.

영상검사상 경계가 불명확한 종괴가 관찰된다. 종양의 광범위한 침범으로 수술시 완저제거는 어렵고 여러번의 수술이 필요하다. 최근 OK-432

와 같은 경화제제의 병변주입이나 국소 방사선 요법이 시도 되고 있다.

6) 눈물샘다형샘종(pleomorphic adenoma, benign mixed tumor of lacrimal gland)

안와 상이측에 발생하는 대부분의 신생물은 대부분 눈물샘 기원이며 상피성 50%, 비상피성 50%의 비율로 발생하는데 상피성의 반은 양성이고 반은 악성이다. 이중 전체 눈물샘종야의 25%, 상피성 종양의 50%를 차지하는 것이 눈물샘다형샘종인데 40대에 가장 많고 남자에서 더 많이 발생한다. 통증 없이 서서히 발생되는 종괴에 의해 안구의 내하측 편위와 안구돌출이 발생하게 된다. CT상 경계가 분명한 종괴가 눈물샘 오목부위에서 관찰되고 국소 압박에 의한 골미란을 관찰할 수 있다. 치료는 pseudocapsule의 손상 없이 완전 절제 해야 하며 완전절제가 이루어지지 않으면 약 30%에서 재발하고 30년에 걸쳐 20%에서 악성으로 변화 될 수 있다.

7) 시신경종양

(1) 시신경교종(optic nerve glioma)

소앙에서 가장 흔한 시신경 종양으로 대부분이 10세 이전에 발생하고 서서히 진행하는 시력장애 및 시야장애가 나타난다. 시신경 부위에 발생된 경우에는 안구 돌출이 있지만 시신경교차에서 발생하는 경우 안구 돌출은 나타나지 않는다. CT상 시신경의 fusiform swelling이 뇌와 비슷한 음영의 종괴로 나타난다. 시신경에만 국한되고 시력이 좋으면 관찰하나 심한 안구돌출이나 시력저하 종괴의 시신경교차로의 파급이 예상되면 수술적 치료를 고려한다. 만일 시신경 교차나 뇌하수체 제 3뇌실까지 침범된 경우라면 방사선 치료를 해야 한다.

신경외과 협진진료가 필요하다.

(2) 시신경수막종(optic nerve meningioma)

성인에서 가장 흔한 원발성 시신경집종양으로 중년 여성에서 호발한다. 시신경집(meningeal sheath)에서 발생하므로 종괴에의한 시신경 압박으로 시력이 저하된다. CT에서 tram track sign 혹은 railroad tracking sign이 특징적으로 나타나다. 시력상실이 없는 한 경과 관찰한다. 시력이 감소되는 경우 감마나이프를 이용한 보존적 치료를 시행한다. 수술시 시력 보존이 어렵기 때문에 시신경관 침범, 뇌침범 소견이 있으면 제거 해야 한다.

또한 신경외과 협진진료가 필요하다.

[안와 질환 및 진단 영역에서의 CT 및 MRI]

1. Orbit CT : 안과 자체 매뉴얼 부분 참조

2. Orbit MRI

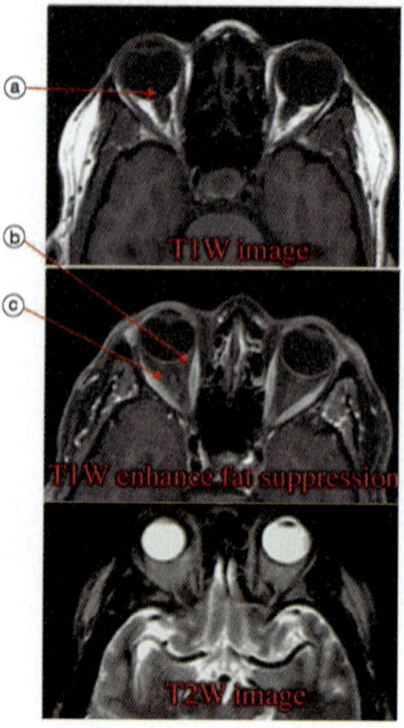

T1
- ⓐ 안구(black)/지방(white)
- anatomy 감별에 유용
- TR값이 500 이하
- ⓑ T1 시 근육은 검게 나오는데 아주 하얗게 나오는 것은 조영제 넣고 찍은 것
- ⓒ 하얀 fat 때문에 병변과 잘 감별이 되지 않아 T1에서 fat suppression image를 찍는다.

T2
- 안구(white), CSF도 하얗다.
- 병변의 위치 및 범위 파악에 유용
- TR값이 2000이상

그림 3-4 **MRI 개요**

Catholic University of Korea 임상진료지침

04 안와 외상

Ophthalmology

1. 안와 골절

1) 골절의 분류

linear(선상), trapdoor(들창문형), hinged(경첩형), comminuted(분쇄형), combination(복합형)

2) 임상증상

(1) 안구운동제한

부종, 출혈, 외안근 신경마비, 골절편과 함께한 안근육 편위에 의하거나 골절틈에 근육이나 근막이 끼이면 발생하며 복시 유무를 확인하며 신경 마비인지 아니면 기계적인 원인인지에 대해서는 강제 견인 검사로 감별한다.

(2) 안구함몰

골절로 인한 안와 용적 증가, 이탈 안와 조직의 유착 및 위축 등에 의해 발생다. 안와기종 : 코를 막고 푼 경우 공기가 거꾸로 안와로 유입

(3) 안구심반사(oculocardiac reflex)

심한 부종이나 안근육이 골절 틈에 들창문형으로 끼인 경우 10번 미주신경이 자극되어 nausea, vomiting, bradycardia, syncope발생

(4) 감각저하

안와 하벽으로 눈아래쪽의 감각을 담당하는 inferior orbital nerve의 손상으로 대부분은 회복되나 시간(길면 6~12개월)을 필요로 한다고 설명. 심하면 윗입술이나 치아까지도 나타날 수 있음

3) 수술적 치료

(1) 수술의 적응증

- 복시가 있고 강제견인검사상 양성 : CT상 근육이 끼어있지 않은 경우의 복시가 있고 골절 범위가 50%미만으로 존재하면 부종과 출혈이 없어지면 복시가 호전 될 수 있어 7일정도 기다려보고 수술을 결정한다.
- 초기 2 mm 이상 안구 함몰 : 보통은 붓기 때문에 이렇게 심한 경우는 흔하지 않다.
- 안구의 하방 편위가 뚜렷한 경우
- 골절범위가 50%이상으로 추후 안구함몰을 일으킬 수 있을 때
- 주변 안와뼈나 얼굴뼈 골절이 동반된 경우

(2) 수술의 시기

보통은 어느 정도 붓기가 빠지는 7일 정도에 맞추어 수술하는데 10~14일 이전에 해주는 것이 유착이 적어 수술하기 쉬움. 단, 들창문형의 경우는 안근의 허혈 및 괴사를 막기 위해 가능한 빨리 수술해야 한다.

2. 눈꺼풀 외상 및 눈물소관 외상(그림 4-1, 2)

3. 외상성 시신경 병증(Traumatic optic neuropathy)

1) 주로 optic canal 골절에 의한 골절편이 직접 시신경을 누르는 경우로 신경외과에서 감압술을 시행하고 안과적인 경우는 간접적인 경우로 주로 안와첨의 부종에 의한 허혈에 의해 발생한다. 따라서 CT상 optic canal의 골절 여부가 수술적 혹은 보존적인 치료를 해야 할지

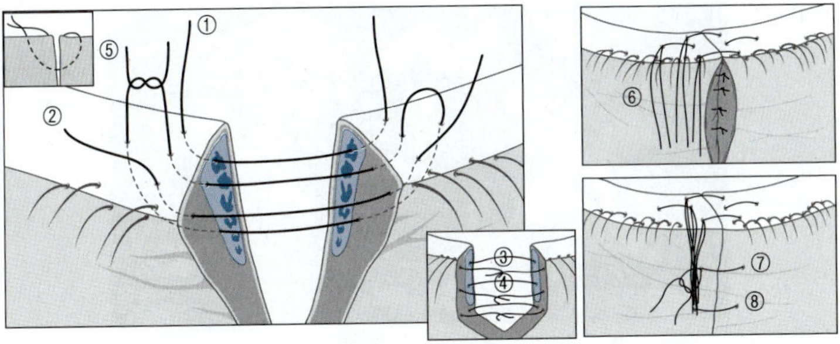

그림 4-1 전층 위눈꺼풀 열상 복원 방법. 6-0 Black silk를 이용해 눈꺼풀의 앞뒤경계를 맞추되 tie하지 않고 내버려 둔다(①, ②). 이후 6-0vicryl을 이용해 손상받은 검판 전층을 좌우로 맞춰 준다(③, ④).
눈꺼풀 경계를 먼저 맞추면 검판을 제대로 봉합할 수 없기 때문이다. 검판 봉합이 끝나면 미리 준비해 두었던 실을 봉합하고 vertical matress suture를 이용해 검판의 중앙 부위를 봉합(⑤)하면 ⑥과 같은 모양이 되며 실을 길게 cut한다. 그리고 안검 경계에 가까운 피부를 봉합할 때 길게 느려 뜨려 놓았던 ⑥번 실들을 ⑦번 실에 걸쳐 같이 봉합하여 각막 자극을 방지하고 이후 나머지 피부 봉합을 실시한다(⑧).

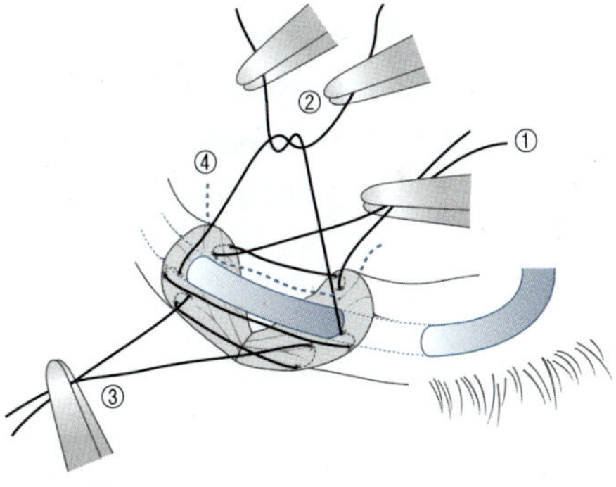

그림 4-2 눈물소관 열상 복원 방법. 절단된 눈물 소관을 찾을 때 전신마취로 준비한다. 국소마취를 하면 주변 조직이 부풀어 올라 절단된 눈물 소관을 찾기 어렵기 때문이다. 하지만, 마취크림 바르고 epinepgrine gauze packing하면 물고기 입모양의 구조물을 찾을 수 있다.
원래는 그림의 위치를 뒤, 위, 앞쪽을 봉합해야 하는데 쉽지가 않다. 그래서 black silk나 vicryl 7-0을 이용해 각각의 위치에 ④처럼 전층을 봉합하여 3 suture를 눈 밖으로 늘어뜨려 눈꺼풀에서처럼 봉합하듯 시행한다.

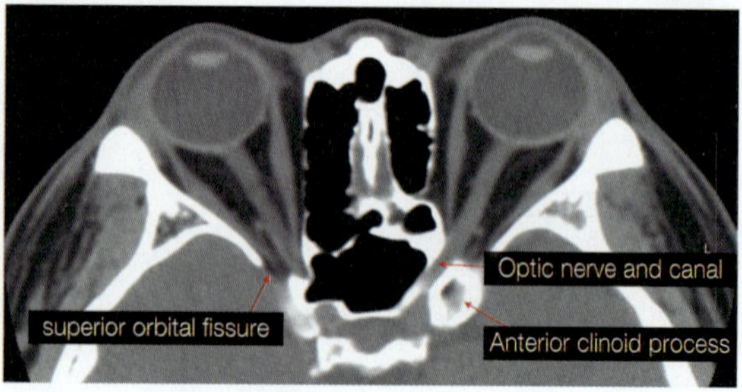

그림 4-1 Axial CT

에 대해 결정적 역할을 하므로 유심히 CT를 보아야 겠다.

2) CT상 optic canal evaluation(그림 4-3)

3) 치료 : 구후출혈, 시신경관 압박골절, 골막밑출혈, 시신경집 출혈 소견이 없을 때 사용

→ Megadose IV pulse

30 mg/kg로 H-SMV(methylprednisolone)를 NS 100 cc에 섞어 15분에 걸쳐 loading하고 NS 1 liter로 45분에 걸쳐 hydration한 뒤 나머지 23시간 동안 5.4 mg/kg/hr를 NS 1 liter에 섞어 유지 용량 주고, 이후로 1g/day로 3일 IV pulse 사용(controversial). cf) 소아의 경우는 15~30 mg/kg로 IV pulse 3일간 시행함

Catholic University of Korea 임상진료지침

05 안과에서 사용 되는 PO 및 IV 제제

Ophthalmology

1. 스테로이드의 종류

2. 흔히 사용 되는 스테로이드(표 5-1)

3. 스테로이드의 실제적 사용 방법(내과적 방법)

1) 성인에서 Steroid는 1 mg/kg로 준다

IV steroid(H-SMV, H-SCV(더 속성)) 한번 줄 때 NS 100 cc에 섞어서 준다.

→ 3일간 유지 후 절반씩 끊어 나간다(ex, 60 mg - 30 mg - 15 mg)

→ 15 mg 다 들어 가면 PO change하는데 IV steroid대 PO steroid의 역가는 대략 3 : 1로 계산하여 전환 한다. 예를 들어 IV steroid 30 mg에서 PO change시 90 mg을 주어야 하나 H-LON을 90 mg 먹으려면 환자가 먹을 수가 없다. 따라서 이럴 때는 60 mg으로 시작한다.

→ 증세에 따라 2~3일 간격으로 줄여나가는데 5~10 mg에 도달하면 요 용량을 유지 용량으로 사용한다.

Cf) 재발시 solucotab을 bolus로 주고 PO 양을 올린다.

2) 스테로이드의 사용시 고려 사항

(1) 지나친 칼로리 섭취를 하지 않도록 교육

(2) 같은 용량이라도 여러번에 나누어 사용하면 항염증 작용이 크고 효

표 5-1 흔히 사용 되는 스테로이드

구분	성분	항염증작용	나트륨축적	반감기(hr)	역가량(mg)
단시간형	Hydrocortisone sod. Succinate	0.8	0.8	8~12	25
	Ex) solucotap inj : H-SCV(100 mg/V), H-SC25(250 mg/V) → 소아 : 나이 체중 보다는 증상에 따라 용량을 선택하며25 mg/d이상 줄것				
중시간형	Predinosolone	4	0.8	12~36	5
	Ex) Solondo tab : H-LON(5 mg/T) → 소아 : 0.1~2 mg/kg #4/d				
중시간형	Methyl-predinosolone sod. Succinate	5	0.5	12~36	4
	Ex) Solumedrol inj : H-SMV(125 mg/V), H-SM5V(500 mg/V) → 소아 : 나이 체중보다는 증상에 따라 용량을 선택하며0.5 mg/kg/d이상으로 줄 것				
중시간형	Triamcinolone	5	0	12~36	4
	Ex) Ledercort tab : H-TRI(4 mg/T) → 6~12세 소아의 경우 초회량 40 mg Tri. Inj : H-TRIV(50 mg/5 cc/V), H-TRI4(40 mg/1 cc/V) → 국소, 피내주사 0.2~1 mg /1회로 주 1회 투여하나 단 조직의 위축이 올 수 있음				
장시간형	Betamethasone so. Phosphate	25	0	36~72	0.75
	Ex) Tamesone inj : H-BETA(4 mg/cc/A) → 구결막하 0.4~2 mg/1회				
장시간형	Dexamethasone disod.Phosphate	25	0	36~72	0.75
	Ex) Dexamethasone inj : H-DXA(5 mg/cc/A) → 구결막하 0.4~2.5 mg/1회, 구후 주사 1~5 mg/1회				

과 빠르나 부작용 도증가하는데 응급 상황이 아닌 경우에는 스테로이드를 매일 아침에 한번 주는 것이 부작용 감소에 도움이 되고 스테로이드를 하루에 2번(아침 : 저녁 = 3 : 1)으로 나누어 투여하면 항염증 작용이 강하고 빠르게 나타난다.

(3) 이틀에 한 번씩 스테로이드를 투여하는 격일요법은 급성염증이 가라앉은 치료 후기에 주로 사용하는데 환자가 당뇨병을 가지고 있다면 격일요법을 시행하는 것이 혈당 조절에 도움이 되며, 고혈압 환자에서는 염류 코르티코이드 성질이 적은 스테로이드를 고르는 것이 도움이 된다.

(4) 고용량의 스테로이드 치료나 pulse therapy는 골괴사가 있거나 최근 수술을 받아 상처가 아무는 단계에 있는 환자에서는 상대적인 금기사항이 된다.

3) Pulse therapy

methylprednidolone 1 g을 30~45분에 걸쳐 주사하는 방법으로 대개 1~3일 동안 투여하는데 림프구에 막대한 영향을 끼쳐 질병의 활동도에 오래 동안 영향을 줄 수 있다. 따라서 이런 치료를 하면 적은 용량의 스테로이드를 사용하여 유지치료 해야 한다.

4) Mini-pulse therapy

프레드니손 100~200 mg을 경구로 치료. 초기 질병이 악화되었을 때 몇 일간만 사용한다.

5) Megadose IV pulse for traumatic optic neuropathy

30 mg/kg로 H-SMV를 15분간 loading하고 6~8시간 내에 1 g/day로 3일 IV pulse 사용(controversial) → 어린이들의 경우는 15~30 mg/kg로 IV pulse 3 일간 시행한다.

4. 스테로이드의 감량 고려 사항

1) 스테로이드를 단기간만 사용하였고 원인질환이 오래 지속되는 것이 아니라면, 구태여 서서히 감량을 할 필요가 없다.

→ prednisolone으로 계산하여 하루에 40 mg까지는, 수 일(2~3일)내지 수 주(1주)마다 10 mg씩 감량할 수 있다. 그러나 20 mg 이하에서는

빨리 줄이다가는 병이 악화되는 수가 많기 때문에 일부 만성질환에서는 하루에 20 mg 이하로 내려간 경우에는 수 주 2.5 mg 내지 5.0 mg씩 감량하는 것이 바람직하다.

2) 스테로이드 용량이 10 mg 이하로 내려간 경우에는 더욱 기간을 늘려 환자의 부신 기능이 돌아오기를 기다려야 한다. 그리고 감량하는 기간도 그 전에 스테로이드를 사용한 기간에 비례하여 늘어나야 한다.

3) 스테로이드를 오래 사용하였던 환자에서는 스테로이드 용량을 줄이면 스테로이드 금단증상(근육통, 피로감, 불쾌감, 식욕감퇴, 오심, 체중감소 등)이 부신기능과 관련없이 올 수 있다.

4) 스테로이드의 중단 방법

스테로이드를 2주 이상 사용 후 환자의 증세가 호전되어 스테로이드를 중단할 수 있다고 판단되는 경우에는, 용량을 보충용량(prednisolone의 경우에는 5 mg, hydrocortisone인 경우에는 20 mg)까지 줄여 2주 동안 사용한다.

5. 스테로이드와 같이 쓰는 약

1) Proton pump inhibitor

Ex) Omeprazole(OMP : 20 mg/C, 1C/d) → 아침 식전에 한번,
내시경적 위궤양 없으면 환자에게 설명하고 비급여 처방한다.

2) H2 receptor antagonist(선택적 H2 receptor)

Ex) Ranitidine(RNTD : 150 mg/T bid → 위궤양 없으면 환자에게 설명하고 비급여 처방한다.

RNTD : 75 mg/T bid → 2T까지는 위궤양 없이도 급여 처방 가능하다.

3) 점막 보호제

Ex) Stillen(EUPAT : 60 mg/C tid → PG생성을 촉진하여 점액분비 촉진 및 혈류량증가)

Selbex(TRN : 50 mg/C tid → 위점막 재생방어하는 당단백질과 인지질 합성촉진)

4) Antacid

Ex) Almagel(A MG : 500 mg/T 2 T qid → almagate로 식후 2시간과 취침 전에 씹어서 복용한다.

A MGP : 1g/T → 필요시 식후 2시간에 복용)

Amphogel(APG : aluminium hydroxide 300 mg/T → 1~2 T tid)

5) Agent for gastic emptying and antiemetics

Ex) Motilium M(DOMP : domperidone maleate 10 mg/T → 1~2 T tid)

Ganaton(ITP : itopride HCL 50 mg/T → 1T tid

Levopride(LVSP : levosulpiride 25 mg/T, D2 re. 차단으로 sedative 효과 → 1 T tid)

6) Antidiarrheal agent

Ex) medilac-DS(MEDDSC : bacillus subtilis/3C#3, 복부팽만, 변비, 묽은 변 등의 증상 개선)

6. Lab 확인

Steoroid주고 3일째 첫 F/U하고 tapering schedule에 맞춰 F/U

1) LFT profile

(1) AST/ALT(간에서 대사 되니까 : 둘다 증가시 간질환 의심, ALT가 간에 더 특이적임)

(2) total bilirubin, direct bilirubin(특히 증가시 간담도계 질환 의심)

(3) gamma GTP(알코올과 관련된 인자)

(4) Alkaline phosphatase(증가시 골질환 및 간질환의심)

(5) albumin(간질환 유무 확인)

(6) total protein(간질환 유무 확인)

2) BUN/Cr(신장으로 배설 되니까 : 정상 Cr은 2 이하 / BUN은 23 이하)

3) CBC(for leukocytosis)-감염과는 ESR, CRP로 감별

7. 수액제제

1) Hartmann's solution : NaCl0.6 g, KCl0.03 g, CaCl2 0.02 g, Sod.lactate 0.31 g/ 100 cc
2) 5%DW, 10%DW : 각각 5%, 10%의 Dextrose 용액. 당뇨환자는 RI 4unit mix해서 준다.
3) 5%DS : Dextrose 5%, NaCl 0.9%가 포함
4) Ringer's Lactated Solution : Hartmann에다 lactate 성분이 더 포함
5) Normal Saline : 0.9% NaCl을 함유한다.
6) Mannitol : Mannitol 성분이 여러가지의 농도(15%, 20%, 25%...), 삼투압성 이뇨 목적

Ex) 25 M 10(25% 100 cc)- mannitol 25 g 함유
25 M 2.5(25% 250 cc)- mannitol 62.5 g 함유
25 M 5(25% 500 cc)- mannitol 125 g 함유
15 M 2.5(15% 250 cc)- mannitol 37.5 g 함유
→ 1~2 g/kg로 사용하며 1시간 뒤 최대 효과, 4시간 뒤 다시 줄 수 있다.
줄 때 NS 100c와 같이 주어야 전해질 이상이 발생 되지 않는다.
금기 : 심한 울혈성 심부전(pulmonary edema)/주의 : 저혈압, 60세 이상, 부정맥

Cf) ATZ(acetazolamide 250 mg/T)

- carbonic anhydrase inhibitor로 방수 생성 억제. 신질환자에서 Metabolic acidosis 유발하므로 ABGA F/U해야 중간에 bicarbonate보

충 유무를 결정할 수 있음

- 녹내장 환자에서 250 mg~1000 mg을 분할 투여
- HCO3부족으로 Na, K, H2O배설 촉진(∴KCL 추가할 것)
- 부작용 10%이상 : 권태, 설사, N/V, 사지 저림 및 마비 cf) 10% 미만으로 우울, 신결석
- 금기 : 저나트륨 및 저칼륨 혈증, 부신기능부전, 무뇨, 중증간 및 신장질환자, 설폰아마이드계 과민 환자, 임산부
- 신중투여 : 간질환 신질환, steroid 투여 환자, 통풍, 고령자
- 이약에 의한 부작용시 MTZ(methazolamide 50 mg/T)으로 전환해야 보험인정 : 1~2T tid

4. 각막

Ophthalmology

01. 세극등 검사법
02. 알러지결막염
03. 건성안(안구건조증)
04. 세균 및 진균배양법
05. 세균각막염
06. 진균각막염
07. 단순 포진 각막염
08. 안부대상포진
09. 바이러스 각결막염
10. 주변부 각막 궤양
11. 반복각막진무름
12. 띠모양각막병증
13. 각막이식 후 내피거부반응
14. 라식 후 상피내생
15. 라식 후 감염성 각막염
16. 라식 후 미만성 층판각막염

Catholic University of Korea 임상진료지침

01 Ophthalmology

세극등 검사법

먼저 전안부 검사를 실시한다. 가장 작은 배율에서 시작하여 광폭을 넓게 하여 전반적인 이상을 먼저 관찰한다. 이 후 배율을 크게 하여 세밀하게 관찰한다. 초점을 이동하여 먼저 결막과 각막부터 관찰한 후 차차 초점을 눈 뒤쪽으로 이동시켜 전방, 홍채, 수정체를 지나 유리체의 앞부분까지 관찰할 수가 있고, 이후 렌즈를 이용하여 망막 및 후유리체를 검사한다.

전안부를 효과적으로 관찰하기 위해 기본적인 조명방법을 적절히 익혀 사용해야 한다.

1) Diffuse illumination(그림 1-1-A)

광폭을 크게 하여 넓은 범위를 한꺼번에 비추어 안구 표면의 전반적인 상태를 관찰한다.

slit lamp 15°

beam height and width : full

focus : center of the cornea

2) Direct focal illumination(그림 1-1-B)

관찰하고자 하는 부분에 세극등과 현미경의 초점을 한꺼번에 맞춰 관찰하는 방법이다.

slit lamp 30~45°

slit height : full

slit width : narrow

3) Retroillumination, Transillumination(그림 1-1-C)

넓은 세극광을 검사하려는 부위보다 뒤쪽에 비추고 거기에서 반사되어 나온 빛으로 앞쪽의 조직을 관찰하는 간접 조명법이다.

slit lamp 15~30°

slit height : reduced to eliminate background scatter

slit width : narrow to medium

4) Sclerotic scatter(그림 1-1-D)

세극광의 폭을 좁게 하여 이측에서 각막윤부의 공막을 비추고 현미경으로는 각막중심부를 관찰하면 빛이 각막 조직 내에서 내반사(total internal reflection)되어 반대쪽 윤부를 통과해 빠져나가게 되는데 미미한 각막 혼탁이나 부종이 있을 경우 내반사가 방해받아 쉽게 관찰된다.

slit lamp 15°

slit beam : decentered

slit height : full

slit width : medium broad

5) Specular reflection(그림 1-1-E)

세극광폭을 어느 정도 크게 하여 측방에서 각막에 조사시키고 instrument arm을 움직여 입사각을 조절하여 후면에서 반사되어 나온 반사각과 현미경축이 일치하면 각막내피의 모자이크 형태, 데스메막의 주름 등을 관찰할 수 있다. 현미경의 접안경 중 한쪽으로만 관찰이 가능하다.

microscope and slit beam 45~60°

beam width : narrow

beam height : full

focus on posterior corneal surface

very fine adjustment to visualize mosaic of endothelial cells

6) Indirect illumination(그림 1-1-F)

세극광폭을 좁게 하고 병변의 바로 근접한 부분에 조사하여 병변 자체의 윤곽을 보다 부각시켜 관찰하는 방법을 말하며, 병변의 반투명한 혼탁 부위에 의해 혼탁 주변부 각막의 미세한 변화인 혈관의 유무 등을 자세히 관찰하는 데 유용하다.

slit lamp 15°

slit beam : decentered

beam width : narrow to moderate

beam height : full

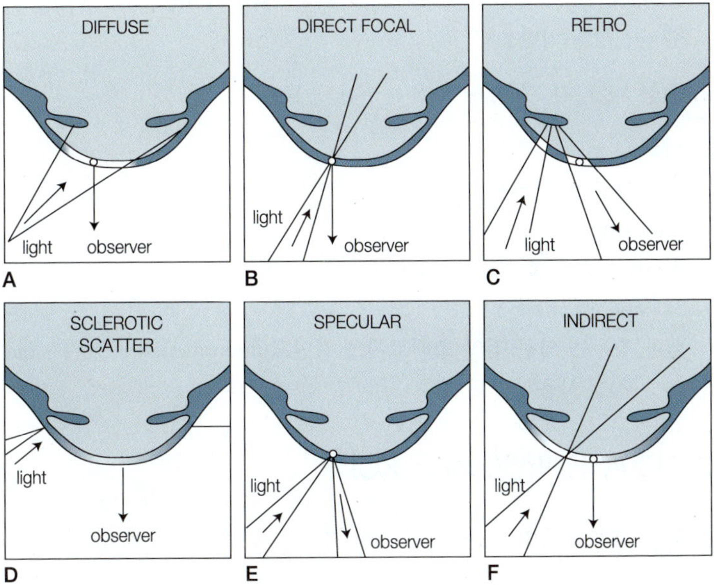

그림 1-1 Basic methods of illumination

Catholic University of Korea 임상진료지침

02 알러지결막염

Ophthalmology

1. 계절성 알러지결막염(Seasonal allergic conjunctivitis)

1) 원인 : 공기중의 꽃가루, 먼지, 동물의 비듬 등의 항원이 IgE 및 비만세포(mast cell)에 결합하여 histamine, ECF, EMBP, PAF, PGD2 유리에 의한 즉시형 면역반응

2) 증상 : 소양감, 충혈, 작열감, 눈부심, 눈물흘림

3) 치료

원인 항원 제거한다.

coll compress

Olopatadine 0.1%(Pantanol) bid

oral antihistamine

심한 경우는 약한 점안 스테로이드 점안제(fluorometholone 0.1% qid for 1~2 주)를 사용하기도 한다.

2. 아토피각결막염(atopic KC)

1) 원인 : I형 즉시형 과민반응과 IV형 지연성 세포면역반응이 관련

2) 증상 및 소견

소양증, 작열감, 눈물흘림, 안지(eyewax), 눈부심 증상, 시력저하가 발생할 수 있다.

결막의 충혈과 부종이 발생하며, 특히 눈꺼풀판결막의 유두부종이 아래 눈꺼풀판에서 많이 보이며, 결막 수축으로 인한 반흔성 변화와 검구유착이 발생하기도 한다. 각막 윤부의 Tranta's dot 소견이 보인다. 눈꺼풀테 두꺼워진다.

3) 합병증

각막에 표층각막염, 혈관증식, 지속적인 상피결손, 상피미세낭종, 반흔화, 각막궤양이 발생하기도 한다. 헤르페스각막염이나 원추각막이 정상안보다 많이 발생하기도 하며, 스테로이드 사용으로 인한 백내장이 발생하기도 한다. 백내장 수술 후 망막박리 위험이 높아 예방을 위해 YAG 레이저를 이용한 후낭절개술을 시행하기도 한다.

4) 치료

원인물질 피하고 냉찜질

Olopatadine 0.1%(Pantanol) bid

증상이 심할 경우 1% prednisolone(pred-forte)를 하루에 4~6회 투여한다.

각막염이 동반된 경우 항생제 연고(erythromycin oint qid) 사용한다.

치료에 반응하지 않는 경우 0.05% cyclosporine bid(Restasis)를 사용한다.

3. 봄철각결막염(vernal KC)

4~8월에 호발하며, 10세 이전 발병하여, 사춘기에 대부분 소실된다.

대부분 아토피나 천식, 습진 등의 알러지병이 동반된다.

1) 증상 및 소견

심한 소양감, 이물감, 끈적끈적한 점액성 분비물, 눈부심, 결막충혈

1 mm 이상의 편평한 거대유두가 위 눈꺼풀판결막에 나타난다(그림 2-1).

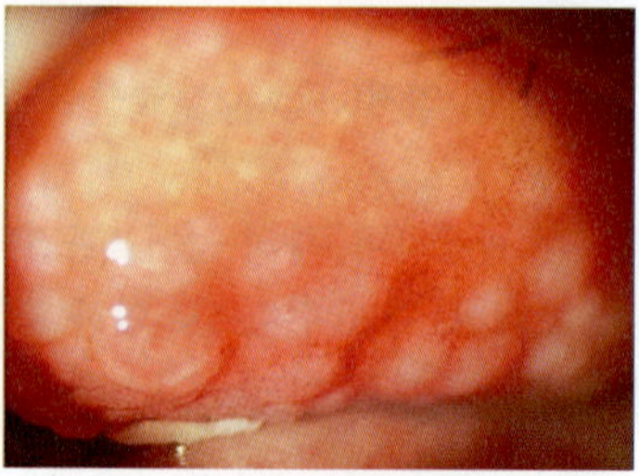

그림 2-1 봄철각결막염의 거대유두 소견

상측윤부에 상피세포와 호산구의 집합체인 Tranta's dot(or Horner's dot)가 나타난다. 상측 각막의 혈관화를 초래한다.

시축 상반부에 각막상피결손 Shield ulcer가 발생하기도 한다.

2) 치료

- 냉찜질
- Olopatadine 0.1%(Pantanol) bid
- 증상이 심할 경우 1% prednisolone(pred-forte)를 하루에 4~6회 투여한다.
- Shield ulcer 가 동반된 경우 항생제 연고(erythromycin oint qid)와 스테로이드 안약을 병용한다.
- 치료에 반응하지 않는 경우 0.05% cyclosporine bid(Restasis)를 사용한다.
- 눈꺼풀판의 거대유두 : 각막자극시 냉동제거나 수술제거 → 결막반흔이나 수축 등 후유증 많다.
- 예방적으로 봄철과 초여름에 비만세포안정제를 4회 점안한다.

4. 거대유두결막염(giant papillary conjunctivitis[GPC])

1) 원인 : 렌즈나 의안, 봉합사 등에 의한 기계적 자극에 의한 염증반응

2) 증상 및 소견

점액질의 분비물 증가, 렌즈끼기 힘들고 시력감퇴, 소양감, 이물감을 호소한다. 위 눈꺼풀판 결막에 1.0 mm 이상의 거대유두가 보인다.

3) 치료

렌즈나 의안 사용을 중단하여 자극물질을 제거한 후 Olopatadine 0.1%(Pantanol) bid

1달 정도 렌즈 착용 금지하고, 눈꺼풀 결막의 충혈이 없고 유두가 염색되지 않으며 각막상피가 정상일 때 렌즈를 다시 사용한다.

증상이 심할 경우에 steroid를 짧게 사용한다.

Catholic University of Korea 임상진료지침

03 건성안(안구건조증)

Ophthalmology

1. 정의

눈물의 부족 및 눈물막의 과도한 증발로 안구 표면의 손상을 일으키는 질환

2. 증상

- 작열감, 콕콕 찌르는 느낌, 이물감, 가려움, 뻑뻑한 느낌, 눈부심, 시력저하
- 바람, 에어컨, 연기, 낮은 습도, 독서, TV, 렌즈 착용시 더 심하다.
- 항히스타민제를 복용하는 경우 증상이 심해질 수 있다.

3. 소견

1) 실모양체(filaments) : 꼬리 모양으로 PAS(+) 점액질 주위로 상피세포가 둘러싸고 있음
2) 눈물띠(tear meniscus) 높이 감소 : 정상적으로 대개 0.2~0.3 mm 정도
3) 눈물띠 부유증상(meniscus floaters) : 죽은 각막상피세포가 눈물띠에 찌꺼기처럼 관찰됨
4) 점액 가닥(mucous strand) : 지질로 오염된 점액이 결막낭에 보임

5) 눈물막 파괴시간(Tear break-up time(TBUT)) : dry spot or hole이 나타나는 시간으로 10초 이내면 비정상이며, 5초 이하이면 건성안 확진
6) 쉬르머검사(Schirmer test) : 5분간 10 mm이하를 비정상, 변이도(variability)와 나쁜 재현 성(reproducibility)이 문제
7) 눈물 오스몰농도 : 객관적인 건성안의 진단법 중 하나이며, 316 mOsm/L 이상이면 건성안 의심
8) 로즈벵갈(Rose bengal) 염색, 형광염색
9) 압흔 세포 진단법(Impression cytology) : 결막 표면에 나이트로셀룰로오스막을 붙여 압박한 후 술잔세포의 수량적 측정과 상피세포 형태를 분석한다. 진행된 건성안의 경우 상피의 편평상피화생(squamous metaplasia), 술잔세포수 감소를 보인다.

4. 치료

1) 경도 : 보존제 있는 인공눈물 - 첨가제에 의해 눈에 독성을 일으킬 수 있으므로 하루에 4 번 이상은 사용하지 않도록 한다.
2) 중등도 : 스테로이드 안약 점안 bid-qid
   보존제가 없는 인공눈물, 연고나 젤 타입의 연고를 자기전에 한번점안효과가 없으면, 콜레겐이나 silicone재질의 punctal plug를 고려한다.
   안구표면의 염증이 있는 경우 cyclosporine 0.05%(Restasis bid)로 투여한다.
3) 중증 : 중등도 치료와 더불어 자가혈청 qid 사용(냉장고 보관, 변질의 우려로 2주 이상 사용하지 않도록 한다.) 고글이나 특수안경을 착용하고, 심한 경우 전신적 항염증제 사용 및 양막이식술 또는 일시적인 눈꺼풀 봉합술을 시행한다.

Catholic University of Korea 임상진료지침

04 세균 및 진균배양법

Ophthalmology

1. eyelid and conjunctival specimen

1) Moistened calcium alginate swab을 사용한다.
   (cotton swab을 피하고 anesthetics도 사용하지 않는다.)
2) Conjunctival swab을 먼저 시행한다.
   lower cul de sac을 temporal에서 nasal쪽으로 2회 문지른다.
3) Lid culture를 시행한다.

2. corneal scraping

1) Anesthetics로 proparacaine hydrochloride 0.5% 사용한다.
2) 소독된 개검기를 삽입하여 눈을 벌린다.
3) corneal scraping시행한다. corneal scraping은 platinum spatula를 열소독한 후 식혀서 사용하거나 No. 15, No. 11 blade를 사용하여 시행한다.
4) 각막궤양병변의 edge와 base에서 다수의 sample을 얻는다.
5) Stain을 위한 smear를 먼저 시행한다.
6) Scraping한 sample을 준비된 배지에 접종한다. 가장 먼저 혈액배지에 접종하고, 다음으로 Chocolate, MacConkey, Thioglycollate, Sabouraud 배지에 접종한다.

3 . Fortified drugs

원료약품 코드명(함량)	조제 방법	참고 사항
W-CAZV (1 g/V)	♣ Opthalmic soln.(500 mg/10 ml : 5%) ① 1 g/V + 1.9 ml water ② ①에서 1 ml를 취해 안약병에 넣고 증류수 9 ml 가함 ♣ Subconjunctival injection(200 mg/0.5 ml : 40%) ① 1 g/V + 1.9 ml water ② ①에서 0.7 ml를 뽑음(0.2 ml는 여유분) ♣ Intravitreal injection(2 mg/0.1 ml : 2%) ① 1 g/V + 9.4 ml water ② ①에서 2 ml(200 mg)를 취해 빈 바이알에 가함 ③ ② + 8 ml saline ④ ③에서 0.3 ml 뽑음(0.2 ml는 여유분)	보관 : 냉장 7일 5 micron filter needle 사용 powder volume : 0.6 ml/g
W-CFZV (1 g/V)	♣ Topical solution(50 mg/ml : 5%) ① 1 g/V + 9.6 ml saline ② ①에서 5 ml(500 mg)을 취해 안약병에 넣음 ③ 5 ml의 saline을 더해 총 10 ml로 만듦 ♣ Subconjunctival injection(100 mg/0.5 ml : 20%)- 조제 후 24시간 이내 사용 ① 1 g/V + 4.6 ml water ② ①에서 0.7 ml를 뽑음(0.2 ml는 여유분)	보관 : 냉장 4일 5 micron filter needle 사용 powder volume : 0.4 ml/g
W-CTRV (1g/V)	♣ Topical solution(50 mg/ml : 5%) ① 1 g/V + water 9.6 ml ② filter needle로 ①에서 5 ml를 취해 안약병에 넣음 ③ water 5 ml를 가해 총 10 ml로 만듦	보관 : 냉장 10일
W-GMV(80 mg/2 ml/V)	♣ Subconjunctival injection(20 mg/0.5 ml : 4%) ① 80 mg/2 ml/V에서 0.7 ml를 뽑음(0.2 ml는 여유분)	
W-TN50 (Imipenem 500 mg, Cilastatin 500 mg /V)	♣ Topical solution(Tienam 5 mg/ml : 0.5%) ① 1 g/V + 10 ml saline ② ①에서 0.5 ml(50 mg)을 취해 안약병에 넣음 ③ 9.5 ml의 saline을 더해 총 10 ml로 만듦	보관 : 냉장 2일 5 micron filter needle 사용
W-VCMV (500 mg/V)	♣ Topical solution (25mg/ml: 2.5%) ① 500mg/V + 10ml water ② ①에서 5 ml(250 mg)를 취해 안약병에 넣음	보관 : 냉장 4일 5 micron filter needle 사용

원료약품 코드명(함량)	조제 방법	참고 사항
W-VCMV (500 mg/V)	③ 5 ml의 water를 더해 총 10 ml로 만듦 (50 mg/ml : 5%) ① 500 mg/V + 10 ml water ② ①에서 10 ml(500 mg)를 취해 안약병에 넣음 ♣ Subconjunctival injection(25 mg/0.5 ml : 5%) ① 500 mg/V + 10 ml saline ② ①에서 0.7 ml를 뽑음(0.2 ml 여분액) ♣ Intravitreal injection(1 mg/0.1 ml : 1%) ① 500 mg/V + 10 ml saline ② ①에서 2 ml(100 mg)를 취해 빈 바이알에 가함 ③ ② + 8 ml saline ④ ③에서 0.3 ml 뽑음(0.2 ml 여분액)	
W-ABV (50 mg/V)	♣ Topical solution(1.5 mg/ml : 0.15%) ① 50 mg/V + 10 ml water ② ①에서 3 ml(15 mg)를 취해 안약병에 넣은 후 7 ml의 water를 가해 총 10 ml로 만듦 ♣ Subconjuntival injection(1 mg/0.5 ml : 0.2%) ① 50 mg/V + 10 ml water ② ①에서 0.8 ml를 취해 빈 바이알에 가함 + 1.2 ml water ③ ②에서 0.7 ml 뽑음(0.2 ml는 여유분) * Intravitreal injection(50 μg/ml) ① 50 mg/V + 10 ml water 3~5분간 흔듦(5000 μg/ml) ② ①에서 0.1 ml을 취해 9.9 ml water 혼합(50 μg/ml) ③ 1 ml syringe를 이용하여 0.3 ml씩 뽑음(0.2 ml는 여유분) ** Intracameral인 경우 : 용해 및 희석액으로 5 DW사용함	보관 : 냉장 7일 Colloidal dispersion이므로 filter 사용 불가
W-AMCV (250 mg/2 ml)	♣ Topical Soln.(2.5%) ① W-AMCV(250 mg/2 ml)에서 2 ml를 취하여 water 8 ml를 가하여 조제 * Intravitreal injection(0.4 mg/0.1 ml : 0.4%) ① 0.2 ml를 취하여 빈 바이알에 가하고 생리 식염수 6.05 ml를 가함.(4 mg/ml) ② ①에서 0.3 ml를 filter needle로 취함	

Catholic University of Korea 임상진료지침

05 세균각막염

Ophthalmology

1. 원인

1) 포도구균

수포각막병증, 단순포진각막염, 안구건조증, 딸기코각막염, 아토피 피부염에서 잘 발생하며, 경계가 비교적 명확한 회백색 또는 미색의 간질 침윤을 보인다.

2) 녹농균

그람음성균으로 콘택트렌즈 착용자, 전신상태 안 좋거나 입원 환자에게 잘 발생하며, 방부제 없는 안약이나 화장품에 존재 가능하다. 진행이 빠른 화농성 간질 침윤과 심한 점액농성 분비물을 동반하며, 간질괴사로 인해 천공되기 쉽다.

3) 폐렴구균

국소적인 화농성 간질침윤과 침윤이 심부 간질에 파급되어 데스메막의 방사상 주름 형성하며, 심한 전방염증으로 전방축농을 보이고, 심한 홍채염으로 인해 홍채 전후유착을 형성한다.

4) 임균

신생아나 성생활이 활발한 성인에서 결막염과 함께 발생하며, 심한 결막충혈, 부종, 심한 화농성 분비물, 전반적인 상피 결손과 부종으로 뿌옇게

보이고, 신속히 궤양으로 진행하여 천공이나 눈속염증을 유발할 수 있다.

5) Bacillus 균주

외상이나 콘택트렌즈 소독이 불충분한 경우에 잘 생기며, 여러 곳에서 상피 혼탁이 시작되어 국소적인 간질 침윤으로 진행한다.

6) Non-tuberculous mycobacterium 균주

*M. fortuitum, M. chelonae*균이 흔한 원인균으로 외상이나 각막수술의 과거력이 있는 경우에 발생하며, 매우 서서히 진행한다.

2. 임상 증상 및 소견

안통, 눈부심, 눈물흘림, 시력저하, 각막 윤부와 결막의 충혈, 눈꺼풀 부종, 결막 분비물, 상피의 탈락과 점액농성 분비물, 황백색 또는 회백색의 각막간질 침윤, 국소적인 각막간질의 농성변화(그림 5-1).

3. 진단

점안 항생제를 사용하기 전에 Gram stain, culture를 시행하도록 하며, 타병원에서 점안 항생제를 이미 사용하였더라도 시행한다. 이동배지보다는 직접 배지에 접종하거나 도말 표본을 시행한다. 점안 마취제 proparacaine hydrochloride(0.5%, Alcaine) 사용하여 감염이 가장 심한 병소에서 가검

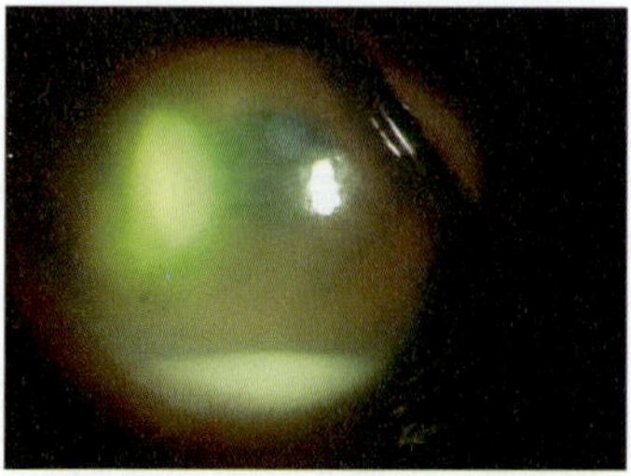

그림 5-1 각막간질의 농성변화와 전방축농

물을 채취하고, 먼저 혈액배지에 접종 후 도말표본을 만든다. 통상적으로 혈액배지, 초콜릿배지, 진균배지, 혐기성세균배지, Thioglycollate broth에 접종한다. mycobacteria감염이 의심된 경우에는 통상적인 Gram stain이나 배지에서 발견 불가능하며, 항산성 염색이나 Lowenstein-Jensen 배지 사용하여 진단한다.

4. 치료

1) 도말검사 결과

- 그람양성구균 : cephalosporine 계통
- 그람음성구균 : ceftriaxone의 사용이 추천
- 그람음성간균 : tobramycin, gentamicin, 기타 aminoglycosides에 효과적으로 반응
- 복합균주에 의한 감염 : Cephalosporin(cefazolin or ceftazidime) + Aminoglycosides 병합치료가 효과적

2) 도말검사에서 균주가 발견되지 않은 경우 배양결과가 나오기 전까지 광범위 항생제 투여를 시작한다.

① Cephalosporin + Aminoglycosides

② Fluoroquinolone(ofloxacin or ciprofloxacin)

시축을 침범하지 않고, 1~2 mm의 주변부 각막궤양의 경우에는 fluoroquinolone q1~2hr를 사용하며, 시축을 침범하거나 크기가 2 mm 이상되는 각막궤양의 경우에는 fortified cefazolin(50 mg/ml)과 fortified tobramycin(15 mg/ml) q1hr 병합투여한다. 저항균주나 치료에 반응하지 않는 경우 Vancomycin(25 mg/ml)를 점안할 수 있으나 각막상피에 독성이 강하고, 용해성이 떨어지는 단점이 있다.

3) 임구균, hemophilus균의 경우 전신적 항생제 ceftriaxone 1 g IV로 사용한다.

4) 조절마비제 투여 : 모양체근의 경색을 풀어주고, 홍채유착을 예방하기 위하여 사용하기도 한다.

5) 스테로이드 점안제의 경우 투여하는 항생제에 감염이 반응하고, 배양 검사 결과가 나온 후에, 심한 염증이 있을 경우 선택적으로 사용할 수 있으나 각막상처치유를 늦출 수 있으므로 조심스럽게 사용하고, 특히 녹농균, mycobacterium 균주의 경우 각막궤양을 악화시킬 수 있다.

임상적 호전은 대개 2~3일 내에 나타나며, 상피의 재생, 간질 침윤 감소, 경계 명확, 전방염증의 감소와 시력호전을 보인다.

Catholic University of Korea 임상진료지침

06 진균각막염

Ophthalmology

1. 원인

1) 사상진균(filamentous fungi) : Aspergillus, Fusarium - 식물이나, 톱밥, 흙에 오염된 이물질
2) Nonfilamentous fungi(효모) : Candida - 아토피 질환이나 선행하는 각막질환이 있는 경우 호발

2. 임상 양상

1) 사상진균각막염

외상 후 1~2일 이내에 발현되며, 상피와 표층 간질에 회백색의 미세하거나 거친 과립상의 침윤, 깃털모양의 침윤 주위로 불규칙한 경계부를 형성하고, 위성병변(satellite lesion)이 존재숙주의 항체와 진균 항원이 반응하여 형성되는 면역륜(immune ring) 소견이 보일 수 있다.

결막 충혈, 전방축농, 각막내피반(endothelial plaque) (그림 6-1)

2) 효모각막염

비교적 주변 경계가 명확한 각막간질의 황백색 화농을 가진 작은 난원형 궤양

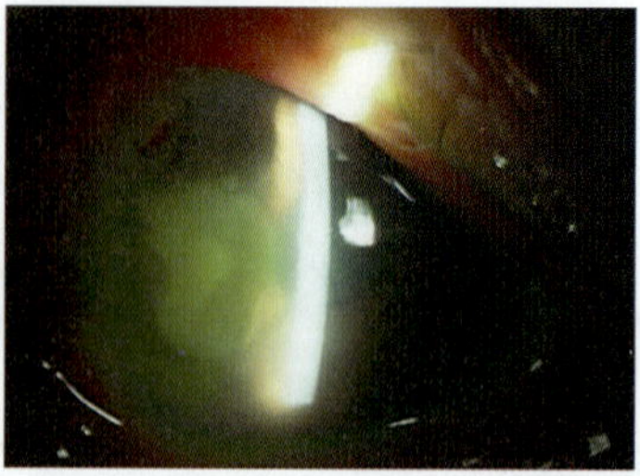

그림 6-1 각막내피반(endothelial plaque)

3. 진단

1) Potassium hydroxide(KOH) 도말
2) 배양 : Sabouraud's agar 외에도 혈액한천배지, 초코릿배지, thioglycollate배지도 동시에 실시한다.

4. 치료

- Candida : Amphotericin B 0.15% q2 hr for 1~2 wks → 2달에 걸쳐 서서히 횟수를 줄인다.
- 사상진균(filamentous fungi) : Natamycin 5% q2 hr for 1~2 wks → 2달에 걸쳐 서서히 횟수를 줄인다.
- 대체약으로 Fortified voriconazole 0.5 mg/ml를 최근에 사용하기도 한다.
- 전신적 경구 fluconazole 200 mg qd
- 동공산동제, 조절마비제
- 부신피질호르몬제 점안은 진균의 병원성 증가, 증식을 유발하므로 금기

Catholic University of Korea 임상진료지침

07 Ophthalmology

단순 포진 각막염

1. 원인 : HSV

바이러스가 세포내로 들어가면 세포핵으로 viral DNA 침투, 감염상피세포에서 증식 후 말초신경 말단으로 들어감(retrograde axonal transport), 삼차 신경절에서 잠복, 재감염시에는 축삭의 흐름에 따라 재발됨(anterograde axonal transport)

2. 상피각막염

1) 증상 : 시력장애, 눈물흘림, 자극, 눈부심

2) 소견

- Dendritic ulcer : 말단 돌출부가 융합되어 별모양 또는 가지모양 형태, terminal bulb(그림 7-1)

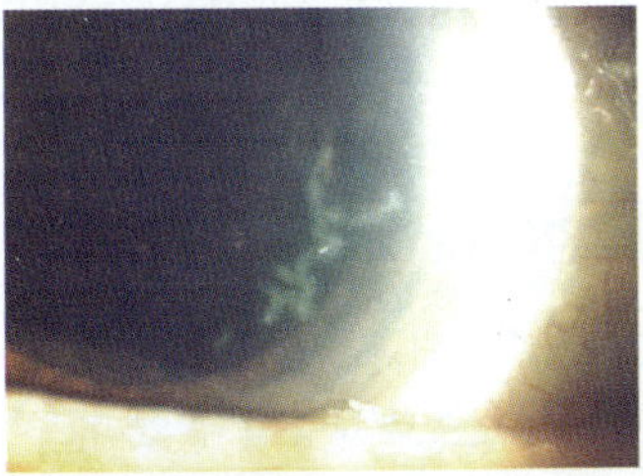

그림 7-1 단순포진 상피각막염의 dendritic ulcer

- Ghost scar : 국소 표면 간질 침윤, 단순 포진 바이러스항원에 대한 면역 반응

3) 치료

Acyclovir ointment 5 times per day

Preservative free artificial tears

- 안약 쓰면 안됨(geographic ulcer로 진행할 수 있음). acyclovir 연고는 dendritic ulcer가 좋아지면 2주 이상 사용하지 말고 투여 횟수를 줄여주어 신경영양각막궤양(neurotrophic ulcer)로 진행하지 않도록 한다.

3. 원반각막염(Disciform keratitis)

1) 증상 : 시력장애, 눈부심

2) 소견 : 상피의 손상 없이 각막간질의 부종을 가진 원반형 병변의 각막 부종, 간질 부종 밑의 내피에 미세 각막 침착물

3) 치료

- Prednisolone acetate 1% qid for 1 week

상피질환의 재활성화를 방지하기 위해 acyclovir oint×4 - 장기간 사용할 경우 각막독성이 발생할 수 있으므로 횟수와 기간을 조절한다.

- Cycloplegic agent(Homatropine tid)

대개의 경우 상피결손이 없으나 상피결손이 있으면 스테로이드 안약 대신 40~60 mg prednisone으로 대치하고, 5일 이후에 20 mg/day로 줄인다.

4. 헤르페스 포도막염(Herpetic uveitis)

1) 소견 : 전방 세포, 방수흐림, 각막 침착물, 섬유주염(trabeculitis)으로 인해 안압 50~60 mmHg으로 상승될 수 있다.

2) 치료

- Prednisolone acetate 1% qid for 1~2 weeks → tapering
- 경구용 acyclovir 400 mg×5~6회 투여
- 녹내장약 : timolol과 탈산 탈수효소억제제 복합제, α2 agonist
- PG 계통의 안압약은 사용하지 않는 것이 좋다.
- 염증이 심하고 오래 지속되면 경구용 prednisone 40~60 mg/day → 4~5일 후 20 mg

Catholic University of Korea 임상진료지침

08 안부대상포진

Ophthalmology

1. 원인 : HZV

5번신경의 감염

2. 눈꺼풀염

1) 소견 : 신경통 발생 2~3일 이내에 피부 발적, 부종, 물집

2) 치료 : 경구용 acyclovir 400 mg×5~6회 투여
Erythromycin oint×2

3. 결막염

1) 소견 : 결막충혈, 점상 출혈, 유두 및 여포 비후

2) 치료 : acyclovir oint, Erythromycin oint×2

4. 각막상피염

1) 소견 : 점상각막염(punctate erosion), pseudodendrite

2) 치료 : preservative free artificial tears, 예방적 항생제 안약
acyclovir oint

5. 각막간질염

1) 소견 : 각막간질침윤

2) 치료 : prednisolone acetate 1% qid for 1~2 weeks → tapering

6. 포도막염, 내피염

1) 소견 : 데스메막 주름과 각막간질의 부종. KP's
각막 내피세포의 손실과 1/3 에서 안압상승

2) 치료

- Prednisolone acetate 1% qid for 1~2 weeks → tapering
- Cycloplegic(scopolamine 0.25% tid)
- 녹내장약 : timolol과 탈산 탈수효소억제제 복합제, α2 agonist
PG 계통의 안압약은 사용하지 않는 것이 좋다.
- Acyclovir 800 mg×5/day×7~10 days

7. 신경영양각막염(Neurotrophic keratitis)

1) 소견 : 각막상피세포 결손 지속, 10~25%에서 영구적 각막 지각저하

2) 치료 : preservative free artificial tears, 예방적 항생제 안약
치료용 콘택트 렌즈, 양막이식술, 눈꺼풀 봉합술

Catholic University of Korea 임상진료지침

09 바이러스 각결막염

Ophthalmology

1. 유행성각결막염(Epidemic keratoconjunctivitis)

1) 원인 : 아데노 바이러스

2) 증상 : 눈물증가, 충혈, 이물감, 눈부심, 눈꺼풀부종, 시력저하가 발생할 수 있다.

3) 증후 : 양안에 올 수도 있고, 한쪽 눈에 온 뒤 2~7일 후 다른 눈에 발생할 수도 있다. 여포, 유두, 결막부종, 가성막(pseudomembrane), 점상각막염이 생길 수 있다. 보우만층에 회백색의 상피하침윤이 발생할 수 있으며, 시력장애, 눈부심을 일으킬 수 있으며, 대부분 없어지나 없어지지 않을 수도 있다.

4) 치료

- 얼음찜질, 항생제와 약한 스테로이드제를 사용한다.
- 2주간은 전염력이 강하므로 가족과 주변의 위생에 주의를 준다.
- 처방예 : quinolone eye drop tid - qid / florometholone tid - qid

2. 인후결막염

1) 원인 : 아데노 바이러스

2) 증상 및 증후 : 아이들에게 주로 걸리며 급성여포결막염과 인후염을 동반하며, 1~2주 후 자연치유 된다.

3. 급성출혈성 결막염(아폴로 눈병)

1) 원인 : 엔테로바이러스(Enterovirus)

2) 증상 및 증후 : 급속히 발병하며, 여포, 점상출혈. 결막하 출혈이 진행되고, 1주 이내 호전 된다.

Catholic University of Korea 임상진료지침

10 주변부 각막 궤양

Ophthalmology

1. 포도구균 카타르성 궤양 (Staphylococcal catarrhal ulcer)

1) 원인 : 포도구균의 항원-항체 면역 반응

2) 증상 : 약한 통증 및 눈부심, 충혈, 이물감

3) 증후

- 눈꺼풀과 연접한 각막 주변부에 회색-흰색의 침윤
- 진행하면 각막상피 결손, 신생혈관, 반흔이 형성되기도 함
- 눈꺼풀염, 눈꺼풀 혈관확장, 흰 눈썹, 속눈썹난생

4) 치료

- 눈꺼풀 위생, erythromycin 안연고를 눈꺼풀테에 도포
- Quinolone eye drop qid, Fluorometholone qid
- 재발시에 doxycycline 100 mg bid for 2주, qd for 1달 사용함

2. 무렌 각막궤양(Mooren's ulcer)

1) 원인 : 자가면역반응, 외상, HCV hepatitis와 관련이 있기도 함

2) 증상 : 통증, 충혈, 시력저하

3) 증후 : 통증이 심한 초승달 모양의 궤양, 각막상피결손이 원형으로 진행, 중앙부 돌출 유발, 간질 침입 및 파괴, 각막신생혈관

- type I : 흔한 type(75%), 고령, 편측, 예후 좋은 편, 치료에 반응을 잘함
- type II : 외상이후, 젊은사람, 양측성, 진행은 돌발적이고 빠르고, 예후 나쁘며 천공은 36%에서 발생

4) 치료

- 점안 항생제, 스테로이드 안약, 면역억제제(경구 스테로이드, cyclophosphamide, cylcosporine)
- 각막궤양 지역 주변의 윤부주위 5 mm 결막조직 절제

3. 전신적 자가면역 질환에 의한 주변부 각막궤양

1) 원인 : 결체조직 질환에 의한 염증성 자가면역반응

2) 질환 : 류마티스성관절염, 루푸스, Wegener's granulomatosis

3) 검사 : CBC, ESR, Rheumatoid factor(RF), ANA, ANCA

4) 치료

- 류마티스 내과 협진
- 전신적 스테로이드(prednisone 60~100 mg qd)
- doxycycline 100 mg bid
- 무방부제 인공눈물
- 예방적 점안 항생제 quinolone tid
- 점안 스테로이드는 각막두께가 심하게 얇아진 경우 천공을 유발할 수 있으므로 사용을 자제한다.

Catholic University of Korea 임상진료지침

11 반복각막진무름

Ophthalmology

1. 원인

외상(손톱, 종이, 나뭇가지 등), 각막이영양증에 의한 유착복합체(adhesion complex)의 이상

2. 증상

저녁, 이른 아침에 심한 통증, 충혈, 눈부심, 눈꺼풀연축, 부종

3. 증후

각막상피 결손 + 주변부 약한 상피의 주름(그림 11-1)

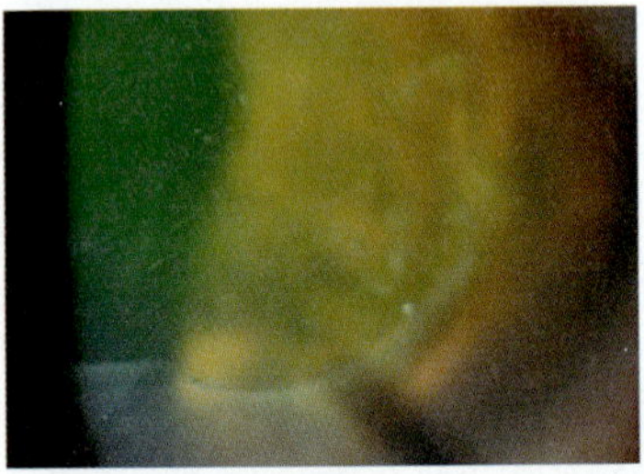

그림 11-1 각막이영양증 환자의 반곡각막진무름 소견. 소독된 면봉으로 살짝 문지르면 각막상피가 실질과 쉽게 분리됨

4. 치료

1) 압박 안대와 안대콘택트렌즈 : 항생제와 함께 사용

스테로이드는 사용하지말 것

방부제 없는 인공눈물

2) 데브리망(Debridement), 표면각막절제(Superficial keratectomy)

- 데브리망 : alcaine을 점안 후, 소독된 면봉으로 부착이 약한 상피를 제거한다.
- 표면 각막 절제 : 윤부근처 1 mm의 상피만 남기고 상피와 바닥막을 칼날로 제거

3) 앞간질천자(Anterior stromal puncture)

20게이지 주사침의 끝을 0.1 mm 90도로 구부려 점안 항생제를 한번 점안 한 후 수직으로 상피를 뚫고 간질의 앞부분까지 찌른다. 병변 주변 1~2 mm 정상각막까지 찌르되, 동공부위는 피한다. 찔린 위에 섬유화, 새로운 바닥막, 정상적인 유착복합체가 생성되어 재발을 막는다.

4) YAG laser treatment

Nd-YAG, 0.4~0.5 mJ 보우만층에 작은 기포가 생기게 조사함. 진무름이 있는 부위와 주변의 정상각막 0.5~1 mm까지 격자모양, 200~500 μm 간격으로 조사

5) Excimer PTK(엑시머 치료적 레이저 각막절제)

근시가 동반한 바닥막이영양증인 경우 각막상피를 제거하고 엑시머레이저로 절제

술 후 콘택트렌즈 착용, 항생제, NSAID를 투여한다. 재발성 각막이영양증의 경우 성공율이 90% 이상임

Catholic University of Korea 임상진료지침

12 띠모양각막병증

Ophthalmology

1. 원인

- 눈물증발로 인한 조직산도증가, 칼슘 침착, 만성 포도막염
- 고칼슘증(부갑상선질환, 신부전)

2. 증상

- 이물감, 시력저하

3. 증후

- 윤부와 투명대를 두고 보우만막에 석회침착

4. 치료

- 경미한 경우 보존제 없는 인공눈물, 치료용 콘택트렌즈
- 심한 경우 상피제거 후 EDTA 점적, 양막이식술을 병행하기도 함

Catholic University of Korea 임상진료지침

13 Ophthalmology

각막이식 후 내피거부반응

1. 증상

- 충혈, 시력감소, 안통

2. 소견

- 각막부종, 전방염증세포(cell)과 방수흐림(flare), 각막후면침착물(KP)
- Khodadoust line : KP가 줄모양으로 나타나는 것, 공여각막의 주변부에서 시작하여 중심부를 향하여 각막내피층을 통과, 각막부종(그림 13-1)

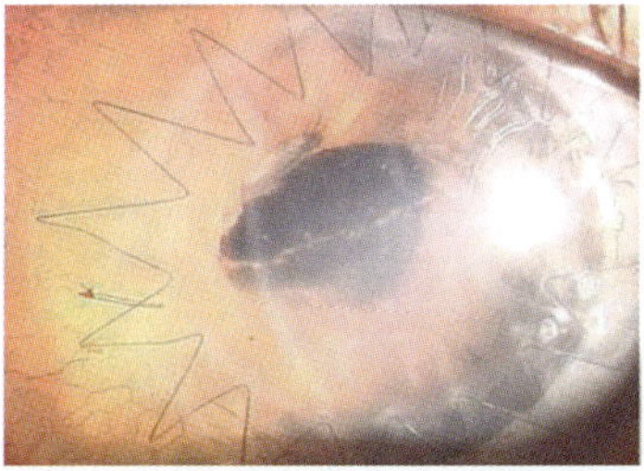

그림 13-1 내피거부반응의 Khodadoust line 소견

3. 위험요인

- 많은 혈관분포, 홍채전유착, 염증, 어린나이, 큰 이식편, 양안수술, 재수술

4. 치료

- 1% prednisolone q1 hr, 예방적 점안 항생제
- dexamethasone oint qhs
- 0.25% scopolamine 또는 2% homatropine bid
- oral prednisolone 1 mg/kg

Catholic University of Korea 임상진료지침

14

Ophthalmology

라식 후 상피내생

1. 원인

2%에서 발생, 각막편내에 각막상피가 주변에서 자라 들어가는 것. 수술 후 수주에서 발생

2. 위험인자

각막편 부착 불량, 미세각막절개도 사용 시 상피세포의 유입, 경계면의 불완전한 세척, 각막절편 가장자리의 상피미란, 얇거나 구멍 난 각막절편, 각막편 유리, 추가교정 시 각막절편의 가장자리 상피가 고르지 못한 경우

3. 증상

무증상, 이물감, 시력저하

4. 증후

각막편의 가장자리에서 가는 흰선 또는 점상모양(그림 34-1), 난시발생, 나안시력 및 교정시력 감소

5. 치료 시기

상피내생이 가장자리에서 2.0 mm를 넘을 때, 경과관찰시 진행을 할 때, 간질융해 발생, 시력에 영향을 미칠 때, 난시를 유발할 때

6. 치료 방법

현미경하에서 상피내생 부위로부터 가장 가까운 각막절편의 가장자리를 잡고 들어올린 후 기질부와 절편의 기질부로 자란 상피세포를 철저히 제거한 후, 평형용액으로 충분히 세척하여 남은 상피세포와 잔재물을 제거하고 조심스럽게 절편을 재위치시킨다.

재발을 막기 위해서는 각막절편과 기질바닥의 완전한 유착이 중요하며, 이를 위해 절편의 경계부를 봉합하거나 최근에는 glue를 이용하기도 한다.

Catholic University of Korea 임상진료지침

15 Ophthalmology

라식 후 감염성 각막염

1. 흔한 원인균주

Staphylococcus, atypical mycobacterium

2. 증상

통증, 충혈, 시력저하

3. 증후

각막간질 침윤 및 백색병변, 심한 전방염증, 술 후 2주 이상 경과 후 각막염 발생시 비정형 mycobacterium에 대한 감염을 의심해야 한다.

4. 치료

비정형 mycobacterium이 의심되는 경우 각막절편을 들고 병변을 blade로 제거 후 fortified cefazolin, fortified amikacin으로 절편과 절편 아래 기질을 세척한다. 심한 경우 절편 제거를 고려한다. 도말검사, 그람염색, 혈액배지, 초콜릿배지, 진균배지, 혐기성세균배지, Thioglycollate broth 외에도 mycobacteria감염이 의심된 경우에는 항산성 염색과 Ogawa 배지 또는 Lowenstein-Jensen 배지를 사용하여 배양검사를 실시

한다. 항산균염색 양성인 경우 1% clarithromycin, fortified amikacin을 한 시간 간격으로 점안하며, 경구 clarithromycin을 투여하면서 배양검사 결과를 기다린다. 비정형 mycobacterium에 의한 각막염인 경우, 곰팡이균에 의한 각막염에서와 같이 3개월 정도 장기간 항생제 점안을 한다.

Catholic University of Korea 임상진료지침

16

Ophthalmology

라식 후 미만성 층판각막염

1. 원인

미세각막절개도에서 나온 금속성 이물질이나 마이봄선의 분비물, 세균의 내독소, 수술장갑의 탈크, 스폰지 찌꺼기, 세척액 등에 의한 비특이적인 염증반응

2. 증상 : 무증상, 시력감소, 대비감도 감소, 눈부심, 유루

3. 증후

특징적으로 라식 후 1~3일, 늦어도 1주일 이내에 발생하며, 백색 또는 연노란색으로 사막의 모래물결모양으로 나타나서, 사하라사막증후군이라고도 함. 전방내 염증은 거의 없음

4. 치료

스테로이드 점안과 예방 목적의 항생제 점안을 하며, 심한 경우 각막편을 들고 세척을 해준다.

5. 예후

치료가 적절하다면 1에서 2주 내에 거의 치유가 되지만, 치료 받지 않은 심한 각막염의 경우 각막편의 융해 및 괴사를 초래할 수 있다. 국소 스테로이드제 점안에 반응을 잘하는 것으로 알려져 있다.

5. 백내장

Ophthalmology

01. 전안부 수술 전 검사
02. 노년성 백내장
03. 인공수정체 도수계산
04. 소아 백내장
05. 감염성 안내염
06. 전낭 및 후낭의 혼탁
07. 백내장 수술 후 각막 후막

Catholic University of Korea 임상진료지침

01 전안부 수술 전 검사

Ophthalmology

I. 백내장 수술 전 검사

1. 안과적검사

- 필수검사 : 시력, 전안부 및 안저 검사, IOP, manifest refraction, axial length, Keratometry
- 부가검사 : specular microscopy, Corneal Tophography, B-scan, VEP, ERG, Laser interferometry

2. 전신검사

CBC, BC, immunology, Urinalysis, Chest X-ray, EKG

3. IOL Power Calculation Method

1) 1st generation

- SRK(axial length가 22~24.5일 때 정확)
- P=A-2.5 L-0.9 K(P: implant power, A: A constant, L: axial length(AXL), K: average keratometer reading)
- 개개인의 차이와 술전측정치의 error, linear equation의 한계를 보정

하기위해 SRK II 적용

2) 2nd generation

- Binkhorst : ACD constant 적용

3) 3rd generation

- Holladay : surgeon's factor 고려
- SRK/T : retinal thickness 고려(고도근시일때 비교적 정확함)
- Hoffer Q : ACD constant 적용

[양안 재측정해야 하는 경우]

1) AXL < 22 mm, or > 25 mm
2) 양안 AXL difference > 0.3 mm
3) AXL와 refraction이 상관관계가 떨어질 때
4) Poor cooperation or fixation
5) K < 40 D, > 47 D
6) 양안 각막 난시가 1 D 이상 차이
7) corneal cylinder와 refraction cylinder의 상관관계가 떨어질 때

cf) AXL 0.3 mm 차이가 1 D IOL power 차이
K reading 1 D 차이가 1 D IOL power 차이
radius curvature 0.2 mm 차이가 1D IOL power 차이

4. IOL list

[Monofocal IOL]

1) MI60 : 118.7(제조사 추천 118.4)
2) Alcon(SN60WF, IQ) : 119.1(제조사 추천 118.7)
3) Alcon(CZ70BD) : 118.8
4) Alcon(MA60BM) : 118.9

5) BioVue 3 : 118.2

6) BioVue4 PAL : 118.0(제조사 추천 118.4)

7) HOYA(YA-60BBR) : 118.4

8) Rayner : 118.0

9) SA60AT(Acrylsof natural) : 118.4

10) Sensar(AR40e) : 118.4

11) Technis(ZA9003) : 118.7(제조사 추천 119.1)

12) Toric(SN60T3, SN60T 4, SN60T 5) : 118.4

[Multifocal IOL]

13) RESTOR(SN6AD3, SN6AD1) : 118.9(SRK-T)

14) Technis multifocal(ZM900) : 119.0(SRK-T)

II. 각막이식 전 검사

- General history, Ocular history
- Ocular examination
- UCVA, BCVA
- Contact lens corrected VA in cases of irregular astigmatism
- Refraction, IOP
- Slit lamp biomicroscopy, fundus evaulation
- Tear film status, lid status evaluation
- Axial length(양안), A-scan, B-scan(수술할 눈 망막이 안보일 경우)
- Keratometry
- Pachymetry
- Gonioscopy
- Specular microscopy

- VEP, ERG
- Laser interferometry
- Videokeratography
- Ultrasound biomicroscopy

III. LASIK/PRK 검사

- Conventional refractive surgery

: 나안 시력 및 교정시력, manifest refraction, cycloplegic refraction, schirmer test, BUT, pachymetry, K reading, Corneal Tophography, pupillometer,

(Customized refractive surgery인 경우, Wave scan 검사 추가)

Catholic University of Korea 임상진료지침

02 노년성 백내장

Ophthalmology

노화는 직접적으로 백내장 발생과 연관이 있으며 백내장 그 자체 역시 노화로 가속화된다. 연령이 증가함에 따라 20~22 kDa의 수용성 단백질이 심부 피질과 핵부위에서 소실된다는 실험 결과가 많이 보고되고 있다. 노화에 따른 황색소의 형성, nontrypophan(NT) 형광의 증가, crystallin의 당화, 지방 성분의 변화, 그리고 섬유 세포(fiber cell)의 세포막에 존재하는 단백질인 MP26의 분열(cleavage) 등이 백내장의 원인이다.

1. 증상

1) 시력저하

백내장의 주증상은 눈의 통증이나 염증을 동반하지 않는 시력감퇴이다. 전극부, 또는 후극부에 국한된 백내장의 경우에는 밝은 곳에서는 동공이 수축되면서 눈부심이 심해지고 시력이 현저히 더 떨어지는 주맹day blindness현상이 생긴다.

핵 백내장의 경우 원거리 시력이 감소하며, 근거리 시력은 핵백내장의 근시성 변화 때문에 일시적으로 좋아지기도 한다.

2) 눈부심(Glare)

안구매체(ocular media)의 불균일(inhomogenecity)로 인한 빛의 산란

때문에 일어나는 것으로 피질 백내장과 후낭하 백내장 환자에서 심하게 나타난다. 핵백내장에서는 야간 눈부심이 강하다(그림 2-1).

3) 대조민감도(Contrast sensitivity) 저하

백내장환자에서 대조민감도 저하는 주로 고공간주파수(high spatial freguency)에서 심하게 감소된다. 후낭하 백내장 환자에서 특히 심하다(그림 2-2).

4) 단안복시(Monocular diplopia)

백내장성 핵변화가 수정체의 내층에만 국한되어 일어난다면 수정체의 중심부에만 굴절률이 달라져 단안복시를 일으킬 수 있다.

5) 색각(Color sense) 감퇴

백내장 변화를 보이는 수정체는 특히 핵백내장의 경우 푸른 계열의 빛

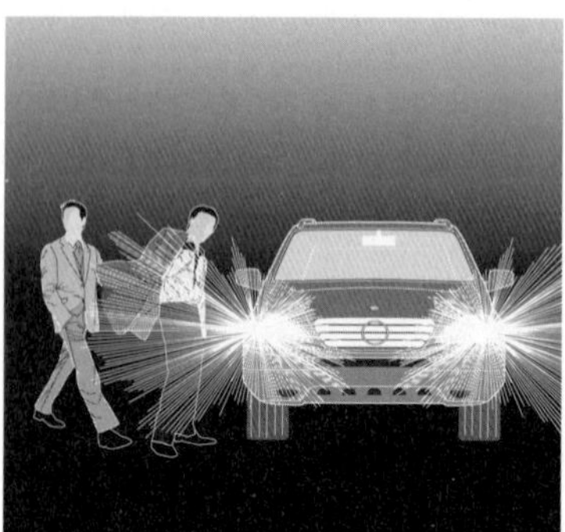

그림 2-1 눈부심(Glare)

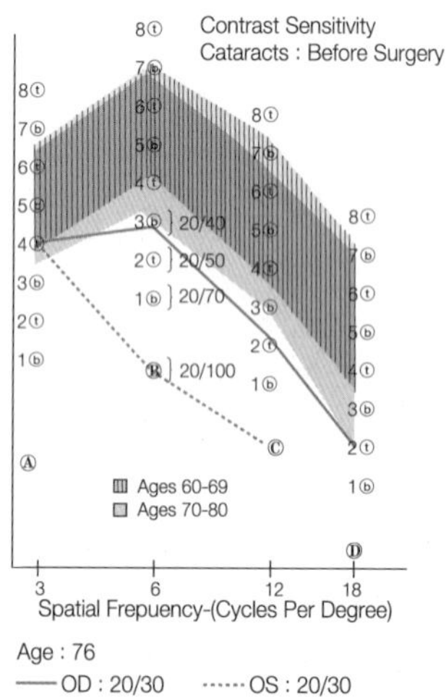

그림 2-2 대조민감도(Contrast sensitivity) 저하

을 더 많이 흡수하게 된다. 그러나 대부분의 백내장 환자들은 색각장애를 느끼지 못한다.

6) 시야(Visual field) 감소

수정체의 혼탁의 위치, 정도, 모양에 따라 시야감소를 보일 수 있다.

2. 진단

1) 시력

시력검사에 이용되는 스넬렌시력표 Snellen chart나 한천석시력표 등은 고대조상태 high-contrast 시력만을 검사하게 되어 있어, 백내장 환자에게는 몇 가지 부적합한 면을 가지고 있다. 이를 보정하기 위해 Bailey-Lovie Early Treatment of Diabetic Reti-nopathy Study(ETDRS) 시력검사에 이용되는 새로운 형태의 시력검사표가 있다.

2) 대조민감도검사(Contrast sensitivity test)

백내장이 있는 눈은 대조민감도검사상 현저한 감소를 보이며, 단안에만 백내장이 있는 경우에도 양안 대조민감도 검사상에서 백내장이 있는 눈과 비슷한 정도로 양안 대조민감도가 감소된다.

3) 각막계 및 굴절 검사

(1) 각막계 검사

A-scan을 이용하여 삽입할 인공수정체의 도수를 산출하기 위해서 필수적인 검사이다. 난시 조절을 위하여 수술절개창 위치를 결정할 때 굴절검사와 함께 난시축을 확인하는 데 필요한 정보를 얻을 수 있는 검사이다.

(2) 굴절검사

수술 후 환자가 원하는 굴절상태를 위해 인공수정체의 도수를 결정하는 데 도움이 된다. 특히 편측성 백내장인 경우에는 반드시 반대편 눈의 굴절상태를 고려하여 삽입할 인공수정체의 도수를 결정해야 한다.

4) 세극등현미경 검사

임상적으로 백내장의 진단과 치료에 필요한 자료를 표준화할 수 있을 것으로 Cooperative Cataract Research Group(CCRG)이 고안한 Lens Opacity Classification System III(LOCS III)(그림)로서 세극등 현미경만으로 또는 사진촬영을 함께 이용하여 분류하는 것으로 수정체 핵의 색상color과 단백광opalescence, 피질cortex의 혼탁, 그리고 수정체 후낭하posterior subcapsular 혼탁 등 3가지 요소를 정도에 따라 분류하여 기술하는 방법이다. 그 외에 Wilmer system, Oxford system, 그리고 Japanese Cooperative Cataract Epi-demiology Study Group(CCESG) system 등이 소개되어 있다.

5) 안압검사

안압이 비 정상적으로 높은 경우에는 세극등현미경 검사, 우각경 검사, 안저검사 등을 통해 녹내장 여부를 확인하고, 안압상승의 원인이 본태성인지, 수정체로 기인한 부분이 있는지 알아보는 것이 백내장수술 후 안압조절 효과를 판정하는 데 도움이 된다.

6) 안저검사

완숙 또는 과숙 백내장mature or hypermature cataract이 아닌 경우에는 직상검안경direct ophthalmoscope, +20, +60, +90 디옵터의 렌즈를 이용한 도상검안경indirect ophthalmoscope 또는 세극등현미경과 안저검사용 렌즈를 이용하여 안저와 황반부의 상태를 확인할 수 있다.

7) 초음파 검사

안저검사가 불가능한 완숙 또는 과숙 백내장 같은 경우와 망막박리나 심한 유리체 혼탁과 같은 경우를 검사하기 위하여 B-scan을 시행하고, 수정체 적출 후 삽입할 인공수정체의 도수를 측정하기 위해서는 A-scan을 시행한다. A-scan을 시행할 때 각막곡률반경의 측정이 어려우면 기존의 굴절상태와 반대편 눈의 각막곡률 반경을 이용하여 추정한다.

8) 경면현미경 검사

각막내피세포의 수가 1,000개/mm^2 이하인 경우에는 수술 후에 각막부종이 나타날 가능성이 많으므로 수술을 피하거나, 수술을 시행하더라도 특별한 주의를 기울여야 한다. 또한 각막내피세포의 수 외에도 세포의 형태와 크기에 관한 자료를 자세히 분석하여 수술 후 각막부종에 대한 정확한 예측을 하는 것이 수술 예후 판정에 도움이 된다.

9) 외안근 검사

백내장수술 전에 사시가 있는 경우에는 수술 후에 양안 복시가 나타날 수도 있으며, 약시로 인하여 시력예후가 나쁠 수 있으므로, 수술 전에 반드시 외안근 검사를 시행하여 사시 유무를 확인하고, 세밀하게 과거력을 조사해야 한다. 기본주시 9 방향에 대한 운동성을 검사해야 한다.

10) 색각검사(Color perception test)

완숙 또는 과숙 백내장 환자에서 중심부 망막, 특히 황반부의 기능을 측정하기 위해 적색, 청색의 불빛을 백내장이 있는 눈에 비추어 색상을 감지하는지 검사한다. 중심부 망막에 주로 분포하는 추체의 기능을 알 수 있어 수술 후 중심시력의 예후를 예측할 수 있다.

11) 빛방향검사(Light projection test)

완숙 또는 과숙 백내장이 있는 경우에 주로 주변부 망막의 기능을 대략적으로 확인하기 위한 검사로서 손전등을 정면과 상하좌우의 다섯 방향에서 비추어 빛의 방향을 인지하는지 검사한다.

3. 치료

1) 예방

(1) 자외선 차단

만성적인 자외선 노출은 백내장을 악화시킨다. 가장 쉽고 간편하게 눈을 자외선으로부터 보호하는 방법은 모자나, UV-B를 5% 이하로 줄이는 선글라스를 착용하고 외출하는 것이다.

(2) 금연

흡연은 핵백내장과 관계있는 위험인자로 알려져 있고 흡연자의 경우 금연이 백내장 예방의 한 방법이 될 수 있다.

(3) 음주

흡연과 병행한 과량의 알코올 섭취는 백내장의 위험을 증가시키는 것으로 알려져 있어 과량의 음주는 피하는 것이 백내장 예방에 도움이 될 수 있다.

(4) 체질량지수(body mass index)의 조절

체질량지수가 수정체 혼탁을 증가시키는 위험인자로 알려져 있다.

(5) 혈압과 혈당의 조절

당뇨병과 백내장의 발생에 관해서는 잘 알려져 있으며, 고혈압도 백내장의 위험인자로 알려져 있으나 아직 그 관련성은 불확실한 상태이다.

2) 약물적 치료

(1) 영양제

비타민 제제의 복합 복용이 백내장의 치료에 도움을 줄 수 있을 것으로 생각되어 연구 중이나 그 효과는 아직 불확실한 상태이다.

(2) 항산화제

Aminoguanidine, aspirin과 같은 phenolic 항산화제, polyphenol을 포함한 카카오 열매, 포도에 함유된 resveratrol, 내인성 항산화제인 melatonin 등이 백내장 예방약으로 연구되고 있다. 비타민 E, A, 베타 카로텐, 비타민 C 등과 같은 항산화제가 백내장 진행 위험을 줄일 수 있다는 보고가 있으나 그 효과는 아직 불확실하다.

백내장 억제 안약으로 Pirenoxine 제제는 초기 백내장에서 가장 광범위하게 사용되어지며, Iodide 계통도 potassium iodide, sodium iodide 성분으로 많이 사용되고 있다.

(3) 아미노산

동물 실험에서 lysine이나 bendazac lysine 투여가 백내장 발생과 진행 억제에 많은 효과가 있다고 보고되었다. 임상적으로는 현재 벤다라인 bendazac lysine같은 복용약을 하루에 500 mg씩 3회 투여하고 있다. 아미노산 제제는 이담제와 병용할 경우에 주의해야 한다.

3) 수술

(1) 수정체낭내적출술(Intracapsular cataract extraction)

혼탁된 수정체를 수정체낭까지 전체를 제거하는데 모양체소대를 끊기 위해 alpha-chimotrypsin과 같은 모양체소대 용해제를 전처치한 후 냉응고소작기를 이용하여 약 12 mm 정도의 절개창을 통해 수정체 전체를 적출하게 된다. 수정체탈구가 심한 외상성 백내장이면서 유리체절제기와 같은 장비가 준비되지 않은 경우에는 유용하게 이용할 수 있다.

(2) 수정체낭외적출술(Extracapsular cataract extraction)

수정체전낭의 일부와 후낭을 남기는 수술방법을 총칭하는 수술방법이지만, 최근에는 수정체유화술과 비교하여 약 10 mm의 절개창을 통해 수정체핵 전체를 적출하는 방법을 지칭한다. 수정체유화술을 이용하는 소절개창수술에 비해 술후 난시의 유발이 많고 시력회복 기간이 길다는 단점이 있지만, 수정체핵의 경화가 심한 갈색백내장(brunescent cataract)이나 동공 유착 등으로 인하여 산대가 원활하지 않은 백내장의 경우, 수정체유화술이 익숙하지 않은 초보 수술자의 경우에는 오히려 안전하고 확실한 수술방법이다.

(3) 수정체유화술(Phacoemulsification)

현재 백내장의 주 수술방법으로 1.8, 2.2, 또는 3.0 mm의 소절개창을 통해 수정체유화술기로 수정체 핵을 제거한 후, 수정체피질은 I&A 기계로 제거하게 되므로, 수술 후 난시의 유발이 적어서 시력회복이 빠르다. 또 점안마취만으로 각막절개를 한 후 접힘인공수정체(foldable intraocular lens)를 삽입하는 방법이 보편화되면서 외래 수술의 비중이 높아지고, 환자들의 일상생활로의 복귀가 한층 빨라지게 되었다.

Catholic University of Korea 임상진료지침

03 인공수정체 도수계산

Ophthalmology

1. 생체계측 ocular biometry 측정

1) 안축장 측정 axial length measurement, A-scan biometry

인공수정체 도수 계산의 가장 중요한 부분으로 검사자가 정확히 측정하여야 하는데 측정 오차가 0.3 mm일어날 때 도수는 약 1디옵터의 차이를 일으킨다. A-scan 측정 기기의 초음파 탐침자probe는 직접 각막 표면에 닿거나(압평 방법 : applanation method) 액체를 통해 침윤immersion 시키는 방법이 있으며 각각의 장·단점이 있다. 일반적으로 현재 사용되는 A-scan 장비는 ① 안축장 ② 각막곡률 ③ 전방깊이를 측정하고 인공수정체의 도수 계산공식이 내장되어 있다. 검사는 양안을 동시에 하는것이 원칙이며, 0.3 mm 이상 양안의 차이가 측정되면 굴절 상태, 이전 병력 등을 다시 검토해야 한다. 또한 비정상적으로, 즉 22 mm 이하 또는 25 mm 이상으로 측정될 때, 환자의 협조가 나쁠 때도 재검사하여 그 결과 수치를 재확인해야 한다.

2) 각막곡률 측정법(keratometry)

수동식 혹은 자동 각막곡률계 keratometer를 사용하여 측정한다. 각막곡률계는각막의앞표면에서측정한곡률반경(r)은 굴절률(index of refraction : IR)을 이용하여 디옵터(D)로 변환한 값(K)으로 표시한다(K=

IR-1/r). 기계 종류에 따라 IR값은 달라진다. 최근에는 각막 형태검사 topography가 널리 보급되어 각막곡률계가 측정할 수 없는 경우에도 더 정확한 측정검사가 가능하지만 인공수정체 도수계산에 일반적으로 더 유효하다고 할 수는 없다.

각막곡률계에서 1디옵터의 오차는 인공수정체 도수에서 약 1디옵터의 오차를 가져오므로 정확한 계측이 필요하다. 각막곡률계검사에서 40디옵터 이하 혹은 47디옵터 이상의 결과에 대해서는 재측정이 필요하고 양안의 난시가 1디옵터 이상 차이가 나거나 굴절검사 혹은 쓰고 있는 안경 도수와 각막곡률계 측정치가 비정상적으로 차이가 나도 재측정 해야 한다.

2. 인공수정체 도수 계산공식

임상에서 사용되는 공식은 Binkhorst, Hoffer Q, Holladay I/II, SRK II,SRK/T, Haigis, Haigis-L 등이며, 대부분 생체 계측기들의 소프트웨어로 사용이 가능하나, Haigis와 Haigis-L은 IOL master로 계측이 가능하다. 안축장이 22~26 mm 사이의 일반적인 경우 각 도수 계산 공식간의 정확성은 큰 차이를 보이지 않으나 안축장이 평균치보다 큰경우 SRK/T의 정확성이 좀더 높고 안축장이 짧은 경우에는 Hoffer Q, Holladay II의 정확성이 좀 더 높은것으로 알려져 있다. 또한 생체 계측치가 비정상적으로 측정될 수 있는 경우 즉, 예를 들어 백내장이 아주 두꺼운 경우, 수술 중 섬모체해리가 발생했을때, 심한 고도근시 또는 고도원시에서도 이로 인해 인공수정체의 달라진위치로 전방각깊이 차이가 나므로 계산공식에 따른 도수의 오차가 날 수 있다. 각 계산공식들은 효과적으로 도수를 계산하기 위하여 모든 눈에 적용할 수 있는 상수constant를 사용하는데, 이 상수들은 A-상수, ACD(anterior chamber depth) 상수, 수술자 요소 surgeon factor들이다.

1) 1st generation

- SRK(axial length가 22~24.5일 때 정확)
- P=A-2.5 L-0.9 K(P: implant power, A: A constant, L: axial

length(AXL), K: average keratometer reading)
- 개개인의 차이와 술전측정치의 error, linear equation의 한계를 보정 하기위해 SRK II 적용

2) 2nd generation

- Binkhorst : ACD constant 적용

3) 3rd generation

- Holladay : surgeon' s factor 고려
- SRK/T : retinal thickness 고려(고도근시일때비교적정확함)
- Hoffer Q : ACD constant 적용

[양안 재측정해야 하는 경우]

1) AXL $<$ 22 mm, or $>$ 25 mm
2) 양안 AXL difference $>$ 0.3 mm
3) AXL와 refraction이 상관관계가 떨어질 때
4) Poor cooperation or fixation
5) K $<$ 40 D, $>$ 47 D
6) 양안 각막 난시가 1 D 이상 차이
7) corneal cylinder와 refraction cylinder의 상관관계가 떨어질 때
   cf) AXL 0.3 mm 차이가 1 D IOL power 차이
   K reading 1 D 차이가 1 D IOL power 차이
   radius curvature 0.2 mm차이가 1 D IOL power 차이

3. 일반 백내장의 인공수정체 도수의 결정

술 후 목표로 하는 굴절 상태를 얻기 위하여 환자의 이전 굴절 상태, 반대편 눈의 굴절이상 정도, 시력, 환자의 생활방식과 직업, 기대치 등을 고려하여 도수를 결정한다. 일반적으로 목표 굴절치보다 약간 근시 쪽으로의 도수를 선택하는 것이 좋다.

노안의 평균 발생나이인 45세 전후보다 젊은 연령층 혹은 근거리 작업이 많은 경우에는 -2~-4디옵터 정도의 굴절 상태로 나안에서 근거리 시력이 좋고 원거리 안경 착용을 원할 것이며, 노령층에서는 대부분 나안에서 좋은 원거리 시력을 더 원할 것이다. 양안에 백내장이 있을 때는 한쪽을 먼저 수술한 후 그 굴절 상태에 따라 부등시의 안경교정에 허용하는 범위 내에서 단안시 monovision의 선택 방법도 있을 수 있다. 반대편 눈에 전혀 백내장이 없는 단안의 수술에서는 반대편 눈의 시력과 굴절 상태를 고려하여 도수를 결정한다. 보동 2디옵터 이내의 부동시가 있을 때는 안경으로 교정했을 때 큰 문제는 없으므로 반대편이 +2디옵터에서 -2디옵터 이내 굴절 이상이면서 좋은 시력을 가졌다면 정시를 목표로 도수를 결정한다. 반대편 눈이 +2디옵터 이상의 원시, -2디옵터 이상의 근시이면서 교정 시력도 약 20/60 이하로 나쁘다면 반대편 도수에 상관없이 환자의 선택에 따라 원거리, 근거리 시력에 맞춘 도수를 결정한다. 이때 반대쪽 눈의 시력이 약 20/60 이상의 좋은 시력을 가졌다면 일반적인 방법으로 약 2디옵터 이내의 부동시를 목표로 하여 낮은 도수를 목표로 도수를 결정한다.

4. 인공수정체 List

[Monofocal IOL]

1) MI60 : 118.7(제조사 추천 118.4)

2) Alcon(SN60WF, IQ) : 119.1(제조사 추천 118.7)

3) Alcon(CZ70BD) : 118.8

4) Alcon(MA60BM) : 118.9

5) BioVue 3 : 118.2

6) BioVue4 PAL : 118.0(제조사 추천 118.4)

7) HOYA(YA-60BBR) : 118.4

8) Rayner : 118.0

9) SA60AT(Acrylsof natural) : 118.4

10) Sensar(AR40e) : 118.4

11) Technis(ZA9003) : 118.7(제조사 추천 119.1)

12) Toric(SN60T3, SN60T 4, SN60T 5) : 118.4

[Multifocal IOL]

13) RESTOR(SN6AD3-4D, SN6AD1-3D) : 118.9(SRK-T)

14) Technis multifocal(ZM900) : 119.0(SRK-T)

5. 소아백내장에서의 인공수정체 도수 결정

성인에 적합한 인공수정체 도수는 시력 발달에 가장 중요한 시기에 심한 부족교정을 초래하는 경향이 있어 Awner 등은 수술 직후 정시가 예상되는 인공수정체 도수 삽입을 권장하였으며 Crouch 등은 6세 이하의 유아는 술 후 1~2디옵터 원시가 되도록, 6세 이후는 정시가 되도록 하고 2.5디옵터 이상의 부등시를 피하여 도수를 결정하는 것이 좋다고 하였다. Gimbel 등과 Buckley 등도 수술 직후 굴절력이 2세 이하는 +4디옵터, 2~4세는 +3디옵터, 4~6세는 +2디옵터, 6~8세는 +1디옵터, 8세 이후는 정시가 되도록 도수를 권장했으나, 반대안과의 굴절력 차이가 3디옵터 이하가 되도록 보정해야 한다고 하였다. Benezra 등은 1세 이후 대부분의 정상 크기의 눈에서 구면렌즈 대응치의 값이 +2.0±1.0디옵터가 되려면 21.0이나 22.0디옵터의 인공수정체를 삽입해야 한다고 하였다.

6. 전층각막이식술과 동반된 경우의 인공수정체 도수 결정

전층각막이식술과 백내장수술을 동시에 시행하는 경우 대부분 수술 전 각막의 굴절력을 정확히 측정하는 것이 불가능하기 때문에 인공수정체의 도수를 결정하는 것은 어렵다.

수술자에 따라 다르지만 다음과 같은 몇 가지 방법을 사용할 수 있다.

1) 각막 질환 이전의 각막 굴절력을 알 수 있다면 그 값에 따라 도수를

계산한다.

2) 이전 병력에서 양안의 시력, 굴절 차이가 없었던 것으로 예측되면 반대편 눈의 각막 굴절력을 측정하여 그 값으로 도수를 계산한다.

3) 최근 수술자의 전층각막이식술 후 각막 굴절력통계에 근거하여 그 평균값을 이용하여 도수를 계산한다.

4) 각막 굴절력을 42~43디옵터로 사용하거나 수술자의 최근 평균 인공수정체 도수, 예를 들어 20혹은 21디옵터로 정한다.

7. 각막 굴절교정수술을 받은 경우의 인공수정체 도수 결정

1990년대부터 엑시머레이저를 이용하여 각막굴절력을 변화시켜 시력을 교정하는 PRK, LASIK, LASEK 등의 수술이 많이 시행됨에 따라 향후 이들 수술을 받은 많은 사람들이 나이가 들어가면서 백내장 수술을 받아야 할 인구가 급격히 증가하리라 예상된다. 이들에게 백내장수술시, 인공수정체 도수 계산 시에 각막굴절교정수술을 받지 않은 사람에 적용되는 기존의 방법을 그대로 사용하면 근시교정을 받은 사람에서는 목표 굴절력보다 원시가, 원시 교정을 받은 사람에서는 근시가 생기게 되는데 이 장에서는 그 원인과 해결방법을 알아 보기로 한다.

1) IOL power 오류원인

(1) 부정확한 각막굴절력

백내장 수술시 인공수정체 도수계산에서 각막굴절력(=K)값을 측정하는 기존의 각막곡률계(keratometer)나 각막형태검사계(corneal topography)는 각막후면을 측정할 수가 없기에 각막전면만의 곡률을 갖고, 전면과 후면이 있으며 540 μm 정도의 두께를 가진 각막의 굴절력을 도출해내기 위하여 여러 가정의 단계를 거친다. 즉 각막이 한 면만으로 이루어진 굴절체이며 또한 완전한 구(sphere) 또는 구면원주(spherocylinder)의 형태라고 가정하고, 각막 전면 중심부 직경 약 3.0 ~

3.5 mm 부위에서 반사되는 상 image 크기를 측정하여 그로부터 각막의 반경 radius을 corneal radius(mm) = 2 × (cornea to mire distance) × (corneal image size) / mire size 식을 이용하여 계산하고, 이 반경으로부터 diopter로 표시되는 각막의 전체굴절력을 각막굴절력corneal refracting power(D)=1.3375/ corneal radius(meter로 표시된 값) 식을 이용하여 계산한다.

이상의 두 식에서 사용된 가정 즉 각막이 한 개의 굴절면 만을 가진 완전한 구 또는 구면원주의 형태이며 그 굴절계수는 1.3375를 가진다는 두 가지 가정이 각막굴절 교정수술 후에는 맞지 않게 되는데, 근시교정의 경우에는 각막중심부가 주변부보다 상대적으로 낮게 되고 원시 교정의 경우에는 그 반대로 되기 때문이다. 1.3375라는 굴절계수는 위의 가정을 위해 임의로 도출해 낸 숫자로서 실제 눈의 어느 구조물의 굴절계수도 아니기에 각막곡률계 굴절계수(keratometric index)라고 하며, 실제 눈에서는 각막 굴절계수는 1.376이며 그 전면의 공기는 1.0이고 후면의 방수는 1.336의 굴절계수를 갖고 있다.

(2) 인공수정체 도수 계산식에서의 오류

최근 많이 이용되는 인공수정체 도수계산 공식인 3, 4세대 인공수정체 돗수계산공식에서는 K값을 이용하여 앞방 깊이Anetrior chamber depth or effective lens position(=ELP)를 구하게 되는데, 이를 계산하는데 있어 굴절교정수술 후의 K를 사용하게 되면 근시교정안의 경우 계산값이 실제보다 낮은 값(IOL의 위치가 보다 각막에 가깝게 위치하는 것)으로 계산되어 백내장 수술 후 정시가 되는 IOL power가 낮게 계산되어 백내장 수술 후 목표굴절력보다 원시로 나타나는 요인이 되며 원시의 경우에는 그 반대로 된다.

따라서 이를 해결하기 위해서 인공수정체 도수를 구하는 공식에서 눈 안에서의 인공수정체의 위치를 계산하는 부분에서는 수술 전의 K값을 사용하고 눈의 굴절력을 측정하는 부분에서는 수술 후의 K값을 사용해야 한다는 “double-K” 방법이 제시되었는데(Aramberri, 2003) 이에 대한 보다 자세한 설명은 다음장에서 다루기로 한다.

2. 수정체 도수 오류 해결방법

(1) 수술 전 Data가 있을 때

① 임상병력방법 Clinical History Method

이 방법은 수술 전의 K 값과 수술 후 안정기로 생각되며 수정체의 백내장 변화가 생기기전인 굴절교정수술 후 대략 6개월이내 시점에서의 굴절검사값을 알 때 이용할 수 있는 방법들이다. 예를 들면 수술 전 현성굴절이상구면대응치 Manifest refraction spherical equivalent MRSE가 -8.63 D이고 K값이 44.25이고 수술 후 MR값이 -0.5 D, 검영검사가 이루어진 거리가 vertex distance 눈앞 12.5 mm라면

예) Rc = Rv/í1 -(v × Rv)ý식에 의해

(-8.63)/ í1-0.0125 ×(-8.63)ý = 7.79(D) : 각막면 굴절이상 값

Rv : -0.5(D) → Rc : -0.49(D) : 굴절교정수술 후 각막면 굴절이상 값

MR change at cornea(=DMR) = 7.79 - 0.49 = 7.3(D)

따라서 IOL power 계산시 keratometry나 topo로 측정된 K값(39.25)

대신에 "True K" = 44.25 - 7.3 = 36.95

Rc = refraction at the corneal plane, Rv = refraction at the vertex distance

하지만 이렇게 계산된 K값을 인공수정체 계산에 사용하면 인공수정체 도수 계산식에서의 오류에서 말한 바와 같이 인공수정체의 위치가 각막에 가깝게 위치하는 것으로 계산되어 여전히 인공수정체의 도수가 근시교정안에서는 낮게 나와 백내장 수술 후 원시안이 되므로, 수정체 도수 계산식의 전반부인 수정체 위치를 계산하는 부분에서는 수술 전의 K값을 사용하고 눈의 굴절력을 측정하는 부분에서는 수술 후의 K값을 사용하는 "double-K" 방법을 사용하면 정확성이 높아지는 것으로 보고되었다

(Aramberri, 2003 ; Savini 등 2006).

이렇게 정확하지만 복잡한 과정을 거치지 않고 수정체 도수의 상대적 정확성을 높이기 위한 대체방법으로 위 예에서 vertex distance를 고려하지 않으면 8.63 D - 0.5 D = 8.13 D이므로 "True K" = 44.25 - 8.13 = 36.12를 수술 후 실제 K값으로 생각하고 이 값을 IOL power 계산 시 사용하면 보다 정확한 수정체도수를 계산해 낼 수 있음이 보고되기도 하였다(Latkany 등 2005).

② Feiz-Mannis 방법

이 방법은 굴절교정수술 후 각막의 k를 구하는 것이 아니라 직접 IOL power를 계산하는 방법으로 굴절교정수술 전의 K 값과 수술 후 안축장을 이용하여 굴절교정수술 전 정시안이되는 인공수정체도수인 IOL의 theoreticalpower를 계산하고 이 값에 수술로 교정한 양 DMR을 0.7로 나눈 값을 더하여 굴절교정 수술후안에서 정시안으로 되는 수정체 도수를 결정한다.

예) IOL power = IOLtheopower + DMR /0.7

preLASIK k와 postLASIK AXL을 이용하여 구한 IOL power가 12 D

LASIK 수술로 교정한 근시양(DMR)이 -7.0 D라면

12.0 D + 7.0 / 0.7 = 22.0 D가 IOL power

③ EffRPadj(Effective refractive power) 방법

EyeSys 각막형태계(EyeSys Technologies, Inc., Houston, TX, USA)를 이용하는 방법으로 이 기계에 있는 Holladay Diagnostic Summary software에서 EffRP구하고 PostLASIK K = EffRP - 0.15 × DMR(굴절수술교정양)의 식을 이용하여 굴절교정수술각막의 k값을 구한다.

예) EffRP = +38, DMR = 6이면 38 - 0.15×6 = 37.1(D)가 true K

Wang 등은 인공수정체도수결정에서는 이 방법으로 구한 K 값에 double-K방법을 결합하였을 때 다른 방법들에 비해 가장 정확한 결과를

얻었다고 보고하고 있다(Wang등 2004).

하지만 이 방법은 EyeSys 각막형태계가 있어야만 사용할 수 있는 점이 단점이다.

④ 각막우회방법 Corneal bypass method

각막굴절교정수술로 변한 각막의 굴절력 Kpost를 고려하지 않아도 된다 하여 각막우회로 이름이 붙여진 이 방법은 굴절교정수술 전 각막의 Kpre값과 수술 후 안축장의 길이를 인공수정체 도수계산식에 대입하여 굴절교정수술 전의 굴절이상치를 그대로 얻을 수 있는 인공수정체 도수가 백내장 수술 후 정시안이 되는 인공수정체 도수가 된다(Walter등 2006).

예) 라식 수술 전 근시값 : -11.75D, K : 43.87/44.97

라식수술 후 백내장 발생되기전 굴절이상이 정시이고

백내장 수술시 안축장 : 28.54라 하면

인공수정체 도수 공식(이 연구에서는 Holladay 공식)에 위의 값을 대입하고 정시가 아니라 -11.75 D의 굴절이상치가 얻어지는 인공수정체 도수를 계산하면 19.5 D로 계산되므로 19.5 D의 인공수정체를 백내장 수술시 삽입하면 수술 후 정시안이 된다.

이 방법의 근본 원리는 a+b=c라면 b+a=c인 바와 같이 백내장 수술과 굴절교정 두 수술을 합하여 그로 인한 눈의 굴절상태가 정시(또는 원하는 굴절이상값)라면 두 수술의 순서는 바뀌어도 그 결과는 같으므로 백내장 수술을 먼저하면서 굴절교정수술 전의 눈의 굴절상태 그대로를 유지하는 도수의 인공수정체를 삽입한 후 나중에 굴절교정수술로 정시안(또는 원하는 굴절이상값)을 만들었다고 가정하면, 굴절교정수술 후의 변화된 각막상태를 고려하는 복잡한 과정을 우회할 수 있다는 것이다. 9안의 증례에서 상당히 정확한 결과가 보고되었지만 굴절교정수술 전의 Kpre를 알아야 한다는 점은 여전히 단점으로 작용하고 있다.

⑤ Masket 회기공식방법 regression formula

인공수정체 도수보정 = 굴절교정수술량 ×(-0.326) + 0.101의 회기 공식에서 구한 값을 계산된 인공수정체 도수에 더해 준다.

예) 근시교정안인 경우 수술 후 K값을 SRK/T 공식에 대입하여 백내장 수술 후 정시안이 될 예측 수정체 도수가 16.0 D, 굴절수술교정량은 -6.0 D 라면 -6.0×(-0.326) + 0.101 = +2.057 D이므로 16+2+18 D인 인공수정체를 삽입하면 정시안이 된다.

원시교정안인 경우 굴절교정수술 후 K값과 안축장을 Hoffer Q공식에 대입하여 백내장 수술 후 정시안이 되는 인공수정체 도수가 +22 D이고 원시교정량이 +3.0 D라면

+3.0 ×(-0.326) + 0.101= -0.877 D이므로 22 D대신에 21 D의 인공수정체를 삽입하면 정시에 가깝게 된다.

(2) 수술 전 Data를 모를 때

이 방법들은 수술 전의 K값이나 Refraction값, 수술교정량(=DMR) 등을 모를 때 이용하는 방법들이다.

① 콘택트렌즈 이용법

기본만곡도 base curve(=bc)를 알고 있는 콘택트렌즈를 착용시킨 상태에서 검영법을 시행하여 다음의 식을 이용하여 K값을 구한다.

CLBC + CLP(power) + CLoverrefraction - MR

예) 39.0 D + 1.0 D + (-3.0 D) - (-0.5 D) = 37.5(D)가 각막굴절력이 된다.

백내장에 의한 시력이 20/80 미만으로부터 Refraction이 되지 않는 심한 백내장 환자에서는 이 방법을 사용할 수 가 없으며 또한 수정체 경화에 의한 굴절이상이 오류의 원인으로 작용하는 단점이 있고 여러 연구에서 그 부정확성이 실제로 입증되어 잘 사용되지 않는다(Argento 등 2003, Wang 등 2004).

② Maloney 방법

이 방법은 Humphrey사의 ATLAS Topo를 이용하여 central topographic power를 구하고 다음의 식을 이용하여 굴절교정수술 후의 K값을 구한다(Wang등 2004).

Central power(K) = central topographic power ×(376/337.5) - 4.9

③ 변형 Maloney 방법

Maloney method를 이용하였을 때 여전히 원시로 나오므로 상기(2)항의 식의 마지막 부분의 상수인 4.9를 6.1로 바꾸어 굴절교정수술 후의 K값을 구할 때, 보다 정확한 K값을 구할 수 있음이 보고되었는데 따라서 다음의 식에서 굴절교정 수술 후 중심부 각막의 굴절력을 구하고 그 값과 double-K 방법을 병용하였을 때 정시안에 근접한 인공수정체 도수를 얻을 수 있다고 보고되고 있다(Wang등 2004).

Central power = central topographic power ×(376/337.5) - 6.1

④ Orbscan 각막형태검사계 이용법

각막전후면의 만곡도 및 각막두께측정이 가능한 이 각막형태검사계의 total-mean(2 mm) & total-optical(4 mm) power maps에서 제시 되는 K값이 굴절교정수술로 변화한 양과 가장 근사치를 보인다는 보고(Sönego-Krone등 2004)가 있으므로 이렇게 구한 K값과 수술 전 K값을 이용하여 Double-K방법을 사용하여 인공수정체 도수를 구하면 정확한 도수의 인공수전체 값을 구하리라 예상된다. 하지만 굴절교정수술 전의 Kpre값을 모르는 경우 Kpost값을 인공수정체도수 공식에 대입하면 앞 duoble-K방법에서 지적한대로 여전히 원시로 나올수 있음을 주의해야 한다. 국내의 연구로 각막전면은 자동각막곡률계를 이용하고 후면은 Orbscan을 이용하여 측정한 값의 합인 K1과 Orbscan을 이용하여 각막전후면의 만곡도를 측정하여 계산한 K2값 중 낮은 값인 lowK를 double-K 보정없이 SRK/T 공식에 대입하여 실제 백내장수술을 시행하였을 때, 백내장 수술 후 역으로 계산한 real K값과의 차이가 0.02 ± 0.53 D로 높은 정확도를 보이고 있음이 보고되었다.

⑤ Pentacam 이용법

현재 이용되는 각막형태검사계중 Orbscan과 더불어 각막후면까지 측정이 가능한 또 다른 기계인 Pentacam의 순각막굴절력지도 True net power map은 각 지점에서의 각막전후면을 고려한 실제의 각막굴절력을 표시하는 것으로 이 지도에서 각막중심부의 각막굴절력 K를 인공수정체 도수계산식에 Double-K 보정없이 그대로 대입하였을 때 백내장 수술 후 수정체 도수의 오류가 거의 없음이 알려지고 있으며 저자의 경우 굴절교정수술 전 기록이 없는 굴절교정수술환자의 백내장 수술시 주로 이 방법을 사용하고 있다.

Pentacam의 순각막굴절력지도(그림 3-1). 이 지도에서 각막중심부의 K값인 36.0 D를 인공수정체 도수계산식에 대입하여 수정체도수를 구한다.

(3) IOL power 공식상의 오류 보정 : Double-K방법(Aramberri, 2003) (표 3-1)

위에서 설명한 방법 중 굴절교정 수술 후 각막굴절력을 구하는 방법인 임상병력방법, EffRP, Orbscan total-mean(2 mm)과 total-optical(4 mm) power maps, Maloney방법 등을 사용하여 각막굴절교정수술 후의 K값을

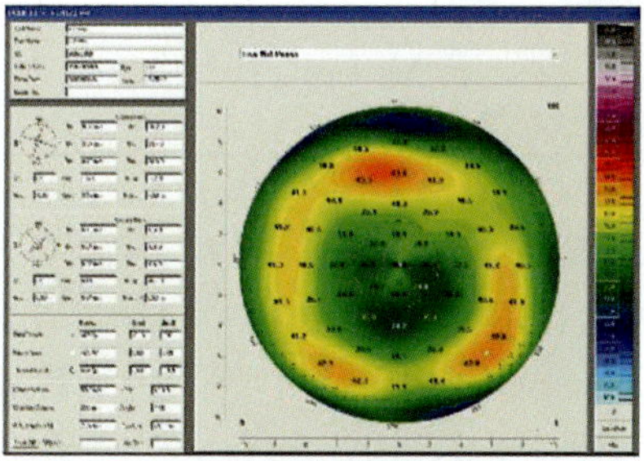

그림 3-1 Pentacam의 true net power map

표 3-1 IOL power 공식상의 오류 보정 : Double-K방법

Refractive Correction	Axial Length (mm)											
	19	20	21	22	23	24	25	26	27	28	29	30
2	0.7	0.7	0.7	0.7	0.7	0.7	0.7	0.6	0.6	0.5	0.4	0.3
	0.5	0.4	0.4	0.3	0.3	0.2	0.2	0.2	0.1	0.1	0	0
	0.4	0.5	0.5	0.5	0.5	0.5	0.5	0.4	0.4	0.3	0.2	0.1
3	1.0	1.0	1.0	1.0	1.1	1.1	1.0	1.0	0.9	0.8	0.7	0.6
	0.7	0.6	0.5	0.5	0.4	0.3	0.3	0.3	0.2	0.2	0.1	0
	0.7	0.7	0.7	0.7	0.7	0.7	0.8	0.7	0.6	0.4	0.3	0.2
4	1.3	1.3	1.3	1.4	1.4	1.4	1.4	1.3	1.2	1.1	0.9	0.8
	1.0	0.8	0.7	0.6	0.5	0.5	0.4	0.3	0.3	0.2	0.1	0
	0.9	0.9	0.9	1.0	1.0	1.0	1.1	0.9	0.8	0.6	0.5	0.4
5	1.7	1.7	1.7	1.7	1.7	1.8	1.7	1.6	1.5	1.4	1.2	1.1
	1.2	1.0	0.9	0.8	0.7	0.6	0.5	0.4	0.4	0.3	0.2	0
	1.1	1.2	1.2	1.2	1.2	1.3	1.3	1.2	1.0	0.8	0.7	0.5
6	2.0	2.0	2.0	2.0	2.1	2.1	2.1	2.0	1.8	1.7	1.5	1.4
	1.4	1.2	1.0	0.9	0.8	0.7	0.6	0.5	0.5	0.4	0.3	0.1
	1.4	1.4	1.4	1.5	1.5	1.6	1.6	1.5	1.2	1.0	0.8	0.7
7	2.3	2.3	2.3	2.4	2.4	2.5	2.4	2.3	2.2	2.0	1.8	1.7
	1.6	1.4	1.2	1.1	0.7	0.8	0.7	0.6	0.6	0.5	0.3	0.7
	1.6	1.6	1.7	1.7	1.8	1.8	1.9	1.7	1.5	1.2	1.0	0.9
8	2.6	2.6	2.6	2.7	2.7	2.8	2.8	2.6	2.5	2.3	2.2	2.0
	1.8	1.6	1.4	1.2	1.1	1.0	0.8	0.7	0.7	0.6	0.4	0.2
	1.8	1.9	1.9	2.0	2.0	2.1	2.2	2.0	1.7	1.5	1.2	1.0
9	2.9	2.9	2.9	3.0	3.1	3.2	3.1	3.0	2.8	2.7	2.5	2.3
	2.0	1.7	1.5	1.3	1.2	1.1	1.0	0.8	0.8	0.7	0.5	0.2
	2.1	2.1	2.2	2.2	2.3	2.4	2.5	2.3	2.0	1.7	1.4	1.2
10	3.1	3.2	3.2	3.3	3.4	3.5	3.4	3.3	3.1	3.0	2.8	2.5
	2.2	1.9	1.7	1.5	1.3	1.2	1.1	1.0	0.8	0.7	0.6	0.3
	2.3	2.4	2.4	2.5	2.6	2.7	2.8	2.6	2.2	1.9	1.7	1.4

계산하고 그 값으로 IOL power를 계산시에 여전히 백내장수술 후 1.0~3.0 D 정도의 원시가 남을 수 있으므로 이를 보정하기 위하여 3세대 공식(SRK/T, Hoffer Q, Holladay1)이용 시 아래에서 예를 든 SRK/T공식에서와 같이 눈안에서의 인공수정체 위치인 ELP(=ACD) 계산시에는 굴절교정수술 전 Prerefractive surgery K(Kpre)를 사용하고 vergence formula시에는

굴절교정수술 후 Postrefractive surgery K(Kpost)를 사용함으로써 인공수정체 위치를 계산하는데서 올 수 있는 오차를 줄일 수 있다는 것이 보고되었다. 이 때 Kpre를 모를 때는 44.0 D로 넣어 계산한다. 실제로 이 보정방법은 임상에서 적용하기에 위에서 보듯이 복잡한 계산식을 거쳐야 하므로 수술 후의 K값을 그대로 IOL power공식에 대입하여 IOL power를 구하고 아래에서 제시되는 표를 이용하여 IOL power를 보정하는 방법이 제시되기도 하였다(Koch등 2003).

마지막으로 위에서 제시된 모든 방법을 사용할 지라도 오차가 있을 수 있으므로 수술 후 다시 수정체 교환이나, 추가굴절교정수술, 또는 차이가 나는 만큼의 도수의 인공수정체를 추가해 넣는 piggyback IOLs수술을 더 할 수 있음을 수술 전에 미리 설명해야 한다.

예를 들면 안축장의 길이가 27 mm이고 수술교정량이 6 D이고 SRK/T 공식으로 IOL power를 구한다면, 각 교정량의 첫번째줄이 SRK/T(둘째줄 - Hoffer Q, 셋째줄 - Holladay I)공식이므로 위의 표에서 6 D의 첫번째 줄과 27 mm 가 만나는 점의 1.8 D를 더해준다.

[유리체강 내에 실리콘 기름이 있는 경우의 인공수정체 도수 계산]

유리체강 내에 실리콘 기름이 들어 있으며 목표치보다 원시로 될 가능성이 높다. 그 이유는 실리콘 기름이 들어 있는 눈에서 안축장을 측정할 때 초음파의 이동 속도가 정상 유리체와 다르기 때문에 오차가 발생하며 이는 수정체 유무에 따라서도 달라진다. 실리콘 기름이 유리체강 내에 있으면 수술할 눈의 각막 곡률값과 실리콘 기름 주입술 전에 측정한 안축장 혹은 반대편 눈의 안축장을 이용하여 인공수정체 도수를 계산하고 차후 실리콘 기름의 제거 예정 여부도 고려하여 인공수정체 도수를 결정한다. 또한 A scan의 실리콘 기름 모드를 사용해서 측정하여 비교할 수 있다.

Catholic University of Korea 임상진료지침

04 Ophthalmology

소아 백내장

소아백내장은 소아 연령에서 수정체의 혼탁으로 인해 시력 저하를 보이는 질환으로 출생아 2,000명중 약 1명의 비율로 발생한다.

1. 발생 원인 및 동반 이상

일반적으로 소아백내장의 약 1/3은 다른 질환과 동반되며, 1/3은 유전성이고, 나머지 1/3은 원인을 모르는 경우이다. 양측인지 편측인지에 따라 원인이 다르므로(표 33-1) 소아백내장 환자의 검사시 양안 모두를 검사해야 한다.

1) 양측 소아백내장

편측 백내장과 달리 유전적인 원인이 많고 전신 질환과의 연관성도 높다. 대사성 질환, 두개안면 기형, 염색체이상, 자궁내 감염 등과 관련될 수 있다. 양측 소아백내장의 약 60%가 유전적이거나 또는 다른 원인이 있는 경우이다.

2) 편측 소아백내장

국소 발육이상으로 인하며, 전신 질환이나 유전과는 대개 관련이 없으며 원인을 모르는 경우가 많다. 안구발생장애와 관련된 백내장에는 일차유리체증식증, 후원추수정체, 전극백내장, 전방발생장애증후군 등이 있다.

3) 특정 원인

소아백내장과 동반되는 몇 가지 원인과 증후군은 다음과 같다.

(1) 유전 백내장

상염색체 우성 유전이 가장 많다. 표현 정도가 다양하므로 환자의 부모를 검사해야 한다.

(2) 자궁내 감염

임신시 어머니의 TORCHS 감염이 원인이 된다(TO : toxoplasmosis 톡소플라스모시스, R : rubella 풍진, C : cytomegalic inclusion disease 거대세포 함입 감염, H : herpes simplex 단순 헤르페스 감염, S : syphilis 매독). 그 중 모체의 풍진 감염이 선천백내장과 가장 관계가 있다. 풍진 바이러스가 수정체를 침범함으로써 생기며 대개는 양측이다. 각막혼탁이 처음에 나타나며 그 외 선천녹내장, 소안구증, 망막염 등이 동반된다. 전신적으로 선천심장결손, 청력이상, 정신지체 등이 있을 수 있다.

(3) 염색체 이상

다운증후군(trisomy 21), Patau증후군(trisomy 13), Edward증후군(trisomy 18) 등이 관련이 있다.

(4) 대사 질환

① 갈락토오스혈증(Galactosemia)

유소아에서 이유 없이 양측 백내장이 있을 때 생각해 봐야 한다. 초기에 특징적인 기름방울 모양 oil droplet 백내장을 보이고 진행되면서 층판 백내장이 된다.

② 파브리병(Fabry disease)

환자의 50%에서 백내장이 생기는데 후부에 가지모양의 spoke-like 혼탁이 특징적이다. 각막에 whorl-like 혼탁이 생기기도 한다.

(5) 신장질환

① 로우 증후군(Lowe syndrome)

성염색체 열성으로 유전되는 병으로 안구, 뇌, 신장에 이상이 있으며 선천백내장, 선천녹내장이 올 수 있고 신세관이상, 정신지체 등이 나타난다.

② 알포트 증후군(Alport syndrome)

성염색체 우성으로 유전되며 앞원추수정체가 특징적이다. 전신적으로 출혈신장염과 청력 상실이 있다.

2. 진단 및 검사

1) 진단

유아는 백내장이 심한 경우를 제외하고는 의사 소통이 힘들고 본인이 증상을 호소하지 않아 흔히 진단이 지연된다. 백내장이 심할 경우 동공이 하얗게 반사되는 전형적인 백색동공(leukocoria)을 보이며 또 시각적인 관심이 적고 안구진탕, 사시 등의 증세가 동반되기도 한다. 양안에 선천백내장을 가지고 있어 시력저하가 심하면 안구진탕이나 행동발달 지연 등이 나타날 수 있으며 증상이 심하지 않으면 늦게 발견된다. 단안 백내장은 반대쪽 눈의 시력이 좋으므로 생활에 지장이 없어 늦게 발견되는 경우가 많으며 안구진탕이나 시각장애를 보이지는 않지만, 양안시 기능의 장애로 인해 사시가 나타나기도 한다.

소아백내장은 조기진단과 치료가 시력예후에 매우 중요하며, 부모가 발견하지 못하는 경우가 많아 screening 검사가 중요하다. 어두운 암실에서 30~90 cm 떨어져 밝은 직접 검안경으로 양안을 동시에 비추면 붉은 오렌지 빛의 반사를 동공을 통해서 관찰할 수 있다. 이 검사를 illumination test, red reflex test, 또는 Bruckner test라고 하며 간호사, 소아과의사, 가정의학과의사 등도 쉽게 시행할 수 있다. 이런 검사는 모든 신생아에게 시행해야 하며 망막반사에 이상이 있을 때는 즉시 안과전문의에게 의뢰해야 한다. 검영굴절검사(skiascopy)로도 진단이 가능하며 세극등검사로 확진하게 된다. 백내장의 가족력과 다른 안구이상은 진단에 도움이 되며 유전성 백내장을 가진 가족은 유전상담을 받아야 한다.

2) 검사

백내장의 검사는 혼탁의 크기, 농도, 위치, 시력에 미치는 영향을 평가하고 동반된 안질환이 있는지 확인한다. 또 문진을 통해 선천성인지, 후천성 혹은 외상성 백내장인지 구분하고 임신 중 약물사용, 감염, 방사선 노출 등을 알아보아야 한다.

(1) 시력측정

수술 여부의 결정을 위해 시력측정이 가장 중요하다. 협조가 되지 않는 유아에서는 주시 및 추종검사로 시력을 추정할 수 있으며 어느 정도 협조가 가능하면 사진 카드(picture cards), E 시력표(illiterate E), 한천석 시력표 등을 이용해 시력을 측정한다. 최대교정시력을 얻기 위해 조절마비 상태에서 망막검영기나 자동굴절검사계로 굴절검사를 하고, 감각융합검사, 입체시검사 등으로 양안시 기능을 알아본다. 사시의 유무와 안구운동의 장애가 있는지도 검사한다. 동공반사를 통해 구심성 동공운동장애가 있는지 확인한다.

(2) 세극등검사

세극등으로 홍채의 기형 및 유착, 모양체소대 용해, 후구형수정체(posterior lentiglobus), 팽대백내장, 전낭과 후낭의 혼탁반plaque, 과거 안외상의 흔적 등 전안부의 이상을 검사한다. 또한 백내장의 범위와 위치를 관찰하면 백내장의 원인과 예후를 아는 데 도움이 된다. 간접검안경으로 유리체 망막의 이상을 검사한다.

인공수정체의 도수를 결정하기 위해 안축장과 각막만곡도를 측정하며 외상이 있어 측정이 어려운 경우는 반대측 눈을 측정해 근사치로 사용한다.

각막지름을 측정해 소안구증과 소각막을 감별할 수 있다.

Tonopen이나 Schiz 안압계로 안압을 측정하고 그 외 B-scan, 전기생리학적 검사를 시행한다.

소아과 전문의에 의뢰해 전신상태와 동반기형을 검사하고 톡소플라스마증(toxoplasmosis), 풍진(rubella), 거대세포바이러스증(cytomegalovirus), 단순포진(herpes simplex), 갈락토오스혈증(galactosemia), 부갑상선기능저하증(hypoparathyroidism) 등도 검사해야 한다.

3) 증 상

백내장이 심한 유아는 백색동공을 보이며 양안에 백내장이 있으면 시각적 흥미 감소, 발달장애가 나타난다. 안구진탕이 있으면 시력예후가 나쁘다는 것을 예상할 수 있다. 또한 주시 및 추종의 감소나 소실, 사시, 소안구증, 눈부심 등도 나타날 수 있다. 특히 눈부심은 층판백내장에서 많이 나타난다. 망막반사의 이상으로 수정체의 작은 혼탁도 알아낼 수 있는데 산동하지 않은 동공을 통해 직접 검안경이나 망막검영기로 검사해 보면 백내장이 있는 눈에서 시력예후를 예측하는 데 도움이 된다. 중심부에 3 mm 이상의 혼탁이 있을 때는 시력에 영향을 줄 가능성이 많다.

4) 형태학적 분류

핵백내장, 층판백내장, 극백내장, 후원추수정체백내장, 일차유리체증식증 등으로 나눌 수 있다.

(1) 핵백내장(Nuclear cataract)

대개 양측성으로 2~4 mm 정도 크기의 진한 중심성 혼탁을 보이며 시력예후는 나쁘다. 소안구증과 동반해 발생하기도 하며 상염색체 우성, 상염색 체 열성, 또는 X 염색체 연관 유전으로 유전된다.

(2) 층판백내장(Lamellar cataract)

가장 흔한 형태의 백내장이며, 수정체핵은 깨끗하고 Y자봉합 주변부에 특징적인 혼탁층이 있다. 대개 양측성으로 발생하며 지름이 5 mm 이상이다. 선천성이라기보다는 후천성, 진행성이라고 할 수 있다. 유전되는 경우가 많으며 시력예후는 좋다.

(3) 전극백내장(Anterior polar cataract)

1~2 mm 이하로 작으며 대개는 진행을 하지 않는다. 수술이 필요한 경우는 드물고 시력예후는 아주 좋다.

(4) 후원추수정체(Posterior lenticonus)

후수정체막의 팽대를 동반한 후방수정체 혼탁으로 흔히 선천백내장으로 진단되지만 대부분 유년기에 발생하며 천천히 혹은 빨리 진행한다. 수술을 하면 시력 결과는 아주 좋은 편이다.

(5) 전 또는 후낭하백내장(Anterior and posterior subcapsular cataract)

전낭 혹은 후낭 바로 밑에 혼탁이 있으며 대부분 출생 후 발생한다. 전낭하백내장은 원인 미상이 많으며 기타 외상과 연관이 있거나 알포트증후군과 잘 수반한다. 후낭하백내장을 유발하는 다운증후군, 스테로이드 장기 사용, 외상, 원인 미상 등과 연관이 있다. 흔히 후낭의 위치 때문에 백내장의 정도보다 더 시력을 저하시키며 수술이 필요하다.

(6) 일차유리체증식증(Persistent hypertropic primary vitreous)

태생기 유리체 동맥이 퇴화되지 않고 남아 있는 것으로 소안구증을 흔히 동반하며 이차성 녹내장이 자주 발생한다. 대부분 단안성이며 수술 후 시력 예후는 후안부의 상태에 따라 다양하다.

3. 수술 적응증

1) 약시 발생과 수술시기

소아백내장은 시력 저하의 가장 흔한 원인으로 교정 후에도 약시가 흔히 존재한다. 생후 몇 개월 간 시력발달에 중요한 시기에 망막 자극의 결핍은 후에 비가역적인 약시를 초래한다. Rodgers 등은 양안 백내장의 경우 생후 2개월 전에 치료하지 않으면 비가역적인 약시와 안진이 올 가능성이 높다고 했고, Birch와 Stager 등은 단안 백내장의 경우에도 2개월 내에 수술해야 한다고 했다. 또한 대부분의 저자들이 시력에 영향을 줄 만한 단안 혹은 양안 백내장의 경우에는 생후 1주 내에 수술과 더불어 시력교정을 해주는 것이 가장 좋다고 했으며 조기에 시력 재활치료를 해야 좋은 시력과 융합을 얻을 수 있다고 했다.

모든 소아백내장이 출생시부터 시력에 영향을 주는 것은 아니다. 층판 백내장이나 일차유리체증식증, 후원추수정체와 같이 점점 진행하는 경우에는 중요 시기 이후에 수술해도 시력예후는 좋다.

2) 수술 적응증

수술을 결정하기 위해서는 가능한 방법을 통해 환자의 시력 정도를 평가해야 한다. 직접검안경이나 망막검영기로 검사하는 red reflex test로 시력 저하를 간접적으로 판단할 수 있다. 임상적 방법으로 단안과 양안 주시 형태 검사법과 손바닥 위의 작은 물체를 집어 올리도록 하는 행동검사방법이 있다. 직접검안경검사에서 망막의 세부기관이 명료하게 보인다면 시력에 큰 영향을 주지 않는다. 또 문양 시유발전위검사나 주시선호검사 역시 시력측정에 유용하다.

형태학적인 검사로 Wright는 중심부에 3 mm 이상의 혼탁이 있거나, 후백내장posterior cataract, 혼탁이 중심부에 촘촘하게 있는 경우 수술 적응증이 된다고 하였다. 시력검사가 가능한 아이는 보통 0.3 이하의 시력에서 수술을 고려한다. 그러나 시력 외에도 눈부심이나 밝은 곳에서의 사시 발생, 양안시의 저하 등도 수술의 적응증이 될 수 있다.

3) 비수술적 치료

3 mm 이하의 부분 백내장의 경우 2.5% phenyl-ephrine hydrochloride (Neosynephrine)의 매일 점안으로 동공을 확장하거나 좋은 눈의 가림치료를 이용하여 약시를 예방하고 수술을 연기할 수 있다.

4. 수술

1) 소아백내장의 특징

유·소아의 백내장에 대한 관리와 처치는 안과에서 흔히 다루어지지만 가끔은 어떻게 해야할지 난감한 문제를 던지는 분야 중의 하나이다. 백내장수술 자체는 어렵지 않으나 수술방법의 선택이 일치하지 않을 때 수술 후의 검사나 재활과정이 상당한 인내심을 요구한다.

생후 2~4개월에 전안부 구조물의 발달과 시각 경로의 성숙 과정이 급속히 진행되므로 선천백내장수술에 대한 특별한 이해가 있어야 한다. 선천백내장 환아에 대한 관리의 책임은 수술 후에도 지속되는데, 굴절이상의 교정과 광학적 재활, 약시치료, 그리고 후발녹내장과 망막박리에 대한 검사가 지속적이고 필수적으로 이루어져야 한다.

무엇보다도 시축의 혼탁을 신속히 제거하고 빨리 광학적 교정을 해주는 것이 정상시력을 얻을 수 있는 가장 최선의 기회를 제공하는 것이다. 수술방법은 환자의 나이와 협조 정도, 약시의 위험도, 예상되는 안구의 성장 정도와 삽입될 인공수정체에 대한 안내 반응 등에 따라 다르다.

(1) 생후 6개월 이하

이 시기는 시각의 성숙 과정에 있어 가장 결정적인 시기이다. 시각의 성숙은 보통 생후 2~4개월의 나이에 일차적으로 완성된다. 이 시기에 시축의 혼탁을 제거하고 광학적 교정이 이루어져야 최대의 시력을 얻을 수 있다. 유일한 치료는 수술이며 수정체제거술과 앞유리체절제술을 시행한다.

유리체 절단기구의 발달로 앞쪽의 유리체를 충분히 제거할 수 있을 뿐만 아니라 후낭의 일부도 제거할 수 있게 되었다. 이전에 널리 행해졌던 후낭절개 discission는 하지 않는다. 그 이유는 절개술 시행 후 초기에 이차 염증막 형성에 필요한 구조를 계속 남겨놓게 되어 홍채-막 유착으로 이차 녹내장의 원인이 되고, 창상부위에 유리체가 감돈되는 것을 조장하기 때문이다. 대개 홍채절제술을 같이 시행한다.

(2) 생후 6개월~3세 이하

생후 6개월 이후에는 유아의 잠재적 시력이 신경학적으로 정립된다. 백내장이 생후 6개월 이후에 진단되면 유아의 잠재적 시력은 이미 형성되었다고 볼 수 있다. 만약 눈 또는 수정체에 다른 구조적인 변화가 있지 않다면 처음 생후 몇 개월 동안 시자극 결핍의 정도는 크지 않을 것으로 여겨진다. 안구진탕이나 사시가 없다면 이는 백내장이 나중에 생긴 것임을 암시한다. 생후 6개월 이후의 아이를 수술할 때 후낭의 혼탁은 시각의 성숙이 계속되는 6살에서 9살까지 여전히 폐용성 약시를 일으키므로 앞유리체절제술을 동시에 시행해야 한다. 이러한 시력감소는 시축이 혼탁이 없어지고 광학적 교정이 이루어진 후에 가림치료를 하면 회복될 수 있다. 시각의 성숙 과정에서 생긴 어떠한 약시도 평생 동안 남아 있을 수 있다.

(3) 3세 이후

3살에서 6살의 연령에 있는 아이들은 안구가 거의 다 성장했고 안구의 여러 반응도 어느 정도 안정화되는 시기이다. 만약 이 시기에 점차 진행하는 층판 형태의 백내장이나 외상성 백내장, 또는 사시나 안구진탕을 동반하지 않은 백내장이 생겼다면 인공 수정체의 삽입을 고려해야 한다. 세극등현미경 검사와 안축장 길이의 측정이 필수적이며 수정체제거술시 지름 6 mm의 전낭절개와 지름 4 mm의 후낭절개, 그리고 얕은 앞유리체절제술 등을 시행하며, 낭내인공수정체삽입술과 주변홍채절제술을 같이 행한다. 술후에는 모든 안내 염증이 없어질 때까지 1시간 간격으로 스테로이드 안약을 점안한다.

2) 수술 시 고려사항(성인과의 차이점)과 수술방법

(1) 유아에서의 백내장수술

두 개의 각막윤부 절개를 10시와 2시 방향에 만드는데 하나는 평형염액을 관류시키는 전방 유지기를 삽입하기 위한 것이고 다른 하나는 0.4 mm 주입관을 가진 수정체 흡인용 도관 cannula을 삽입하기 위한 것이다. 전방 내에 점성이 큰 점탄물질을 주입한 후 수정체 중심부에서 지름 4~6 mm의 연속 원형전낭열개를 시행한다. 수정체를 흡인하는데 이때 후낭을 파열하지 않게 조심한다. 수정체피질을 흡인하기 어려우면 유리체 절단기구를 사용한다. 수정체가 완전히 제거되면 유리체 절단기구를 가지고 지름 4 mm 이하의 크기로 후낭 중심부의 열개를 만든다. 이보다 더 작은 후낭열개는 특히 유아에서 잘 막힐 수 있다. 어른과는 달리 아이들에서의 후낭 중심부 열개는 앞유리체절제술이 효과적으로 시행되지 않으면 다시 후낭혼탁으로 막힐 수 있다. 유리체절제술의 목표는 적어도 유리체의 앞쪽 1/3을 제거하는 것인데 이는 후낭 주위의 남은 유리체를 없애 수정체섬유가 자라 들어와 후낭열개를 막아버리는 것을 방지하기 위해서이다. 인공수정체를 넣지 않는다면 수술은 여기서 10-0 나일론으로 두 군데의 윤부창상을 봉합하는 것으로 끝난다. 인공수정체를 삽입한다면 소아백내장이든 외상성 백내장이든 one piece PMMA렌즈가 추천되며, 최근에는 acrysof 재질의 렌즈가 사용되기도 한다. 인공수정체를 삽입하기 위해 점탄물질을 수정체낭에 넣고 인공수정체가 들어갈 수 있도록 윤부절개를 확장한다. 인공수정체를 삽입할 때 optic 위로 한쪽의 지지부(haptic)를 당겨 놓으면 인공수정체의 전체 폭이 줄어들어 삽입이 용이해진다(그림 4-1). 인공수정체가 수정체낭 고랑에 제대로 위치를 잡게 된 것이 확인되면 묶은 봉합사를 끊어준다.

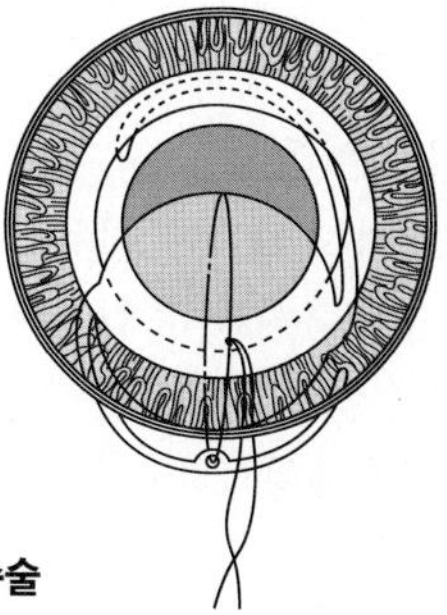

그림 4-1 유아에서의 백내장수술

유아에서는 특히 윤부의 창상 열개가 술 후 흔히 일어나는 합병증이므로 윤부창상은 반드시 10-0 나일론으로 단속봉합해 준다. 전방 내에 남아 있는 점탄물질은 흡인하고 평형염액으로 채운다.

(2) 2세 이상 소아에서의 백내장수술

2세 이상 소아에서의 백내장 제거와 낭내인공수정체삽입술의 술기는 성인의 수술과 거의 비슷하다. 6세 이하에서는 인공수정체를 수정체낭에 삽입 후 연속 원형후낭열개와 앞유리체절제술을 시행한다. 후낭열개는 연속 원형후낭열개 술기로 하며, 앞유리체절제술을 하지 않고 인공수정체의 optic을 후낭의 원형열개 부위에 감돈시키기도 한다.

① 직근고삐실 걸기와 결막 절개

소독된 수술포를 깔은 후 개검기로 눈을 벌리고 상직근에 대한 고삐실 걸기를 한다. 윤부기저 결막편을 만든 후 상공막 혈관의 출혈을 전기소작기로 지혈한다.

② 전방천자

윤부의 외측에 0.5 mm cyclodialysis spatula와 30게이지 도관이 들어갈 수 있도록 작은 전방천자를 가한다. 이곳을 통한 이차 기구들의 사용은 홍채앞유착을 제거하고 인공수정체의 위치를 잡는 데 도움을 줄 수 있다. 소아에서는 술 후 염증과 후발백내장이 잘 생기므로 반드시 모든 수정체피질을 제거해야 하며, 이때 이 전방천자를 통해 구부러진 30게이지 도관을 넣고 12시 방향에 남아 있는 수정체피질을 쉽게 제거할 수 있다. 그러나 소아에서는 이런 전방천자 부위의 술 후 유출이 계속되는 경우가 있으므로 어떤 술자들은 이를 시행하지 않는다. 대부분의 소아에서 수정체는 연하기 때문에 한손 술기로 쉽게 흡인할 수 있지만, 외측 전방천자를 하였을 경우에는 확실한 인공수정체 삽입과 남은 수정체피질 제거가 용이해진다. 또한 외측 전방천자는 전방을 재형성하고 윤부절개에서 방수유출이 없는지를 확인할 수 있다.

③ 윤부절개

소아의 공막은 탄력성이 크므로 가능한 한 절개의 크기를 작게 만드는데, 이렇게 하면 홍채가 창상부위로 빠져 나오는 것을 방지할 수 있다. 작은 공막절개를 윤부에서 2.5 mm 뒤에 만든 후 반달형 칼로 5.5~6.5 mm 너비의 공막터널을 만들어 나간다. 점탄물질을 전방 내에 채워 전방깊이를 유지한다.

④ 전낭열개

연속 원형낭열개 술기로 완전한 원형전낭열개를 만들면 수정체 적출과 인공수정체를 낭내에 정확히 삽입하기가 용이해진다. 구부러진 바늘이나 절개도, 수정체낭 열개용 집게 등을 모두 사용할 수 있으나 소아의 수정체낭은 탄력성이 있어 집게가 유용하다. 또 탄력성이 크기 때문에 전낭열개의 연속이 한 곳이라도 끊기게 되면 쉽게 수정체 적도 쪽으로 열상이 확장되게 된다. 이 상황에서는 수정체낭의 가장자리가 안쪽으로 당겨지게 되어 인공수정체의 루프가 수정체낭에 확실히 자리를 잡았는지를 확인하는 것이 어렵다. 또한 이런 열상이 후낭으로 넘어가게 되면 수정체핵을 제거하기가 어려워질 수 있고 인공수정체의 낭내 삽입이나 고랑내 삽입도 못하게 될 수 있다.

전낭열개시 소아의 수정체낭은 탄력성이 크므로 중심부에 구멍을 만들 때에는 확실하게 힘을 주어야 한다. 일단 중심부에 구멍이 만들어지면 절개도로 3시 방향의 주변부까지 방사상으로 절개를 확장시킨다. 만약 절개가 수정체낭의 탄력성 때문에 쉽게 진전되지 않는다면 집게로 절개된 낭의 가장 앞쪽 가장자리를 잡고 진행시킨다. 수정체낭의 확장과 적도부로의 방사상 열상을 방지하기 위하여 절개의 가장 앞쪽 가장자리를 몇 번씩 반복해서 잡고 진행하는 것이 절개를 원하는 방향으로 가게 하는 데 도움이 된다. 소아에 있어 연속 원형전낭열개는 수정체낭의 탄력성 때문에 예상했던 것보다 커지므로 가능한 한 작게 만들어 나간다. 소아의 수정체낭은 전낭열개 후에는 주변부로 당겨지는 고무줄처럼 변형된다. 연속 원형

전낭열개시에는 점탄물질을 주입하여 전방내 압력을 일정하게 유지하도록 한다. 만약 백내장이 팽대되어 있는 상태면 수정체낭 중심에 구멍을 내어 연속 원형전낭열개 전에 액화된 피질을 흡인해낸다. 만약 시야가 좋지 않아 연속 원형전낭열개를 하기 어렵다면 통조림따기낭절개를 바늘이나 절개도로 시행한다. 액화된 수정체피질을 25게이지 도관으로 흡인해낸 뒤 남아 있는 수정체핵을 관류-흡인 또는 초음파 기구를 이용하여 제거한다. 통조림따기낭절개는 인공수정체 삽입 전에 두 단계에 걸친 연속 원형전낭열개 술기로 다시 하나의 연속 원형전낭열개로 전환시킬 수 있다.

⑤ 관류-흡인과 수정체유화술

소아에서 수정체의 흡인은 대부분 윤부절개를 통한 관류-흡인 기구로 제거되며 조금 더 단단한 수정체핵은 수정체유화술로도 제거할 수 있다. 수정체핵은 대부분 너무 연하므로 수정체 분할은 필요치 않으며 한 손으로 기구를 조작해 제거할 수 있다.

⑥ 안내 인공수정체 삽입

절단물질을 전방 내로 주입한 후 삽입하려고 하는 인공수정체의 광학부 지름만큼 창상을 넓힌다. 인공수정체는 전체 직경이 10.5~12 mm, 광학부의 직경이 5~6.5 mm인 one-piece biconvex UV blocking PMMA로서 성인의 백내장수술시에 사용되는 것처럼 지지부나 루프의 모양이 broad C 형태이면서 5.5~6 mm의 곡률반경을 가진 것이 좋다. 또한 헤파린 표면처리된 인공수정체는 수술 후 심한 염증반응을 줄일 수 있다. 최근에는 acrysof 재질의 인공수정체를 사용하기도 하는데 이때는 소절개를 할 수 있다는 장점이 있다.

⑦ 후낭 연속원형열개

6세 이하의 환아에서 반드시 오게 되는 이차적 후발백내장이나 후낭의 혼탁을 줄이기 위해서 시행되는 후낭열개는 후낭 연속원형열개 술기로 해야 한다. 후낭 연속원형열개는 이 불가피하게 작은 선상 또는 삼각형으로 후낭이 파열됐을 때 열상이 더 커지는 것을 막는 유용한 방법이다. 후낭원형절개는 점탄물질을 사용하여 인공수정체를 낭내에 삽입하기 전이나 후에 시행할 수 있다. 후낭열개를 할 때 후낭 연속원형열개는 수정체낭 절개도나 구부러진 바늘로 후낭의 중심부에 작은 구멍을 만드는 것으로 시작하여 전낭열개시와 같은 요령으로 시행한다. 유리체의 전면을 보다 뒤로 보내기 위해 만들어진 구멍을 통해 점탄물질을 추가로 주입한다 이때 점탄물질이 후낭 절개편을 뒤로 보내 집게로 잡는 것을 어렵게 만들지 않도록 주의해야 한다. 또한 후낭열개를 통해 점탄물질을 너무 많이 주입하게 되면 열개가 원하는 모양으로 만들어지지 않을 수도 있다. 열개를 3시 방향으로 방사상으로 만든 후 시계반대 방향으로 원형열개를 진전시킨다 후낭의 열개 방향과 크기는 Kelman-Mcperson 또는 예리한 수정체낭 열개용 집게로 조절할 수 있다. 수정체낭 열개편을 절개된 끝 부분에서 잡고 원하는 방향으로 돌린다(그림 4-2). 떨어져 나온 후낭 원형열개편을 제거하기 전에 열개편 뒤에 붙어 있을 수도 있는 유리체 견인대를 가위로 잘라낸다. 만들어진 후낭 원형열개의 모양은 전낭 원형열개와 동심원상에 있으면서 크기가 작아야 한다.

⑧ 인공수정체의 후낭감돈

인공수정체 광학부의 후낭감돈은 윤부 창상을 봉합한 다음 점탄물질을 제거하기 전에 시행한다(그림 4-3). 점탄물질이 있으면 주걱spatula이나 도관cannula으로 인공수정체의 광학부를 후낭 원형열개면 아래와 위로

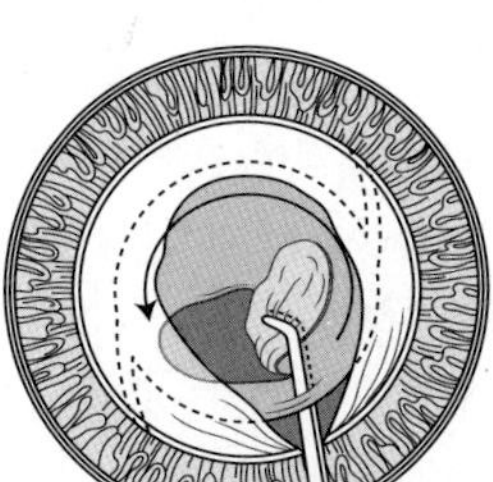

그림 4-2 후낭연속원형절개

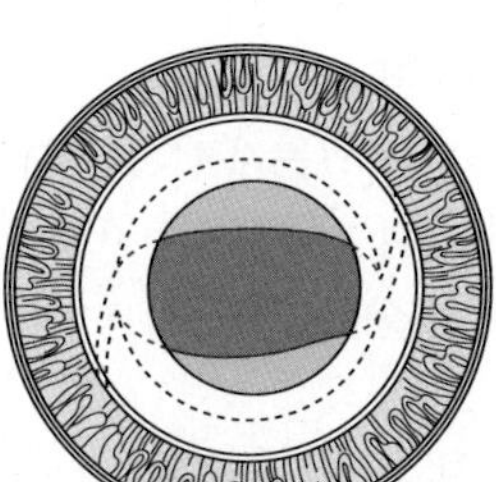

그림 4-3 인공수정체의 후낭감돈

쉽게 미끄러지게 하여 위치를 잡을 수 있다. 인공수정체 뒤의 점탄물질은 그냥 놔두어도 되지만 전방 내의 점탄물질은 천천히 제거한다. 점탄물질 흡인과 동시에 평형염액을 관류시켜 전방 깊이를 유지하고 인공수정체가 앞쪽으로 이동하는 것을 방지한다. 후낭 원형열개와 함께 인공수정체의 후낭감돈은 고난도의 기술을 요구한다. 동공과 동심원상에서 작은 크기로 원형열개를 만드는 것이 어려울 뿐만 아니라 후낭은 전낭보다 얇기 때문이다. 인공수정체의 후낭감돈이 잘 이루어지게 하기 위해서는 후낭 원형열개의 중심이 잘 맞아야 한다. 후낭은 전낭보다 두께가 얇고 후낭 원형열개는 전낭 원형열개와 같은 신장성이 없으므로 후낭 원형열개를 통해 인공수정체를 밀어넣는 것은 섬세한 조작을 요구한다. 만약 후낭 원형열개를 하는 중에 유리체가 앞으로 밀려 나오면 앞유리체절제술을 시행한다. 그러나 이 시술로 후낭의 주변부 열상을 만들지 않도록 주의해야 한다.

⑨ 창상봉합

공막의 봉합은 대개 흡수성 또는 비흡수성의 봉합사를 이용하여 연속 신발끈 봉합이나 연속 그리고 수평봉합을 조합하여 시행한다. 현재 소아에서 각공막 창상 봉합시 가장 널리 사용되는 봉합사는 10-0 나일론과 다음으로 7-0 polyglactin이다. 외측 전방천자에 대해서도 10-0 나일론 단속봉합을 해야 되는 경우도 있다. 인공수정체가 수정체고랑에 위치하고 있지 않다면 주변부 홍채절제술을 시행하지 않는다. 전방은 공막을 봉합한 후 다시 적당한 깊이를 유지하게 만들고 방수유출이 있는지를 검사한다. 또한 창상의 안쪽을 소독된 Posner 우각경으로 검사하여 벌어짐이나 물고기 입벌림이 있는지를 확인한다. 내측 창상의 벌어짐이 있으면 각막 전층 깊이에 걸쳐 10-0 나일론으로 봉합해 준다. 점탄물질을 평형생리식염수로 대치하고 결막을 흡수성 봉합사로 단속 또는 연속봉합한다.

5. 수술 후 시력교정

소아백내장의 예후에 관련된 요소들은 다양하다. 백내장의 종류와 정도, 위치에 따라 시력에 미치는 영향이 다를 것이며, 동반된 안이상의 유무, 백내장의 발생시기, 수술의 시기(결국은 시기능의 발달 과정에 있는 어린이에서 얼마나 오랫동안 시기능을 저해하였는지)와 방법, 수술 후 합병증 등이 모두 최종적인 시기능에 영향을 미칠 수 있기 때문이다.

1) 시력교정

소아에서 백내장수술 후 무수정체안의 광학적 교정방법으로는 성년과 마찬가지로 안경, 콘택트렌즈, epikeratoplasty, 인공수정체 등이 있다. 각 방법의 장단점을 충분히 고려하여 적절한 방법을 선택한다.

(1) 안경교정(Aphakic spectacles)

안경교정은 쉽고 안전한 방법이다. 안경의 장점은 어린아이에서 굴절이상의 변화에 맞추어 쉽게 교체할 수 있다는 점이다. 그러나 안경알이 두껍고 무거우며 미용상 좋지 않고 때때로 +20~+30디옵터의 높은 도수가 필요한 유아에서 ring scotoma를 유발할 수 있다. 또한 단안 무수정체안을 안경으로 교정하였을 때는 부등상시(aniseikonia)가 초래되어 양안시를 방해하게 된다. 안경교정은 양안의 상의 크기 차이를 15~30%, 콘택트렌즈는 5~8%, 인공수정체는 0~5% 정도 유발한다고 한다. 그러므로 안경은 양안 무수정체안을 교정하는 데 효과적이고 콘택트렌즈 내성이 있을 때, 단안 무수정체안에서 약시의 치료를 위하여 정상인 눈을 가릴 때 사용을 고려할 수 있다.

(2) 콘택트렌즈

콘택트렌즈는 단안 또는 양안 무수정체안의 교정에 많이 쓰이고 있는 방법이다. 안경과 달리 optical quality가 좋으며, 산소투과율이 좋은 silicone elastomer lens는 24시간 착용이 가능하다. 렌즈의 도수는 안구의 성장에 따라 쉽게 바꿀 수 있어 망막에 적절히 맺힌 상을 얻을 수 있다. 콘택트렌즈 사용의 가장 큰 문제는 비협조(noncompliance)이다. Assaf 등에 의하면 콘택트렌즈를 착용한 후 단안 무수정체안 환자 중 단지 44%만 다음 진료시 제대로 착용하고 있었다고 한다. 콘택트렌즈를 잘 착용하지 못하는 주된 이유는 분실이며, 비용이 많이 들고 관리에 시간 소모가 많은 것도 불편한 점이다. 또 감염 각막염, 각막혈관신생 등 각막 합병증이 올 우려가 있다.

상층각막렌즈이식술은 1980년 미국에서 처음 시행되었는데 도수가 미리 정해진 prelathed corneal donor tissue를 각막 중앙부의 half-thickness를 제거하고 각막이식과 비슷한 방법으로 부착하는 것이다. 그러나 이 방법은 지속적인 각막혼탁, 후발근시와 난시가 많아 현재 거의 사용되지 않고 있다.

(3) 인공수정체

인공수정체의 삽입은 최근 백내장수술 기술의 발전으로 대부분의 소아에서도 우선적으로 고려된다. 그러나 인공수정체를 삽입할 수 있는 연령에 대해서는 아직도 많은 논란이 있다.

2) 소아백내장의 인공수정체 삽입

선천백내장 수술은 생후 4개월 이전에 시행해야 시력저하를 줄일 수 있으나 그 연령에서는 인공수정체 삽입은 아직 고려되지 않고 있다. 하지만, 논란의 여지는 있으나, 1세 이후 적어도 2세 이후에 백내장수술시는 인공수정체를 삽입하는 것을 원칙으로 하는 술자가 많다. 따라서 술자는 인공수정체를 삽입하지 않은 경우 시력 측정과 시력이 어떻게 변하는지를 이해해야 상황에 맞추어서 안경이나 콘택트렌즈 교정을 할 수 있다. 인공수정체를 삽입하는 경우에도 그 연령에 맞는 인공수정체 도수를 어떻게 정하느냐가 중요하기 때문에 굴절 변화를 이해해야 한다.

인공수정체는 안내에서 오래 유지되어야 하고 인공수정체의 위치 변화와 연령에 따른 소아의 굴절력 변화, 인공수정체 삽입 후 염증반응으로 인한 안내 구조의 형태학적 distorsion이 발생하므로 인공수정체의 삽입은 신중히 고려되어야 한다. 보통 1세 미만에서는 삽입을 권하지 않으며, 최근 2~5세에는 인공수정체 삽입 후 수정체후낭 혼탁이 많이 발생하므로 모양체 고랑고정(sulcus fixation)을 선호하며, 5세 이상에서는 수정체낭주머니에 삽입하는 것을 원칙으로 하고 있다.

인공수정체는 소아백내장의 시력 교정에 있어 가장 좋은 방법이다. 이것은 투명렌즈와 비슷하게 무수정체안의 full-time optical correction을 제공할 수 있으며, 안경과 콘택트렌즈의 단점을 보완해줄 수 있다. 인공수정체 삽입의 가장 큰 문제는 장기적인 안정성 여부이다. 그러나 임상적인 경험들이 더 쌓여가면 해결의 실마리를 찾아갈 수 있을 것이다. 또 다른 문제는 '얼마나 어린 나이까지 어떤 도수의 인공수정체를 삽입할 것인가?' 이다. 정상적인 눈의 안축장은 생후 첫 1년 동안 2.4~3.3 mm 길어지며, 2세까지 1.2~2.2 mm 정도 더 길어진다고 알려져 있다. 영아 때 무수정체안이나 위수정체안이 되면 안구의 성장이 이보다는 작을 수 있다는 견해도 있다 . 그러나 이러한 안축장의 확장이 영향을 받는데도 불구하고 위수정체 소아눈은 성장하면서 근시로 급격히 진행한다. 이러한 이유로 만 2세 이하에서도 인공수정체의 삽입이 시도되고 있는데 이때 도수 결정의 명확한 기준은 아직 없다. 영아에서 백내장수술을 하고 인공수정체를 삽입할 때 예견되는 근시화(myopic shift)에 대한 시도는 다양한데 첫째는 어른이 되었을 때 정시에 맞추는 것이다. 이것은 수정체 적출 후 안구가 정상적인 성장을 한다고 가정한 것으로, 영아 때 심한 부족교정이 될 수 있다. 둘째는 술후정시 immediate emmetropia에 맞추는 것인데 영아 때가 optical defocus emmetropia가 중요하고 약시는 비가역적이지만 도수가 다른 인공수정체는 바꿀 수 있다는 논리이다. 셋째는 이 두 가지를 절충한 것으로 Buckley는 1세 아이에서 +3.0디옵터의 부족교정을 제안하기도 하였다. Awner 등은 단안위수정체안의 연령에 따른 술후 굴절목표를 제시하였는데 2세 미만에서는 +4.0, 2~4세에서는 3.0, 4~6세에서는 +2.0, 6~8세에서는 +1.0디옵터, 8세 이상에서는 정시에 맞추도록 제안하였다. 그러나 부등시를 +3.0디옵터 미만으로 하고 정상인 눈의 굴절을 고려해야 한다.

6. 수술 후 굴절력의 변화

1) 정상안에서의 굴절력의 변화

정상안은 성장과정에 따라 안축장과 굴절력이 계속 변화한다. 출생시 정상 신생아는 평균 안축장 16.8 mm, 평균 각막곡률측정치(K값) 51.2디옵터(구면렌즈 대응값), 평균 수정체 굴절력 34.4디옵터를 갖는다. 생후 1세 때 안축장이 20.2 mm, 2세 때는 21.4 mm로 성장한다. 미숙아에서는 K값은 높지만 생후 1년 이내에 각막곡률은 급격하게 편평해진다. 정상 성인에서는 평균 안축장이 23.6 mm, K값이 43.5디옵터, 수정체 굴절력이 16.8디옵터 정도로 출생시에 비해서 안축장이 약 7 mm 증가하는데 정시를 유지하기 위해서는 굴절력이 약 30디옵터 감소해야 한다.

출생 직후에는 약간의 원시를 나타내나, 미숙아는 근시 경향을 보이고, 6세를 전후하여 근시 경향이 나타나는데 이는 안축장의 증가가 수정체 굴절력이나 K값의 변화로 보상되지 못하기 때문이다.

2) 무수정체안, 인공수정체안에서의 굴절력의 변화

영장류 및 사람에서 백내장수술 후 눈의 발달에 관한 연구는 많지 않다. 심한 수정체 혼탁이 있는 눈은 안축장이 더 길게 측정된다는 보고가 있으며, Lambert 등은 신생아기의 원숭이에서 무수정체 혹은 인공수정체안은 반대쪽 건안에 비하여 평균 2.0 mm 적게 성장함을 관찰하여 초기 영아기에 수정체적출술을 시행한 경우는 정상안보다 안구의 성장이 지연되는 경향이 있다고 하였다. 그러나 안축장 증가의 지연에도 불구하고 영아의 인공수정체안은 근시화 경향을 보인다. 술후 근시화 경향의 정도는 수술시 나이의 영향을 받는데, Gimbel 등에 의하면 평균 생후 26개월에 수술받은 환아는 2년 후 2.90 디옵터의 근시화 경향을 보인다고 하였고, Kora 등은 7세 이후에 수술받은 경우 정상안과 수술한 눈 사이에 안축장 길이 변화의 차이는 없다고 하였다.

3) 인공수정체 도수의 결정

최근 소아백내장 수술 술기의 발달로 무수정체안의 교정이 과거 콘택트렌즈나 안경에서 인공수정체로 대체되는 경향이다. 이는 약시의 예방과 양안시 기능의 획득에는 많은 도움이 되나, 건안에서의 정상적인 수정체 굴절력 도수의 감소 때문에 일정하게 교정된 인공수정체의 삽입은 발육의 어느 시기에 양안의 부등시, 부동상증(aniseikonia)을 유발하여 추가적인 교정을 필요로 하게 된다. 그러므로 가장 적합한 인공수정체 도수의 결정은 단안 백내장을 가진 소아에서 고려해야 할 중요한 요인이다. 그러나 어느 방법도 정확하지는 않다.

성인에 적합한 인공수정체 도수는 시력 발달에 가장 중요한 시기에 심한 부족교정을 초래하는 경향이 있어 Awner 등은 수술 직후 정시가 예상되는 인공수정체 도수 삽입을 권장하였으며 Crouch 등은 6세 이하의 유아는 술후 1~2디옵터 원시가 되도록, 6세 이후는 정시가 되도록 하고 2.5디옵터 이상의 부등시를 피하여 도수를 결정하는 것이 좋다고 하였다. Gimbel 등과 Buckley 등도 수술 직후 굴절력이 2세 이하는 +4디옵터, 2~4세는 +3디옵터, 4~6세는 +2디옵터, 6~8세는 +1디옵터, 8세 이후는 정시가 되도록 도수를 권장했으나, 반대안과의 굴절력 차이가 3디옵터 이하가 되도록 보정해야 한다고 하였다. Benezra 등은 1세 이후 대부분의 정상 크기의 눈에서 구면렌즈 대응치의 값이 +2.0±1.0디옵터가 되려면 21.0이나 22.0디옵터의 인공수정체를 삽입해야 한다고 하였다.

| 참고 문헌 |

- Assaf AA et al: Compliance with prescribed optical correction in cases of monocular aphakia in children. Saudi J of Opthalmol 1994; 8: 15-22.
- Awner S, Bucklery EG, De Varo J: unilateral pseudophakia in children under 4 years. J Pediatr Ophthalmol Strabismus 1996; 33: 230-236.
- Benezra D: Cataract surgery and intraocular lens implantation in

children. Am J Ophthalmol 1996; 121: 224-225.

- Birch EE, Stager DR: The critical period for surgical treatment of dense congenital unilateral cataract. Invest Ophthalmol Vis Sci 1991; 37: 1532-1538.
- Boothe RG, Louden TM, Lambert SR: Acuity and contrast sensitivity in monkeys after neonatal intraocular lens implantation with and without parttime occlusion of the fellow eye. Invest Ophthalmol Vis Sci 1996; 37: 1520-1531.
- Buckley EG, Klomberg LA, Seaber JH, et al: Management of posterior capsule during pediatric intraocular lens implantation. Am J Ophthalmol 1993; 115: 722-728.
- Capo H, Munoz M: Cataract surgery in children: In Albert DM(ed): Ophthalmic Surgery principles and Techniques, Massachusets: Blackwell Science, 1999; 313-326.
- Costenbader FD, Albert DG: Conservation in the management of congenital cararact. Arch ophthalmol 1957; 58: 426-430.
- Crouch ER, Pressman SH, Crouch ER: Posterior chamber intraocular lens: long-term results in pediatric cataract patients. J Pediatr Ophthalmol Strabismus 1995; 32: 210-218.
- Gelbart SS, Hoyt CS, Jastrebsk, Marg E: Long-term visual results in bilateral congenital cata-racts. Am J Ophthalmol 1982; 93: 615-621.
- Gimbel HV, Ferensowicz M, Raanan M, Deluca M: Implantation in children. J Pediatr Ophthal-mol Strabismus 1993; 30: 69-79.
- Hodgetts DJ: Functional Outcome of monocular and binocular congenital cataract. Part II: Bi-nocularity. Am Orthoptic J 1997; 47: 39-44.
- Keech RV, Tongue AC, Scott WE: Complication after surgery for

congenital and infantile cata-racts. Am J Ophthalmol 1989; 108: 136-141.

- Kodsi SR, Summers CG, Lavoie JD: The effect of contact lens correction on strabismus in pediatric monocular aphakia. Binocular Vis Eye Muscle Surg 1995; 10: 175-182.
- Kora Y, Shimizu K, Inatomi M, et al: Eye growth after cataract extraction and intraocular lens implantation in children. Ophthalmic Surg 1993; 24: 467-475.
- Kushner BJ: Visual results after surgery for mono-cular juvenile cataracts of undetermined onset. Am J ophthalmol 1986; 102: 468-472.
- Wright KW, Matusmoto E, and Edelman PM: Binocular fusion and stereopsis associated with early surgery for monocular congenital cata-racts. Arch Ophthalmol 1992; 110: 1607.

Catholic University of Korea 임상진료지침

05 감염성 안내염

Ophthalmology

감염성 안내염은 술후 안내염(급성, 만성, 결막여과포 관련), 내인성 안내염, 외상성 안내염으로 분류할 수 있다(표 5-1). 각 안내염에 따라 흔한 균주가 보고되어 있는데 백내장술후발생하는 그람양성균의 발생률이 94%로 Staphylococcus epidermidis(70%), staphylococcus aureus(10%)순으로 많이 발생하며 그람음성균의 발생률은 6%로 이중 Pseudomonas aeruginosa가 흔한 원인균이며, 녹내장수술 후의 여과포 감염에 의한 안내염은 그람양성균으로는 Streptococcus 균주가 그람음성균으로는 Hemophilus influenza가 흔한 원인균으로 알려져 있다(표 5-2). 안 천공상 후의 안내염은 그람양성균은 Bacillus 균이, 그람음성균으로는 Pseudomonas 균이 흔한 원인균이며, 전이성 안내염은 그람양성균으로는 Streptococcus 균주와 Staphylococcus aureus, 그람음성균으로는 E. coli가 흔한 원인균이다. 이러한 감염경로에 따른 균주의 파악은 안내염에서 중요한데 그 이유는 안내염은 진단과 동시에 항생제를 투여해야 하기 때문이다. 즉 감염균의 확인을 기다릴 시간적 여유가 없이 즉각 항생제를 투여해야 하며, 유리체강 내로 직접 투여하는 것이 가장 좋은 방법이다. 따라서 어떠한 경로로 안내염이 발생하였는가를 파악하여, 가장 흔한 원인균에 적합한 항생제를 선택하는 것이 치료에 매우 중요하다.

표 5-1 원인에 따른 감염성 안내염의 분류

- Postoperative
  - Acute postoperative endophthalmitis
  - Delayed-onset endophthalmitis(onset 〉 6 weeks)
    - Postoperatively
      - Conjunctival filtering bleb-associated
- Endogenous
- Posttraumatic

표 5-2 분류에 따른 안내염에서 호발하는 균

- Acute Postoperative Endophthalmitis
  - Gram positive : Staphylococcus epidermidis, Staphylococcus aureus
  - Gram negative : Pseudomonas aeruginos, Serratia marcescens, Proteus species
- Filtering Blebs associated Endophthalmitis
  - Gram positive : Streptococcus species
  - Gram negative : Hemophilus influenza
- Delayed-onset Postoperative Endophthalmitis
  - Fungi : Aspergillus, Candida
  - Bacteria : Propionibacterium acne Staphylococcus epidermidis
- Traumatic Endophthalmitis
  - Gram positive : Bacillus species
  - Gram negative : Pseudomonas species
- Endogenous Endophthalmitis
  - Gram positive : Streptococcal species, Staphylococcus aureus
  - Gram negative : E. coli

1. 술후 안내염의 일반적 특징

술후 안내염이란 어떠한 종류든 안내수술 후에 발생한 안내 감염을 말한다. 백내장 술후, 유리체절제술 후, 섬유주절제술 후의 여과포를 통한 감염이 이에 속한다. 감염의 빈도는 백내장 술후 감염은 0.1%, 유리체절제술 후의 감염은 0.046%, 각막이식수술 후의 감염은 0.178%, 여과포를 통한 감염은 0.124%이다.

전체 안내수술 후의 감염빈도는 약 0.093%로서 약 1,000명에 1명꼴로 발생하는 것으로 보고되어 있다. 최근 보고에 의하면 2000년 이후의 백내장 수술 후 안내염 발생빈도는 약 0.265%로 1980년대의 0.158 와 비교하여 발생률이 증가하고 있다고 한다. 이는 각막절개술을 이용한 백내장수 술이 공막절개술이나 각막연절개술보다 감염빈도가 약 3배 정도 높아졌기 때문이라고 한다. 이외에 수정체유화술보다는 수정체 낭외적출술이 감염빈도가 높으며, 수정체적출술과 인공수정체 삽입술을 동시에 시행한 경우보다 이차 인공수정체 삽입술에서 감염빈도가 높다. 이 감염원이 되는 균은 주로 눈꺼풀, 누낭, 결막에 상존하는 균이 주된 원인이다. 알려진 모든 균은 안내염을 일으키는 균이 될 수 있다. 하지만 통계적으로는 주로 그람 양성균이 주종을 이룬다(94%). 특히 Staphylococcus epidermidis(70%)가 가장 흔한 원인균으로 밝혀져 있다. 그러나 이는 외국에서 발표된 논문에 따른 것이며, 우리나라는 그 양상이 조금 다르다. 우리나라에서 보고된 논문에 의하면, 오히려 그람 음성균이 훨씬 높은 빈도를 보이고 있다(60%). 이것은 아마 광범위항생제의 술전, 술후 사용으로 감염력이 약한 균주가 억제되고, 오히려 감염력이 강한 균주가 발현된 것이 그 원인이 아닐까 생각된다. 또 하나로 일회용 사용 키트의 재사용으로 인한 병원 감염 가능성을 생각할 수 있다. 최근 보고에 의하면 Pseudomonas의 감염의 대부분의 원인은 초음파유화흡인술시에 사용하는 internal tubing에서 생긴다고 한다. 이러한 상존하는 균 이외의 감염원은 오염된 기계, 오염된 수액, 공여각막, 인공수정체, 공기 감염 등이다. 그러나 이러한 감염의 가능성은 발전된 소독 방법과 무균시설로 점차 낮아지고 있다.

2. 임상증상

1) 급성 술후 안내염

수술 후 6주 이내에 발생하는 안내염을 말한다. 초기 안내 증상은 급격

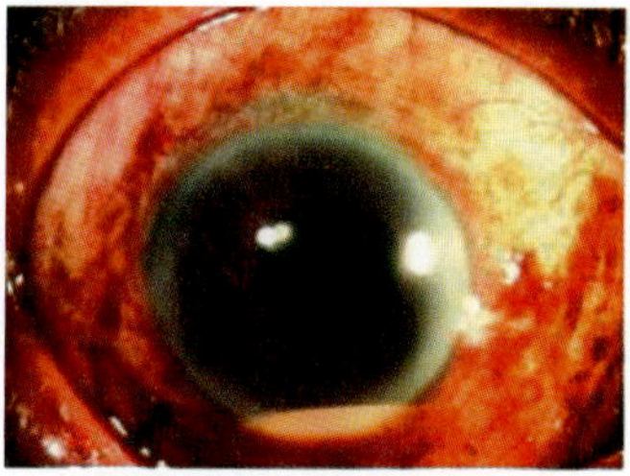

그림 5-1 급성 술후 안내염

표 5-3 급성 술후 안내염에서 예후가 나쁜 안내염을 의심할 수 있는 증상(Endophthalmitis Vitrectomy Study ; EVS)

Symptom onset within 2d of surgery
Light perception visual acuity
Afferent pupillary defect
Wound abnormalities
Corneal infiltrate
Hypopyon ≥ 1.5 mm
Loss of red reflex

한 시력감퇴, 동공반사 소실, 안통, 전방축농, 각막부종, 섬유성막 형성, 유리체염증, 망막반사 소실이다. 염증 외 안외 증상으로는 눈꺼풀부종, 결막충혈, 결막부종 등이 나타난다(그림 5-1).

주된 원인균은 Staphylococcus epidermidis(70%)이며, Staphylococcus aureus(10%), Streptococcus species(9%), 그람음성균(6%)인 Serratia, Proteus, Pseudomonas가 원인이 될 수 있다.

이 중 Staphylococcus epidermidis에 의한 안내염이 예후가 가장 좋은 것으로 알려져 있다.

수술 후 2일 이내에 각막침윤, 절개창 이상, 동공반사 소실, 망막반사 소실, 시력이 광각만 남아 있는 경우 같은 증상이 나타나면 그람음성균이나 Staphylococcus epidermidis를 제외한 그람양성균의 감염으로 생각할 수 있다(표 4-3). 또한 전방축농의 양이 많은 경우도 마찬가지이다. 이런 환자는 눈꺼풀부종도 심하게 나타나고, 백혈구 수도 크게 증가한다(10,000개 이상/mm^3). 동통은 균주에 따른 차이가 크지 않은 것으로 되어 있다. 그러나 이러한 증상이 항생제의 선택에는 큰 도움이 되지 못한다.

감염 균주와 시력예후와의 관계는 EVS연구에 따르면 치료방법에 따라 차이는 있으나 최종시력이 0.2 이상 나올 확률이 Staphylococcus epidermidis는 84%, Staphylococcus aureus는 50%, 그람음성균의 감염은 30% 이하로 Staphylococcus epidermidis가 가장 시력예후가 좋음을 알 수 있다.

2) 만성 술후 안내염

술후 6주 이후에 발생하는 안내염을 말하며, 소염제의 사용, 환자의 전신상태, 감염균의 독성에 영향을 받는다.

가장 흔한 원인균은 급성 술후 안내염과 마찬가지로 Staphylococcus epidermidis이며, Propioni-bacterium acnes, 진균 등도 포함된다. Propionibacterium acnes에 의한 안내염은 만성으로 발생하는 안내염이다. Propionibacterium acnes는 혐기성의 그람양성균으로 결막낭에서 발견된다. 이것은 흔히 수정체낭에 군집을 이루어 안내에 지속적으로 남으며, 수정체낭에 하얀 혼탁을 나타낸다. 이 균의 배양은 매우 어려우며, 배양에 2주 이상이 소요된다. 예후는 매우 좋다.

3. 예방

1) 5% povidone-iodine의 결막낭내 점안

10% Povidone-iodine은 피부에 도포하고, 5%를 결막낭에 점안하는 방법은 아주 좋은 무균처리 방법이다. Povidone-iodine은 박테리아뿐 아니라 곰팡이 균이나 바이러스균, Protozoa, Spore에도 효과가 있다. Povidone-iodine을 건조시킨 후에는 반드시 결막낭과 결막을 세척하여 수술 시에 각

막내피세포의 독성작용을 막아야 한다.

2) 예방적 술전 점안항생제의 투여

술전 점안항생제의 투여(1~2일 전)로 감염균을 강력하게 억제할 수 있다. 그러나 항생제 투여시 항생제에 저항성이 강한 균주의 증식을 유도할 수 있다는 점과 알러지 반응이 생길 수 있다는 점을 유념하고 있어야 한다. 광범위한 전향적 검사는 시행되지 않았지만, 여러 연구에서 효과적이었다는 보고가 있었다. 단, 예방적 차원의 점안항생제로 살균효과가 있는 광범위 항생제를 사용해야 한다. 여러 조사에서 예방적 점안항생제는 술전 사용은 매우 효과적이나, 술후 사용은 효과가 낮다고 한다.

Aminoglycosides나 퀴놀론 제제는 고농도에서 살균효과가 있으며, β-lactam 제제나 반코마이신은 오랫동안 사용하면 살균효과를 얻을 수 있다. 현재는 퀴놀론 제제인 오플록사신이나 씨플록사신을 술전 1~2일 전부터 투여하는 것이 효과가 높은 것으로 알려져 있다. 다만 최근에 흔히 사용되는 씨플록사신이 내성율이 증가하였다는 보도가 있다.

3) 술전, 술후 항생제의 결막하 주사

결막하 주사는 각막표피를 통하여 각막실질과 전방에 고농도로 전달된다. 그러나 유리체 내에 도달하는 농도는 낮은 것으로 알려져 있다. 동물실험에서 세프타지딤, 겐타마이신, 씨플록사신의 결막하 주사는 백내장수술 후 안내염 예방에 효과적인 것으로 알려져 있다. 결막하 항생제의 투여는 술전에 사용하는 것이 수술시에 전방내 농도가 최고에 이르므로 가장 좋은 효과를 볼 수 있다고 한다.

결막하 주사제로 쎄파졸린이 가장 흔히 사용되는 항생제이다. 최근에는 세프타지딤이 안전하고, 광범위한 항생제로 알려져 있다.

만약에 당뇨병이 있는 환자라면 반코마이신과 세프타지딤의 결막하 주사를 고려할 필요가 있다. 당뇨병 환자에서 생기는 안내염은 주로 그람음성균으로 술후 시력예후가 나쁘기 때문이다.

4) 술중 사용하는 수액에 항생제 첨가

흔히 cephalosporine이나 aminoglycoside 계열의 항생제로 사용하고 있다. U.S. center for Disease Count & Prevention에서는 반코마이신과 같은 강력한 항생제를 예방목적으로 사용할 경우 저항균을 발현시킬 수 있으므로 주의해야 한다고 하였다.

기초 실험결과로는 2시간 이내의 항생제 사용은 pseudomonas aeroginosa 안내염을 제외하고 다른 감염균의 성장에는 큰 영향을 줄 수 없다고 하였다.

또한 균주의 안구조직과 인공수정체의 흡착을 예방하기 위해 저분자량의 헤파린을 사용이 효과적이라는 보고가 있다.

4. 진단

임상적으로 안내염이 진단되면 즉각적인 치료와 균주 검사를 위한 안내 충전물의 확보가 필수적이다. 균주를 배양할 때는 전방과 유리체로부터 얻은 생검을 사용한다.

균의 배양으로부터 발현은 유리체 생검에서 훨씬 높다. 하지만 반드시 양쪽에서 추출된 충전물 모두 배양하는 것이 바람직하다. 유리체내 충전물에서 균주를 발견하지 못하고 전방추출액에서 발견되는 경우가 약 11% 정도 되기 때문이다. 여러 형태의 안내염으로 분리되는 균주는 특징적인 차이를 보인다. 이러한 균주의 특징을 알면 항생제를 선택할 때 도움이 된다.

1) 배양 시기

감염성 안내염이 의심되는 증상이 나타나면 배양을 위한 안내 조직을 생검한다.

(1) 술후 염증이 스테로이드의 국소투여에도 불구하고 반응이 없을 때

(2) 각공막의 결손부위가 있거나 최근에 봉합사 제거와 같은 안내 조직과 안외 조직 간의 교통 후에 염증이 발생하였을 경우

(3) 안내 수술 후에 전방축농이 나타난 경우(예외 : 유리체내 트롬빈 사용)
(4) 유리체염이 시신경유두나 황반부 사이에 위치하여 관찰될 때
(5) 망막에 점상출혈이 관찰될 때
(6) 홍채, 후낭에 하얀색의 플라크가 나타날 때
(7) 전방 내로 자란 구슬 형태의 물체나 유리체 혼탁이 나타날 때
(8) 여과포가 있는 환자가 안내염의 증상을 보일 때, 또는 여과포가 하얗게 혼탁될 때
(9) 전신적인 감염상태(패혈증)이 있는 환자에서 안내염 증상을 보일 때

2) 배양물질

급성 술후 안내염 환자에서는 전방수와 유리체의 생검을 하여 그람염색과 배양을 시행해야 한다. 만성 술후 안내염 환자에서는 모든 안내 플라크를 배양, 그람염색을 시행해야 하며, 가능하면 전자현미경검사를 추가로 시행한다. 인공수정체는 반드시 제거할 필요는 없으나 적절한 항생제 투여 후에도 재발한다면 인공수정체를 제거하고 플라크를 재배양한다.

진균성 안내염이나 여과포 감염 안내염일 경우에는 콘택트렌즈, 전방수, 유리체 그리고 가능하면 여과포의 일부를 배양한다. 내인성 안내염일 경우에는 혈액, 소변, 척수액, 상처부위를 채취하여 배양한다. 외상성 안내염일 경우에는 안내 이물을 배양한다.

3) 채취방법

항생제의 유리체강주입술시에 같이 시행한다. 항생제 주입전에 전방내 30게이지 주사바늘로 각막연에서 전방을 뚫고 들어가 전방수를 약 0.1~0.2 ml를 뽑는다. 진단용 유리체수술 기계나 일반적인 유리체수술 기계 또는 25게이지 주사바늘을 사용하여 유리체를 생검한다.

유리체 수술 기기(Becton Dickinson Visitrec Device)를 사용할 경우에는 약 0.5 ml를 생검하고, 주사바늘을 사용할 경우에는 약 0.3 ml 정도를 생검한다. 유리체 수술을 시행하였을 경우에는 수술시 사용한 수액을 모아 놓은 통에 고인 수액을 배양해야 한다. 추출물의 배양률은 69%정도 라고 한

다. 다만 우리나라에서의 배양율은 매우 낮아 20%정도라고 보고하였다.

4) 배양 방법

(1) 채취한 생검 물질을 각각 blood agar 배지에서 배양한다(sheep blood agar, anaerobic blood agar, chocolate agar, thioglycolate broth, 37℃).

(2) 채취한 생검 물질을 sabouraud dextrose agar에서 배양한다(25℃).

(3) Gram stain, giemsa stain, potassium hyd-roxide preparation을 시행한다.

(4) 가능하면 전자현미경검사를 시행한다. 특히 만성 술후 안내염에서 채취한 플라크 그람염색은 초기 치료에 방침을 정해 주며, 배양 결과는 특별한 치료에 도움을 준다.

(5) 이외에도 PCR을 이용한 검사가 있으며, 특히 Proprionebacterium acne, Staphylococcus epidermidis, Actinomyces israelli의 진단에 효과적이라고 한다.

5. 치료

안내염의 치료는 얼마나 빨리 적절한 치료를 하는가에 성패가 달려 있다. 하지만 대부분의 경우 안내염의 원인균을 모르는 상태에서 치료에 임하게 된다. 따라서 항생제는 그람 양성균과 음성균 모두에 잘 듣는 항생제 병용요법이 좋으며, 배양결과에 앞서서 적절한 항생제를 투여해야 한다. 전이성 안내염에서는 전신적 항생제의 투여가 필요하지만 그 이외의 안내염에서는 효과가 입증되지 않았다. 그러나 유리체강내주입술에 적절한 항생제가 많지 않기 때문에, 그리고 항생제의 유리체강내주입술의 재시도는 망막 독성 유발 가능성이 많아서 흔히 국소적 점안, 결막하 주사, 전신적 투여를 고려하게 된다.

1) 급성 술후 안내염

(1) 유리체강내주입술로 안내 항생제 투여

항생제 유리체강내주입술은 안내의 항생제 농도를 가장 높일 수 있다. 대개의 감염균은 유리체 내에서 번식하는데 다른 투여 방법은 유리체 내에서 항생제 적정 농도를 유지하기에는 미흡하다. 때문에 항생제 유리체강내주입술은 감염 치료방법 중 가장 효과가 빠르다. 이러한 유리체강내주입술에 의한 항생제의 투여는 배양 결과가 나오기 전에 시행해야 한다. 즉 배양을 위한 생검과 동시에 시행한다.

유리체강 내로의 항생제 주입은 적은 용적에 투여하기 때문에, 그리고 그 주위조직, 망막, 맥락막에 영향을 주지 않아야 하기 때문에 투여용량에 주의해야 한다. 따라서 유리체강내 주입시의 항생제의 선택은 첫째, 원인균주에 적합한 항생제를 선택하고, 둘째, 망막이나 주변조직에 영향을 주지 않아야 하며, 유리체 내에서 적절한 농도를 유지할 수 있어야 한다.

유리체강내주사법은 주로 유리체와 전방수를 채취할 때에 동시에 시행하게 된다. 각막연에서 약 5 mm 떨어지게 결막을 절개하고 공막을 절개한다. 이때 어린이는 각막연에서 2.5 mm, 어른은 무수정체안일 경우에 3.5 mm, 수정체안에서는 4 mm 뒤에 절개를 시행한다. Ziegler knife는 유리체를 채취하기 위해 유리체 중앙부까지 넣어 통로를 만든다. 유리체를 중앙부에서 25게이지 주사바늘로 0.3 cc 채취한 후에 유리체강 내로 항생제를 투여하게 된다. 각 항생제를 각기 투베르쿨린 주사기에 준비하여 26~30게이지 주사바늘을 사용하여 공막절개창을 통하여 유리체 내로 삽입한다. 무수정체안일 경우에는 주사바늘의 방향을 유리체 상부, 즉 동공연 바로 밑에 위치시킨 후에 서서히 주사한다. 수정체안일 경우나 인공수정체안일 경우에는 수정체 후낭의 바로 밑에 주사침을 고정하여 서서히 주입한다. 항생제를 유리체강 내로 주입할 때에는 주사바늘의 방향을 전방으로 향하게 하여 매우 천천히 주사하여 유리체 내에 적절하게 분포되도록 해야 한다. 빠른 주사는 주사액이 바로 망막에 도달하게 하고, 국소적으로 농축되어 망막 독성을 유발할 수 있기 때문이다.

유리체강내주입술시에 흔히 병용요법을 실시하게 되는데, 이때 광범위 항생제를 선택해야 하며, 그람 양성균과 음성균 모두에 잘 들어야 한다. 따라서 반코마이신은 그람양성균에 거의 100% 잘 듣고, 아미카신이나 세프타지딤은 그람음성균에 잘 듣기 때문에 병용요법으로 추천되는 항생제이다. 현재 가장 많이 추천되는 유리체강 내 주입 항생제로는 EVS는 반코마이신 1.0 mg/0.1 ml, 아미카신 400 μg/0.1 ml의 병용투여를 권하고 있다. 최근에는 아미카신 대신에 세프타지딤 2.25 mg/0.1 ml을 주로 사용하는 데 이는 망막독성이 적고 반코마이신과 상승작용이 있으며, 안내염과 같이 산성화 및 저산소상태에서 더욱 효과적이기 때문이다. 아미카신과 세프타지딤의 선택은 각기 장·단점이 있으므로 어떠한 것을 선택해도 무관하다(표 5-4). 다만 아마카신은 망막독성과 황반경색의 가능성이 있으므로 주의해야 한다. 감염에 따라 최근에 개발된 3세대 쎄팔로스폴린이나 퀴놀론 제제를 투여할 수 있는데 이 중 유리체강내 투여가 가능한 약제는 (표 5-5)와 같다. 병용요법시에는 반코마이신과 세프타지딤, 아미카신을 섞어서 투여하지 말고 각각 따로 주사해야 한다. 왜냐하면 섞였을 경우에 침착물이 생기기 때문이다. 이러한 병용요법의 장점은 ① 대부분의 균주

표 5-4 **급성 술후 안내염에서 항생제의 선택**

Route of administration	Drug	Dose
Intravitreal	세프타지딤 반코마이신 Dexamethasone	2.25 mg in 0.1 ml 1.0 mg in 0.1 ml 400.0 μg in 0.1 ml
Subconjunctival	Vancomycin Ceftazidime Dexamethasone	25.0 mg in 0.5 ml 100.0 mg in 0.5 ml 6.0 mg
Topical	Vancomycin Ceftazidime	50.0 mg/ml drops every hour 100.0 mg/ml drops every hour
Systemic*	Ceftazidime Vancomycin Prednisolone	1.0 g intravenously every 8 hours 1.0 g/intravenously every 12 hours 1.0 mg/kg(5~10 days)

를 커버할 수 있고, ② 많은 연구결과로 안 조직에 대한 독성이 적은 용량을 알고 있으며, ③ 임상적으로 널리 사용되지 않는 약제의 병용요법이며, ④ 빠른 시간 내에 조치가 가능하여 균주에 의한 조직손상을 최소화할 수 있다. 이차 유리체 생검이나 항생제의 유리체강내주입술은 48~72시간 내에 증상이 호전되지 않거나 나빠질 경우에 시행한다.

결론적으로 안내염의 시력예후는 증상이 발현된 후에 항생제를 얼마나 빨리 투여하였는가와, 감염균의 외독소와 단백질용해성 효소의 강도에 따라 결정된다. 따라서 안내염이 의심될 때는 짧은 시간 내에 항생제 치료를 결정해야 한다. 균주를 확인할 수 없는 안내염일 경우에는 유리체강 내로 항생제의 병용투여를 시행하지만, 균주가 확인되었을 경우에는 유리체강 내 주사는 균을 가장 잘 억제할 수 있는 항생제의 단독요법을 시행하는 것이 원칙이다.

표 5-5 **급성 감염성 안내염의 유리체강내 항생제 투여용량**

Antibiotics	Intravitreal	Topical
Aminoglycosides		
Gentamicin	0.1 mg	14 mg/ml
Tobramycin	0.1 mg	14 mg/ml
Amikacin	0.4 mg	
Cephalosporins		
Cefazolin	2 mg	50 mg/ml
Ceftriaxone	3 mg	
Cefoperazone	8 mg or less	
Ceftazidime	2.25 mg	
Penicillins		
Penicillin	0.5 mg	100,000 units/ml
Oxacillin		50 mg/ml
Others		
Clindamycin	1 mg	20 mg/ml
Ciprofloxacin	0.1 mg	0.3%
Chloramphenicol	2 mg	5 mg/ml
Erythromycin	0.5 mg	10 mg/ml
Vancomycin	1 mg	15~35 mg/ml

술후 늦게 발생하는 안내염의 주 원인균은 진균이다. 그러나 최근에는 Propionibacterium acnes, Staphylococcus epidermis에 의한 안내염이 보고되고 있다.

치료는 초기에는 급성 안내염과 동일하며, 치료 초기에 스테로이드를 사용하지 않는다. 항진균제는 균주가 확인될 때까지 사용하지 않는 것이 원칙이다.

진균에 의한 감염이 확인되면 amphotericin B 5~10 μg/0.1 ml을 유리체강 내에 주사한다.

Propionibacterium acnes일 경우에는 인공수정체와 수정체낭 잔유물을 제거하는 것이 원칙이며, 유리체강 내로 페니실린 또는 크린다마이신을 주사한다.

항생제의 유리체강내주입술 후 48~72시간 내에 증세가 악화되거나 호전이 된지않은 경우에는 재주사나 유리체절제술을 고려해야 한다. 항생제의 유리체강내주사후에 실패한 환자에서의 균주를 보면 staphylococcus epidermidis가 20%, staphylococcus aureus와 streptococcus 가 43%, 그람음성균이 75%였다. 유리체강내의 항생제 재주입술시에는 배양된균주에 가장 잘 반응하는 항생제의 단독투여가 바람직하다. 이는 망막의 독성을 최소화 할 수 있기 때문이다. 재주사시에 dexamethasone의 병용투여는 망막독성을 줄일 수 있고, 반코마이신의 항균효과를 오랫동안 지속시킬 수 있다고 한다.

(2) 결막하 또는 점안을 통한 항생제 투여

항생제의 유리체강내주입술 후에는 흔히 점안항생제와 결막하 주사를 사용한다. 이는 항생제 투여 경로를 늘려 안내의 항생제 농도를 계속 높게 유지하기 위한 방법이다. 점안 항생제만으로는 유리체강내 항생제 농도를 유지하기가 매우 어렵다. 따라서 결막하 주사를 시행하지만 결막하 주사도 유리체강내의 도달이 어려워 큰 효과는 없다고 한다. 보조적으로 투여되는 결막하 주사로는 반코마이신 25 mg과 세프타지딤 10 mg, dexamethasone 6 mg을 투여한다. 국소 점안도 반코마이신과 세프타지딤, 아미카신을 2~4시간마다 투여한다. 이때 점안액은 통상 1시간 간격으로 투여하나 필요에 따라 30분 간격으로 자주 투여할 수 있다.

(3) 전신적 항생제 투여

많은 안과의사들이 급성 술후 안내염의 치료에 전신적인 항생제의 투여를 선호한다.

EVS에 의하면 전신적인 항생제를 유리체강내주입술과 병용하는 경우와 병용하지 않은 경우가 차이가 없었다고 발표하였다.

그러나 외상을 받은 눈에서 전신적인 항생제의 투여로 유리체강내 항생제의 적절한 농도를 유지할 수 있다는 보고도 있다. 전신적인 투여는 반코마이신과 아미카신, 겐타마이신, 세프타지딤 중 하나를 선택하여 투여하는데 반코마이신과 세프타지딤 모두 신장을 통하여 배설되므로 신독성을 주의 깊게 관찰하면서 투여해야 한다. 반코마이신은 귀와 신장에 심한 독성을 나타낼 수 있으므로 단기간 투여해야 한다. 최근에 나온 4세대 퀴놀론제제인 가티플록사신의 경구투여는 유리체강내의 침투력이 좋아 권장할 만 하다고 한다.

(4) 부신피질호르몬제의 투여

안내염시 감염균의 외독소나 단백질용해성 효소가 안구조직을 손상시키는데, 부신피질호르몬제는 이러한 염증에 의한 조직 파괴효과를 감소시킬 수 있다. 따라서 항생제의 투여와 병행하여 유리체강 내, 점안, 결막하 주사, 전신투여를 시행한다.

유리체강내주입술의 시기는 항생제 투여시기와 동일하다. 대개 스테로이드의 투여량은 200~400 μg/0.1 ml이다. 투여시 반코마이신과 섞어서 투여하면 안 되는데, 이는 침전물이 생기기 때문이다. 그러나 부신피질호르몬제의 투여는 아직 확립된 것이 없으므로 주의하여 사용해야 한다. 항생제 투여와 마찬가지로 개별적인 주사기를 사용해야 하며, 방부제가 포함되지 않은 약제를 사용해야 한다.

(5) 유리체절제술

유리체절제술은 감염균을 제거하고, 독성물질을 제거하며, 유리체막 등을 제거하는 직접적인 방법이다. 또한 항생제가 안내에 고르게 분포할 수 있다. 그러나 모든 안내염에 유리체절제술을 하는 것은 아니다. EVS에서는 시력이 단지 광각만 남았을 경우에 예후가 훨씬 좋다는 보고가 있다. 이 경우에는 바로 유리체절제술을 시행하는 것을 권하였다. 만약에 항생제의 유리체강내주입술을 시행한 후 재발하거나, 증세가 호전되지 않거나, 나빠질 경우에는 즉시 유리체절제술을 시행하는 것이 바람직하다.

2) 만성 술후 안내염

만성 술후 안내염에서는 안내염의 증상이 심하지 않다면 항생제의 치료는 도말, 배양, 균 감수성 결과가 나올 때까지 미룰 수 있다. 만약 증상이 심한 경우에는 급성 술후 안내염과 동일한 방법으로 치료를 시행한다. 만약 Propionibacterium acne나 진균성 안내염이 의심된다면, 그리고 검사 결과가 확인되었다면, 또한 수정체낭이나 남아 있는 수정체 실질에 감염이 의심된다면 유리체절제술을 시행하여 이를 제거해야 한다.

Propionibacterium acne는 페니실린이나 세팔로스포린이 효과적이며, 반코마이신도 효과가 있다. 배양, 균 감수성에 의거해 치료하는 것이 좋다.

진균 감염에서는 Amphotericin B(5~10 μg/0.1 ml)로 유리체강내주입술을 시행한다. 대개 한 번 투여로는 효과를 얻지 못하므로 재주사를 한다.

Fluconazole도 진균성 안내염에 사용할 수 있으며, 망막에 독성이 없는 것으로 알려져 있다. 만약 전신적인 항생제 투여가 필요하다면 정맥주사보다는 플루코나졸이나 ketoconazole을 경구투여하는 것이 바람직하다. 이러한 약제의 경구투여가 암포테리신 B의 정맥주사보다 유리체강내 침투가 잘 되는 것으로 알려져 있기 때문이다.

| 참고 문헌 |

- 김성환, 한태원. 백내장수술 후 발생한 Propionibacterium acnes 안내염 1례. 한안지 1998; 39: 2191-2195.
- 이승준, 곽형우, 이미애. 세균성 내인성 안내염의 임상적 고찰. 한안지 2000; 41: 112-118.
- 이원모, 곽노훈, 김민호 등. 안내수술에 따른 안내염. 한안지 1998; 39: 2095-2102.
- 정송이, 함돈일. 원인균이 동정된 세균성 안내염의 시력예후, 한안지 2006; 47: 1292-1297.
- Cameron ME, Forster TDC. Endophthalmitis occurring during hospitalization following cataract surgery. Ophthalmic Surg 1978; 9: 52-57.
- Chrisity NE, Lail P. A randomized, controlled comparison of anterior and posterior periocular injection of antibiotics in the prevention of postoperative endophthalmitis. Ophthalmic Surg 1986; 17: 715-718.
- Confino J, Brown SI. Bacterial endophthalmitis associated with exposed monofilament sutures following corneal transplantation. Am J Ophthalmol 1985; 99: 111-113.
- Driebe WT Jr, Mandelbaum S, Forster RK, et al. Pseudophakic endophthalmitis; Diagnosis and management. Ophthalmology 1986; 93: 442-448.
- Gelender H. Infectious endophthalmitis following cutting of sutures after cataract surgery. Am J Ophthalmol 1982; 528-533.
- Irvine WE, Flynn HW, Murray TG, et al. Retained lens fragments after phacoemulsification manifesting as marked intraocular inflammation with hypopyon. Am J Ophthalmol 1992; 114: 610-614.
- Javitt JC, Vitale S, Canner JK, et al. National outcomes of cataract

surgery: Endophthalmitis following inpatient surgery. Arch Ophthalmol 1991; 109: 1085-1089.

- Josephberg RG. Endophthalmitis: the latest in current management 2006; 26: S47-50.
- Kattan HM, Flynn HW Jr, Pflugfelder SC, et al. Nosocomial endophthalmitis survey. Current incidence of infection after intraocular surgery. Ophthalmology 1991; 98: 227-238.
- Lindstrom RL, Doughman DJ. Bacterial endophthalmitis associated with vitreous wick. Ann Ophthalmol 1979; 11: 1775-1778.
- Madelbaum S, Forster RK. Postoperative endophthalmitis. Int Ophthalmol Clin 1987; 27: 95-106.
- Mamalis N, Kearsley L, Brinton E. Postoperative endophthalmitis, Curr Opin Ophthalmol 2002; 13: 14-18.
- Mammalis N, Kearsley L, Olson JC, et al. Results in the treatment of postoperative endophthalmitis. Ophthalmology 1983; 90: 692-699.
- Monton P. Endophthalmitis Curr Opin Ophthalmol 2001; 12: 75-01.
- Stonecipher KG, Parmley VC, Jensen H, et al. Infectious endophthalmitis following sutureless cataract surgery. Arch Ophthalmol 1991; 109: 1562-1563.
- Taban M, Behrens A, et al. Acute endopthalmitis following cataract surgery, Arch Ophthalmol. 2005; 123: 613-620.

Catholic University of Korea 임상진료지침

06 전낭 및 후낭의 혼탁

Ophthalmology

1. 전낭혼탁

인공수정체의 앞면이 수정체 전낭의 뒷면과 접촉하게 되면 수정체 전상피세포(anterior lens epithelial cell)가 섬유화생(fibrous metaplasia)를 일으켜서 전낭혼탁과 후낭혼탁을 일으킨다. 전낭혼탁은 후낭혼탁보다는 빨리 발생해서 백내장 술후 1달 이내에 생기기도 한다. 수술 후 6개월까지 전낭절개의 크기가 점차 줄어드는데, 심한 경우 망막주변부 관찰이 힘들어지고, 전낭의 수축이 일어나 전낭절개폐쇄(capsular phimosis), 인공수정체 중심이탈 등이 일어날 수 있다(그림 42-1).

1) 전낭혼탁을 일으키는 요소

(1) 전낭절개 크기

전낭절개의 크기가 인공수정체의 광학부의 크기보다 작으면 전낭이 광학부와 닿게 되어 섬유화를 일으킨다. 아주 작은 전낭절개는 전낭이 인공수정체 광학부와 넓게 접촉하게 되어 전낭절개폐쇄, capsular block syndrome같은 합병증을 일으킬 수 있다.

(2) 인공수정체 재질과 디자인

플레이트 지지부 실리콘 렌즈는 지지부의 실리콘재질이 전낭에 닿는 부위가 넓으므로 가장 전낭혼탁을 많이 일으키며, 3피스로 된 소수성 아크릴

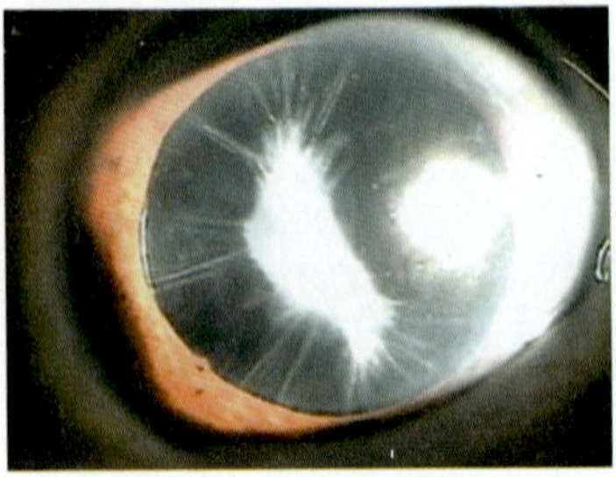
그림 6-1 **전낭절개폐쇄**

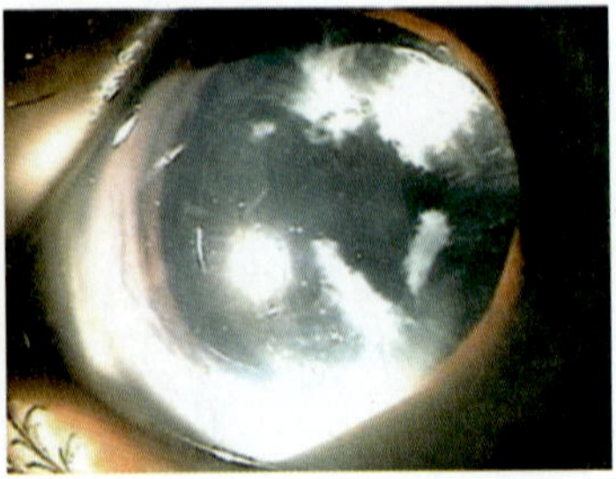
그림 42-2 **전낭절개폐쇄에서 레이저 전낭 절개 후 모습**

렌즈는 전낭이 광학부에만 국한되어 닿기 때문에 전낭혼탁이 덜 일어난다.

(3) 모양체 소대의 약함

모양체소대가 없거나 약하게 되면 전낭섬유화에 의한 전낭수축의 구심력을 제어할 수 없기 때문에 심한 전낭 수축이 일어난다. 거짓비늘증후군, 당뇨, 포도막염, 근긴장성 근육이영양증 myotonic muscular dystrophy, retinitis pigmentosa에서 전낭수축이 잘 생긴다.

2) 예방

백내장 수술시 전낭을 잘 닦아주는 것 polishing은 시간이 걸리지만 전낭혼탁의 발생을 막아주고 수력분리술은 전낭세포를 분리하여 수술시 피질과 전낭세포를 좀더 완벽히 제거하는데 도움을 주며, 5.5 mm 이상의 큰 전낭절개는 전낭수축을 적게 일으킨다.

3) 치료

전낭절개폐쇄에는 Nd : YAG레이저로 전낭을 방사상으로 4개의 1 mm 절개(1.5 mJ)를 할 수 있다. 신중히 네 방향으로 대칭적인 절개를 하여 전낭의 당기는 힘을 줄여준다. 처음 절개시 전낭이 방사상으로 찢어질 수 있으니 주의를 요한다(그림42-2).

2. 후낭혼탁

1) 후낭혼탁의 발생 기전

(1) 수정체 상피 세포의 증식 및 이동

수정체 상피세포를 기능적 측면에 따라 둘로 분류하면 크게 A 세포와 E 세포로 나눌 수 있다. A 세포는 어떤 자극이 왔을 때 그에 대한 반응으로 세포증식이 일어나면서 섬유화(fibrous metaplasia)를 일으켜 섬유조직을 형성하게 된다. 반면 E 세포는 후낭혼탁의 근원인 germinal cell로서 이들은 정상적으로 수정체 적도부에서부터 중심부쪽으로 이동해가면서 평생 수정체의 핵, 외핵, 피질등을 형성하는 역할을 한다. 이러한 E 세포는 주로 진주형의 후낭혼탁을 일으키는 주요 세포가 되며 이동성이 없는 A 세포와는 달리 E 세포는 적도부에서부터 후낭을 타고 뒤쪽으로 이동하면서 혼탁을 일으킨다. 즉 후낭혼탁에서 보이는 혼탁한 막은 수술 후 남아 있는 세포들이 증식하고 후낭을 따라 이동하면서 생긴 결과물로 크게 두 가지의 형태를 띄거나, 두 가지의 혼합을 나타내는데 a) 섬유성 막형(fibrosis type)과 b) 진주형(pearl type)이 그것이다. 진주형은 증식, 이동해간 E 세포(bladder or Wedl cell)가 진주모양의 상피 군집을 이룬 형태이다. A 세포가 주로 섬유성 막형의 후낭혼탁의 발병에 관여하지만 E 세포도 섬유화(fibrous metaplasia)를 거쳐 섬유성 막형의 후낭혼탁을 유발할 수 있다.

2) 인공수정체 디자인에 따른 Nd-YAG 후낭절개와 관련된 연구

2000년에 보고된 디자인이 각기 다른 8개의 인공수정체에 대한 후낭절개의 빈도와 관련된 연구에 따르면, 1992년 이후로 개발된 새로운 인공수정체의 경우는 낮은 빈도로 4위까지 기록된 반면(3.3~20.7%), 그 이전에 개발된 네 개의 인공수정체를 삽입한 경우에는 23.3~33.7%의 빈도를 나타냈다. 아크릴 재질의 인공수정체와 다른 재질의 인공수정체에 있어서 통계학적으로 유의하게 아크릴 재질의 인공수정체를 삽입한 경우에 후낭절개하는 빈도가 낮았으며 접는 인공수정체를 삽입한 경우에 또한 그 빈

표 6-1 Nd-YAG 빈도(%)

IOL	Total	Nd : YAG	YAG %
three-piece acrylic-PMMA(AcrySof)	361	12	3.3
Three-piece silicone-PMMA	110	16	14.5
One-piece silicone plate, large hole	85	13	15.3
Three-piece silicone-polyimide	82	17	20.7
Three-piece silicone-prolene	347	81	23.3
One-piece silicone plate, small hole	124	31	25.0
One-piece all-PMMA(rigid)	2128	647	30.4
Three-piece PMMA(rigid)	3188	1075	33.7
All lenses since January 1988	6425	1892	29.4
Foldable lenses	1109	170	15.3
Rigid lenses	5316	1722	32.3

도가 낮았다(표 6-1).

3) 후낭혼탁의 종류

후낭혼탁의 종류에는 일반적으로 섬유성 막형과 진주형으로 나누어지는데 진주형(그림 42-3)은 전낭절개연이 인공수정체 광학부 전체를 덮는 완전 낭내 고정인 경우 장기 경과 관찰시 많이 관찰되는 반면 섬유성 막형은 전낭절개연이 인공수정체 광학부 밖으로 일부 혹은 대부분이 존재하는 불완전 낭내 고정인 경우 낭수축(capsular contracture)를 일으켜 전후낭이 유착된 증례에 많이 보이며 비교적 수술 후 조기에 보인다. 최근에는 또 다른 형태인 liquefied type으로 이는 전낭절개의 테두리는 인공수정체의 광학부와 접촉하게 되어 인공 수정체와 후낭 사이에 하나의 폐쇄된 공간을 형성하여 이러한 공간에 액화된 유백색 물질이 축적되는 것이다. 발생기전은 정확하게 밝혀져 있지는 않으나 첫째로 다양한 콜라겐과 세포외 세포 간질의 생성, 수정체 상피 세포의 아형성과 증식이 일어나 이러한 물질들이 폐쇄된 공간내에 축적되며 둘째로는 방수와 폐쇄된 공간내에 축적된 물질 사이의 삼투 현상에 의해 방수가 낭내로 흡수되어 액화된 후낭혼

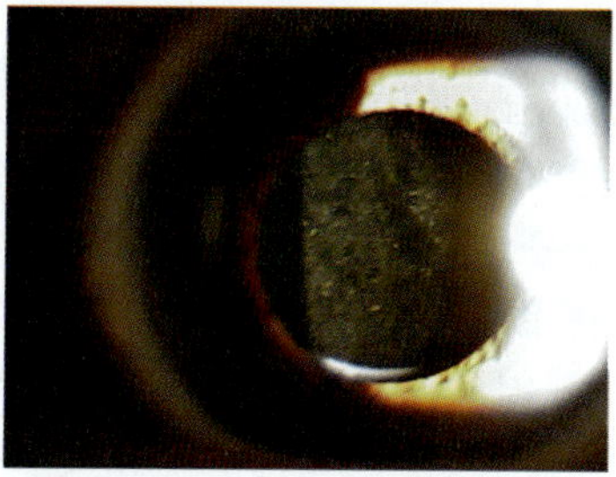

그림 6-3 진주형 후낭혼탁

탁을 형성한다는 이론이다(그림 42-3).

4) 후낭혼탁의 예방

후낭혼탁의 예방의 원칙은 크게 두 분류로 나누어 생각해 볼 수 있다.

① Primary line of defense

후낭혼탁을 예방하는 데 있어서 일차적인 원칙은, 수정체낭내에 남게 되는 수정체 상피세포와 수정체 피질을 최소화하는 것이다.

② Secondary line of defense

수정체의 적도부에 남아 있는 세포의 증식과 중심부쪽으로의 이동을 막아주도록(barrier effect) 해야 한다.

이제까지의 후낭혼탁의 발생기전과 치료와 관련된 여러 연구들을 종합하여 보면, 후낭혼탁의 발병율을 줄이기 위해서는 충분한 술기를 익히고 적합한 인공수정체를 선택하는 것이 중요함을 알 수 있다.

(1) 후낭혼탁을 줄이기 위한 세가지 수술 관련 인자

① Hydrodissection-enhanced cortical cleanup

조심스럽게 철저한 수력분리술을 하게 되면서 백내장 수술은 보다 더 쉬워지고 빨라졌으며 수정체 피질을 포함한 수정체 상피세포를 완벽히 제거할 수 있게 되었으며 Sommerring' s ring이 생기는 것도 줄일 수 있게 되었다. 수정체의 피질과 상피세포를 보다 철저히 제거하는 것은 후낭혼탁을 줄이는 데 있어서 필수적인 요인이다.

② In the bag(capsular) fixation

인공수정체를 수정체낭내 고정하는 것의 장점은 인공수정체가 주변의 포도막 조직과의 접촉을 피하게 되는 것인데, 이 또한 후낭혼탁의 발생을 줄이는 데 중요한 역할을 한다. 또한 인공수정체가 낭내에 잘 위치해 있을 때 그 광학부가 후낭과 직접 접촉을 하게 되면서 기능적으로 최대한의 방어벽 역할(IOL-optic barrier effect)을 해낼 수 있게 된다. 만약 하나 혹은 둘의 지지부(haptics)가 수정체낭내에 위치하지 못하게 되면 수정체와 후낭 사이에 공간이 발생하게 되고 이를 통하여 시축으로 상피세포가 이동하여 후낭혼탁이 발생할 확률이 높아진다.

③ Capsulorrhexis edge on IOL surface

전낭절개의 직경은 인공수정체의 광학부의 직경보다 약간 작게 하는 것이 중요하다. 예를 들어 인공수정체의 광학부의 직경이 6 mm라면 전낭절개의 크기는 이보다 약간 작게, 즉 5에서 5.5 mm 정도가 적합하다. 전낭의 경계부가 광학부의 앞쪽면 위에 놓여서 유착됨으로써 인공수정체가 낭내에 고정될 수 있고, 또한 수정체 낭내 환경을 전방수와 분리시킴으로써 전방수에 있는 거대분자나 염증매개체와 같은 인자에 노출되는 것을 막을 수 있게 된다.

(2) 후낭혼탁을 줄이기 위한 세가지 인공수정체 관련 인자

① Biocompatibility

인공수정체 재질의 조직적합성(biocompatibility)이란 수정체 상피세포의 증식에 대한 자극을 억제하는 능력을 일컫는다. 즉, 세포증식에 대한 자극이 약할수록 이차 후낭혼탁이 생길 기회가 적어진다. 이외에 세포증식 정도는 수정체피질의 제거와 같은 수술적인 인자와 술후 경과된 시간과도 연관된다.

② Maximal IOL optic-posterior capsule contact

인공수정체 지지부에 각도(posterior angulation)가 있는 것과 광학부가

표 6-2 **후낭혼탁을 줄이기 위한 여섯 가지 인자**

세 가지 수술 관련 인자	세 가지 인공수정체 관련 인자
1. Hydrodissection-enhanced cortical cleanup	1. Biocompatible IOL (세포증식에 대한 자극을 줄이기 위함)
2. In-the-bag fixation	2. maximal IOL optic-posterior capsule contact, angulated haptic, "adhesive" biomaterial to create a "shrink wrap"
3. Small CCC with edge on IOL surface	3. IOL optic geometry, square truncated edge

CCC : continuous curvilinear capsulorrhexis, IOL : intraocular lens, PCO : posterior capsule opacification

후면볼록(posterior convexity)하게 되어 있는 것이 후낭혼탁을 줄이는 데 도움이 된다. 이를 통하여 인공수정체의 광학부가 후낭과 단단히 유착되면서 이동할 공간을 없애게 된다. 인공수정체 광학부의 재질의 stickiness 또한 후낭과 광학부 사이의 유착 정도에 영향을 미칠 수 있으므로 후낭혼탁의 예방과 관련될 수 있다.

③ IOL optic geometry, square truncated edge

앞에서 수정체의 피질이나 상피세포가 잔존할 경우 인공수정체 광학부의 barrier effect가 이차방어선으로서 중요한 역할을 한다고 언급한 바 있다. 최근 기존의 round tapered edge를 가지는 인공수정체와 square truncated edge를 가지는 인공수정체에 대한 비교연구를 통하여 square truncated edge를 갖는 인공수정체가 이러한 방어역할을 하는데 도움이 됨이 밝혀졌다. 조직병리학적 연구 결과 광학부의 모서리에서 세포의 이동이 완벽히 차단됨이 확인되었고 이로써 후낭쪽으로의 상피세포의 증식, 이동을 막을 수 있다는 사실이 밝혀졌다.

5) 후낭혼탁의 치료-후낭절개(Posterior Capsulotomy)

(1) 후낭절개의 적응증

Nd-YAG 레이저 후낭절개술은 시력저하나 시기능의 저하를 유발하는 후낭혼탁의 치료에 있어서 가장 일반적인 치료법이다. 이 때 후낭혼탁이 이러한 시력저하를 유발시킨 주된 원인인지를 정확히 파악하기 위한 정밀한 안검사가 우선 이루어져야 한다. 또한 어떤 환자에서는 경한 후낭혼탁에도 눈부심(glare)현상을 호소하기도 하므로 이러한 경우에는 눈부심 평가(glare testing)이 후낭절개 여부를 결정하는 데 도움이 될 수 있다.

(2) 후낭절개의 비적응증

각막이 혼탁하고 표면이 불규칙하고 각막부종이 있다면 야그레이저를 할 때 정확히 목표지점에 초점을 맞추기가 힘들고 후낭을 파열시키기 어려우므로 추천되지 않는다. 또한 적절히 한 군데에 시선을 고정하기 어려운 환자에서도 야그레이저 중 다른 주변의 안내 조직에 손상을 줄 수 있으므로 적응증이 되지 못하며 유리 재질의 광학부를 가진 인공수정체는 깨어질 수 있으므로 주의한다.

낭포성황반부종(cystoid macular edema)으로 진단받거나 의심되는 환자 또한 상대적인 금기에 속하게 되는데 이는 후낭을 온전히 두는 것이 낭포성황반부종의 경과에 양호한 영향을 준다는 사실 이외에 야그레이저 후낭절개 후 발생한 낭포성황반부종 등에 근거한다. 또한 활동성 염증이 있는 눈에서도 후낭절개는 피하는 것이 좋다.

야그레이저 후 드물지만 망막열공이나 망막박리와 같은 합병증이 발생하는 경우가 있다. 망막박리에 대한 고위험군 환자에서는 최소한의 에너지로 최소한의 조사수로 레이저 후낭절개를 시행하는 것이 좋다.

(3) 술기

① 술전 평가

모든 환자에게 정확한 안과 병력 및 검진을 시행하여야 한다. 내과적, 전신적 문진은 물론, 시력, 안압, 세극등 현미경 검사, 안저검사를 빠짐없이 시행하도록 하며 후낭혼탁이 환자가 호소하는 증상의 주된 원인인지 여부를 확실히 평가하는 과정이 필요하다. 환자의 안저를 검사하여 망막을 세심히 관찰하여 그 보이는 정도를 평가하는 것이 실제 환자의 후낭혼탁을 평가하는 데 가장 믿을만한 방법이 될 수 있다. 이 때 간접 안저검사(indirect ophthalmoscope)는 후낭혼탁이 상당한 경우에도 이를 통과하여 안저검사가 가능하므로 후낭혼탁 정도를 평가하는 데는 적합지 못하다.

또한 환자의 증상을 설명하는데 후낭혼탁 정도가 충분하지 못하다면 낭포황반부종(CME)를 의심하여 필요한 안저검사 및 형광안저촬영 등을 시행하여 반드시 확인하는 절차를 거쳐 불필요한, 낭포성황반부종의 경과에 오히려 더 나쁜 영향을 줄 수 있는 후낭절개를 하는 일이 없도록 주의하여야 한다.

② 환자의 준비

환자에게 시술의 목적 및 경과에 대하여 설명을 하고 동의서를 사전에 받는다. 통증이 없는 시술이라는 점과 시술과정에서 레이저를 조사할 때 소리가 들리지만 이에 상관없이 시선고정을 유지할 것을 주지시킨다.

레이저 후낭절개술 후 나타날 수 있는 안압 상승을 막기 위하여 시술 직후 brimonidine, apraclonidine이나 beta-blocker 등과 같은 안압하강제를 점안하여야 하며 만약 이들 약제에 금기가 되는 환자라면 carbonic anhydrase inhibitor를 점안 혹은 경구 투여하거나 프로스타글란딘 제제를 점안하도록 한다.

산동을 시키는 것은 후낭에 대한 시야를 좋게 해줌으로 특히 후낭절개에 경험이 부족한 초보자들에 있어서는 도움이 될 수 있지만, 소동공으로 문제가 되는 환자만 아니라면 경험 많은 술자에 있어서는 필수적인 준비사항은 아니다. 또한 산동을 시켰을 때 동공의 모양이 항상 동심원상으로 균일하게 커지는 것이 아니므로 동공모양과 위치를 확인하여 레이저 조사위치를 미리 파악해두지 않으면 후낭절개의 위치가 한쪽으로 치우쳐지게 되어 레이저를 추가로 조사할 경우가 생기게 되고 이 경우에는 불필요하게 후낭절개가 크게 될 수 있다. 따라서 산동시키기 전 환자의 동공 중심부의 후낭에 레이저로 한군데 표시를 해두는 것이 산동을 한 후 시축 중심을 정확히 맞추는 데 도움이 될 수 있다. 산동은 일반적으로 2.5% 페닐에

프린 한 방울 정도면 충분하며 필요한 경우 0.5 %, 1.0 % tropicamide 를 추가 점안하도록 하며 너무 크게 산동을 시킬 필요는 없다. 시술 중 콘택트렌즈를 사용하지 않는다면 마취가 반드시 필요하지 않으며 시술 직전 점안 마취제로 대부분의 경우에서 충분하다. 안구진탕이 있는 경우에는 구후마취가 도움이 될 수 있다.

③ 후낭절개의 시술법

Peyman, central Abraham lens와 같은 접촉성 렌즈를 사용하게 되면 안구를 고정시키고 초점을 맞추는 데 도움이 될 수 있다. Abraham 렌즈를 사용할 때는 렌즈 주변부로 레이저빔이 조사될 경우 망막에 초점이 맞추어지면서 손상을 입힐 수 있으므로 주의하도록 한다. 후낭을 맞추어 파열시킬 최소한의 에너지의 레이저를 조사하는데, 일반적으로 대부분의 경우에는 1~2 mJ /pulse 정도의 에너지로 후낭이 파열된다. 또한 tension line을 확인하여 레이저를 조사하는 것이 한번의 레이저 조사로 큰 절개를 유발하는 데 도움이 된다.

십자형 절개(cruciate opening)는 12시 방향에서 레이저 조사를 시작하여 6시방향으로 아래쪽으로 진행시키고 이후 3, 9시 방향의 양쪽 측면으로 진행하는 방법이다. 이 때 flap은 동공중심을 가리지 않도록 주변부로 젖혀지도록 하여야 하며 free-floating segment가 생길 경우 계속 잔존하면서 시야를 방해하므로 주의하여야 한다. 원형의 전낭절개("can-opener" style)를 시행하게 되면 큰 조각의 절개된 후낭 조각이 시축을 가려 방해하거나 floater 증상을 호소할 수 있으므로 주의한다. 십자형절개시 12시 방향 주변부에서 첫 레이저 조사를 시작하는 것이 좋은데, 이는 혹 레이저에 의한 자국이 인공수정체 광학부에 생기더라도 주변부에 있으므로 큰 영향을 미치지 않게 되고, 또한 flap이 중력에 의해 아래쪽으로 당겨지게 되어 레이저가 수월해진다.

후방인공수정체가 삽입되어 인공수정체와 후낭 사이에 공간이 거의 없는 경우에는 인공수정체의 광학부에 자국이 생길 수 있다. 시력에 영향을

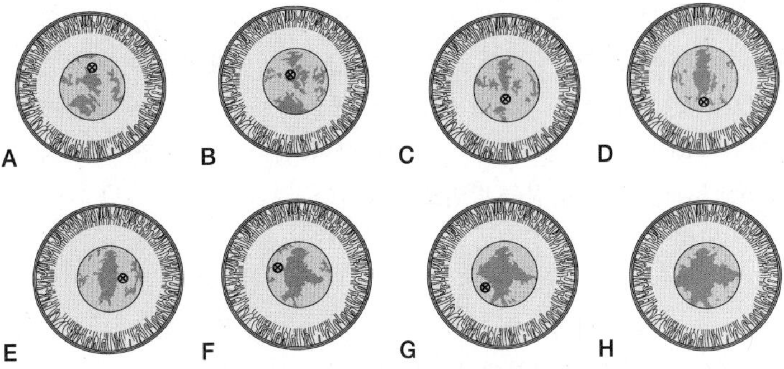

그림 6-4 십자형 후낭절개(capsulotomy in a cruciate form)를 시행하는 모식도
A. 첫번째 레이저 조사는 위쪽에서 tension line을 확인하여 조사한다.
B. 첫번째 후낭절개가 이루어진 후 그 아래쪽 경계를 따라 두번째 레이저 조사를 시행한다.
C. 절개된 후낭의 6시 방향을 따라 그 다음 레이저를 조사한다.
D. 후낭절개가 벌어질 수 있도록 아래쪽의 tension line을 확인하여 레이저 조사를 시행한다.
E. 후낭절개 경계를 따라 3시 방향으로 레이저 조사를 시행하면 절개부위가 확대된다.
F. 9시 방향으로 레이저 조사를 시행한다.
G. 좌하측 동공부위에 위치하는 삼각형 모양의 flap에 레이저를 조사하여 이를 잘라내거나 주변부쪽으로 위치시키도록 한다.
H. 후낭절개가 완성된 후의 모습으로 산동이 풀린 후에는 동공부위가 혼탁된 후낭으로 가려지지 않는다.

줄 수 있는 패임(pit)이나 쪼개짐(crack)이 생기는 것을 막기 위해서는 최소한의 에너지의 레이저빔을 조사하는 것이 중요한데 정확한 조준이 이루어진다면 1~2 mJ 정도의 에너지로 충분하며 또한 인공수정체와 후낭 사이가 분리되어 있는 지역을 관찰하여 이곳에서 후낭절개를 시작하는 것도 도움이 된다. 레이저 시술 중 광학부에 자국이 반복하여 계속 생긴다면, 12시 방향에서 시작한 후낭절개를 6시 방향이 아닌 비측, 이측 쪽으로 진행시켜("Christmas-tree" 양식) 시축을 보호하도록 한다. 또 한가지 방법으로 의도적으로 레이저빔을 후낭 뒤편으로 조준하여 앞쪽 유리체(anterior vitreous)가 파열되도록 하는 방법이 있다(Deep focus technique). 레이저 파형이 앞쪽으로 전달되면서 후낭을 파열시키므로 광학부위에 자국이 생기는 것을 피할 수 있다. 이 때는 최소 2 mJ 정도의 보다 높은 에너지의 레이저를 조사하게 되는데 반드시 후낭 뒤편으로 조준해야 하며 만약 후낭에 조준하면 오히려 큰 자국을 만들므로 주의하여야 한다. 무수정체안에서는 역으로 후낭의 앞쪽으로 조준을 하여 레이저빔을 조사함으로써 anterior hyaloid를 보존하는 방법도 가능하다.

망막박리에 대한 고위험군 환자에서는 작은 후낭절개를 하는 것이 좋다고 앞서 얘기한 바 있다. 이외의 경우에는 일반적으로 후낭절개의 크기는 isotopic 상황에서의 동공크기 정도로 하는 것이 좋은데, 그보다 더 작으면 야간운전과 같은 상황에서 후낭절개의 절개면이 노출되면서 눈부심 등의 현상을 유발할 수 있기 때문이다. 또한 후낭절개가 된 부위로 들어오는 선명한 상과 후낭혼탁이 남아 있는 부위로부터 들어오는 희미한 상이 혼합되어 시력의 저하나 눈부심, 대비감도의 저하 등을 계속 호소할 수도 있다. Steinert 등은 4 mm 후낭절개를 시행한 경우 눈부심이 완전히 해소된다고 보고하였다. 간혹 아주 심한(dense) 후낭혼탁이 있을 경우 절개를 작게 해주는 것이 소동공과 같은 효과를 나타내어 시력에 도움이 되는 수도 있다.

일반적으로 후낭절개의 크기는 시술 후 점차 커지는 경향을 보인다. Capone et al은 시술 후 6주째 32% 정도 크기가 커진다고 보고하였는데, 이는 아마도 남아 있는 myofibrolastic lens epithelial cell 자체의 수축력과 인공수정체 지지부에 의한 견인 때문으로 생각된다(표 6-3).

④ 시술 후 처치

시술 후 모든 환자에게 안압상승을 막기 위하여 안압하강제를 점안하여야 한다. 특히 안압상승에 대한 고위험군 환자에서는 시술 1시간 후 안압을 측정하여, 환자의 녹내장성 시신경변화가 심한 경우나 안압이 1시간에 5 mmHg 이상 상승한 경우에는 4시간째 안압을 다시 측정하도록 한다. 환자의 내과병력이나 알러지 유무, 안상태에 따라 적절한 안압하강 약제를 선택한다. 시술후 안압상승이 있었던 환자에게는 항녹내장 치료를 최

표 6-3 인공수정체 자국을 최소화시키기 위한 방법

최소한의 에너지를 사용하라.
콘택트렌즈를 사용하라(안구를 안정화시키고, 초점을 보다 쉽게 정확히 맞출 수 있음).
인공수정체와 후낭이 떨어져 있는 지점을 찾아 그 곳에서부터 치료를 시작하라.
인공수정체 위에 자국이 생기면, 크리스마스트리 형태로 모양을 변경하라.
12시 방향에서 4시30분, 7시30분으로 진행시켜 중심부 광학부위에 레이저빔으로 인한 손상이 오는 것을 피한다.
Deep focus technique을 이용하라.
앞쪽 유리체(anterior vitreous)에 초점을 맞춘다.
레이저파가 앞쪽으로 진행하면서 후낭을 파열시킨다.
2mJ 이상의 높은 에너지를 사용해야 한다.

소 1주일간 유지하면서 안압을 경과관찰한다.

시술 후 점안 스테로이드 제제와 조절마비제는 술자에 따라 처방하는 경우도 있는데, 특별한 치료를 요하지 않는 경우가 대부분이다. 일부 환자의 경우에서 술후 홍채염을 보일 수 있으므로 1주일 가량 점안 스테로이드 점안이 도움이 될 수 있다.

(4) 결과

Nd-YAG 후낭절개술 후 83~90%에서 시력이 향상되는 결과를 얻었다. 시력호전이 없는 경우는 기존의 안과질환 - 연령관련성 황반변성, 낭포황반부종, 기타 황반질환, 망막박리, 각막부종, 녹내장, 허혈성 시신경병증, 약시 등인 원인일 수 있다.

(5) 합병증

① 안압상승

안압상승은 가장 흔한 합병증으로 보통의 경우에는 일시적이다. 안압상승은 보통 레이저 후낭절개술 직후에 시작되어 3~4시간이 지난 후 가장 높아졌다가 점차 하강하는데 24시간 정도 상승된 채로 유지되는 수도 있으며 드물게는 정상으로 돌아오는데 1주일까지 걸리기도 하고, 상승된 안압이 지속적으로 유지되어 시야손상까지 야기시킴으로써 녹내장 수술까지 필요로 하는 경우도 보고되었다. 후낭절개 후 발생하는 안압 상승은 이미 기존에 갖고 있던 녹내장, 후낭절개의 크기, 후방인공수정체가 없는 경우, 후낭절개에 쓰인 총 에너지 양, 기존의 초자체 망막 질환 등과 관련된다.

② 낭포황반부종(Cystoid macular edema)

Nd-YAG 레이저 후낭절개술 후 0.5%~2.5%의 환자에서 낭포 황반부종이 발생하는 것으로 보고되었으며 그 발생시기는 보통 시술 후 3주에서 11개월 사이였다. Stark 등은 낭외백내장적출술을 시행하고 레이저 후낭절개를 하기까지의 간격이 길수록 레이저 후 낭포 황반부종이 생길 위험이 낮아진다고 보고하였다.

③ 망막박리

레이저 후낭절개술 후 망막박리의 발생빈도는 0.08%~3.6%이며 시술 후 초기나 일년 후에도 발생할 수 있다. 한 연구에서는 후낭절개 후 한달 이내에 시행한 안저검사에서 무증상의 망막열공(asymptomatic retinal breaks)이 2.1%에서 발견되었다고 보고한 바 있다. 근시안, 반대편눈에 망막박리의 기왕력이 있는 경우, 젊은 환자, 남성 등이 후낭절개 후 망막박리에 대한 위험인자로 생각된다.

④ 인공수정체의 손상

인공수정체 패임(IOL pitting) 현상은 시술 후 15~33%에서 발생하는데 대부분은 시력에 유의할 만한 영향을 미치지 않으나 드물게는 눈부심 현상을 유발시키거나 상이 깨져보이게 되어 인공수정체 교환이 필요하게도 한다. 재질에 따라 손상에 대한 역치가 달라서 유리 재질은 깨질 수 있으며 실리콘 재질은 수포성 변화를 나타내게 되는데, 실리콘의 경우 그 역치가 가장 낮고 PMMA, 아크릴 재질 순으로 역치가 높다. 모서리가 각진 광학부를 가진 인공수정체는 후낭까지의 여유공간이 있으므로 후면이 볼록한 인공수정체에 비하여 레이저로 인한 손상에 강한 편이다.

⑤ 안내염

레이저 후낭절개술 후 심한 포도막염과 시력저하를 호소하던 환자들에서 Propionibacterium acnes에 의한 안내염에 의한 사례가 몇 차례 보고되었다. 낭내에 갇혀있던 세균이 후낭절개를 통하여 유리체에 도달하면서 안내염을 일으킨 것으로 추정된다.

| 참고 문헌 |

- Altamirano HD, Morris WJ, Trokel SL, et al. Aqueous humor analysis after Nd-YAG laser capsulotomy with the laser flare cell meter. J Cataract Refract Surg 1992; 18: 554.
- Apple DJ, Peng Q, Visessook N, et al. Surgical prevention of posterior capsule opacification . Part I. How are we progressing in eliminating this complication of cataract surgery? J Cataract Refract Surg 2000; 26: 188-197.
- Apple DJ, Solomon KD, Tetz MR, et al. Posterior capsular opacification. Surv Ophthalmol 1995; 40: 279-292.
- Apple DJ. Influence of intraocular lens material and design on postoperative intracapsular cellular reactivity. Trans Am Ophthalmol Soc 2000; 98: 257-283.
- Gimbel HV, Neuhann T. Development, advantages and methods of the continuous circular capsulorrhexis technique. J Cataract Refract Surg 1990; 16: 99-108.
- Joo CK, Kim JH. Effect of Nd: YAG laser photodisruption on intraocular lenses in vitro. J Cataract Refract Surg 18: 562,1992.
- Keates RH, Steinert RF, Pulisafito CA, et al. Longterm follow up of Nd-YAG laser posterior capsulotomy. J Am Intraocul Implant Soc 1984; 10: 164.

- Kensaku M, Ichiro O, Sampei M, et al. Liquefied posterior capsule opacification. A complication of continuous curvilinear capsulorrhexis and intraocular lens implantation in the lens capsule. American J of Ophthalmology 1998; 125: 429-435.
- Linola RJ, Werner L, Pandey SK, et al. Adhesion of fibronectin, vitronectin, laminin and collagen type IV to intraocular lens materials in pseudophakic human autopsy eyes. Part I. Histological sections. J Cataract Refract Surg 2000; 26?: 1792-1806.
- Linola RJ, Werner L, Pandey SK, et al. Adhesion of fibronectin, vitronectin, laminin and collagen type IV to intraocular lens materials in pseudophakic human autopsy eyes. Part II. Explanted IOLs. J Cataract Refract Surg 2000; 26: 1807-1818.
- Newland TJ, McDermont ML, Eliott D, et al. Experimental Nd: YAG laser damage to acrylic, PMMA and silicone intraocular lenses. J Cataract Refract Surg 1999; 25: 72-76.
- Nishi O, Nishi K, Akura J, et al. Effect of round-edge acrylic intraocular lenses on preventing posterior capsule opacification. J Cataract Refract Surg 2001; 27?: 608-613.

Catholic University of Korea 임상진료지침

07 Ophthalmology

백내장 수술 후 각막 후막

1. 상피눈속증식(Epithelial downgrowth)

1) 병인

상피눈속증식은 안구에 천공을 일으키는 모든 형태의 외상과 수술 후에 발생할 수 있다.

수술 후 발생하는 상피눈속증식의 가장 흔한 원인은 백내장수술이며 그 외에 각막이식, 녹내장수술, 군날개제거술, 후낭절개, McCannel 봉합 후에도 발생한다.

눈표면의 결막 혹은 각막상피가 누공을 통해 자라들어가 상피눈속증식이 발생한다. 접촉성 증식억제 contact inhibition가 이루어지지 않거나, 수술 후 저안압 혹은 염증에 의해 성장인자가 유리된 경우 상피눈속증식이 촉진된다.

2) 진단

증상으로는 안통, 눈부심, 시력저하가 나타날 수 있으며 안압은 낮거나 정상이거나 높게 측정될 수 있다. 절개부위에 조직이 끼어 있거나 결막포 혹은 누공이 관찰될 수 있다. 가장 특징적인 증상은 세극등검사에서 상피 침투가 시작되는 변연부가 각막의 후면이나 홍채 표면에 부채꼴로 회색선

이 나타나는 것이다. 증식된 상피는 전방각도 덮는다.

각막후면의 시작 변연부는 약간 두껍고 중앙부위가 볼록하게 더 자란다. 홍채 표면의 상피증식이 각막후면보다 빠르다. 또한 전방 염증반응이 나타날 수 있고 백혈구보다 큰 백색의 상피세포가 전방에서 보일 수 있다. 포도막외반ectropion uveae이 나타나고 동공모양이 변형되며 상피막이 홍채를 덮어 자세한 홍채구조가 보이지 않는다. 2% 플루레신 염색약을 이용한 Seidel test로 누공을 찾을 수도 있고 전방각경검사로 홍채, 수정체피질, 수정체낭, 유리체가 절개부위에 물려 있는 것 incarceration을 관찰할 수도 있다.

부채꼴 홍채절제 sector iridectomy를 하여 생검표본을 얻거나 각막후면을 긁어내어 상피세포를 관찰함으로써 확진할 수 있다.

아르곤레이저를 0.1~0.2초, 100~500 μm, 100~500 mw로 조절하여 홍채표면에 광응고하면 정상홍채는 흔적이 불분명하지만 상피눈속증식이 있는 홍채는 백색으로 변하여 진단과 함께 침범된 홍채부위까지 알 수 있다.

경면현미경으로 정상 내피세포는 세포 중심부가 밝고 주변부가 어둡게 나타나나 상피는 중심부가 어둡고 주변부가 밝게 나타난다. 이를 이용하여 상피눈속증식에서 각막후면 상피의 특징을 관찰할 수 있다. 동초점현미경 confocal microscopy이 진단에 도움이 될 수 있는데 정상 내피세포는 핵이 관찰되지 않으나 상피는 핵이 쉽게 관찰된다.

상피눈속증식이 있을 때 시력상실의 주된 이유는 녹내장이다. 그 종류에는 후유착을 동반한 폐쇄각녹내장, 상피막에 의한 동공차단, 상피막 아래에서 변형된 섬유주에 의한 이차 개방각녹내장 등이 있으며, 이중 이차 개방각녹내장이 가장 흔한 원인이다.

3) 치료

수술적 치료가 필요하다. 누공에 있는 상피를 제거하고 누공을 봉합하거나 공막편 혹은 조직을 이식하여 폐쇄한다.

홍채 표면으로 자란 상피눈속증식은 아르곤레이저로 침범부위를 표시한 후 평면부 유리체절제술로써 침범된 모든 홍채와 유리체를 제거한다.

전방 내에 공기를 주입하면 냉동치료할 위치를 정확히 잡을 수 있고 시간을 연장할 수 있다. 냉동치료는 각막 혹은 공막을 경유하여 시행한다.

수술 후 스테로이드, 조절마비제, 안압강하제를 투여하고 염증과 안압이 잘 조절되면 각막이식을 시행한다.

2 섬유눈속증식(Fibrous ingrowth)

1) 병인

섬유눈속증식은 수술부위 주위의 섬유조직이 침범하여 증식하는 것이다.

결막하결체조직, 각막간질섬유모세포, 화생된 metaplasia 각막내피세포, 전방각에서 유리된 세포, 포도막에서 화생된 monocyte가 섬유모세포의 역할을 할 수 있다.

누공fistula이 섬유눈속증식의 발생에 반드시 필요한 것은 아니다. 섬유눈속증식의 가장 많은 원인은 각막이식이다. Waring은 실패한 각막이식 표본의 50~80%에서 섬유눈속증식이 각막후막의 형태로 존재한다고 보고하였다(Waring 등, 1974). McDonnell은 백내장수술부위에 유리체물림 incarceration이 있는 경우 84%에서 섬유눈속증식이 있다고 보고하였다 (McDonnell 등, 1986).

2) 진단

섬유눈속증식이 각막후막의 형태로 나타나는 경우에는 상피눈속증식과 감별해야 한다(표 7-1).

섬유눈속증식이 발생하는 원인도 상피눈속증식과 유사하다. 유리체탈출 혹은 조직물림이 있는 복잡한 수술, 저안압, 각막내피손상, 주변부 홍

표 7-1 상피눈속증식과 섬유눈속증식의 비교-한글판 백내장 참조

	상피눈속증식	섬유눈속증식
원인세포	각막 혹은 결막상피	결막하결체조직, 각막간질섬유모세포 등
임상양상	누공, 포bleb 부채꼴 모양의 두꺼운 각막후막가장자리 무혈관막 각막후막이 있는 부위에 간질부종이 없음	너덜너덜하고 불규칙한 각막후막 가장자리 때로는 혈관성 각막후막이 있는 부위에 간질부종이 있음
보조검사	아르곤레이저 광응고술 경면현미경 동초점현미경	없음
진행	빠름	서서히 진행하거나 정지된 상태

채유착, 수술 후 염증, 전방출혈, shunt를 삽입한 녹내장 수술이 원인이 될 수 있다.

섬유눈속증식에 의한 각막후막의 특징은 (표 7-1)에 언급되어 있다. 상피눈속증식과 달리 섬유눈속증식을 확진하기 위한 보조적인 진단법은 없다.

3) 치료

섬유눈속증식은 상피눈속증식보다 예후가 좋다.

염증, 녹내장, 각막부종에 대한 약물치료로서 충분한 경우도 있고, 섬유눈속증식이 멈추거나 사라지는 경우도 있다.

증식이 계속되는 경우 수술이 필요하다. 상피눈속증식과 달리 모든 증식조직을 전부 제거할 필요는 없으며, 필요에 따라 녹내장수술, 각막이식, 유리체절제술 등을 시행한다.

| 참고 문헌 |

- Epstein DL. Epithelialization of anterior chamber. In: Epstein DL, eds. Chandler and Grant' s glaucoma, ed 3. Philadelphia: Lea & Febiger, 1986.
- Henderson T. A histological study of the normal healing of wounds after cataract extraction. Ophthalmology Review 1907; 26: 127.
- Iwamato R, Srinivasan BD, Devoe AG. Electron microscopy of epithelial downgrowth. Ann Ophthalmol 1977; 9: 1095-1110.
- Kremer I, Rapuano CJ, Cohen EJ, et al. Retrocorneal fibrous membranes in failed corneal grafts. Am J Ophthalmol 1993; 115: 478-483.
- Kuchle M, Green WR. Epithelial ingrowth: a study of 207 histopathologically proven cases, Ger J Ophthalmol 1997; 5(4): 211-223.
- Matsuda H, Smelser GK. Endothelial cells in alkali-burned corneas. Ultrastructural alterations. Arch Ophthalmol 1973; 89: 402-409.
- McDonnell PJ, de la Cruz ZC, Green WR. Vitreous incarceration complicating cataract surgery. Ophthalmology 1986; 93: 247-253.
- Meller J. Ueber Epitheleinsenkung and Cystenbildung im Auge. Arch F Ophth 1901; 52: 436.
- Merenmies L, Tarkhanen A. Causes of enucleation following cataract surgery. Acta Ophthalmol 1977; 55: 347-352.
- Sullivan GL. Treatment of epithelialization of the anterior chamber following cataract extraction. Trans Ophthalmol Soc UK 1967; 87: 835-845.
- Terry TL, Chisolm JF Jr. Schonberg AL. Studies on surface epithelium invasion of the anterior segment of the eye. Am J Ophthalmol 1932; 22: 1083.
- Theobald GD, Haas JS. Epithelial invasion of the anterior chamber

following cataract extraction. Trans Am Acad Ophthalmol Otol 1948; 52: 470.

- Vannas S. Epithelial downgrowth into the anterior chamber and deep into the eye. Arch Ophthalmol 1957; 35: 190-195
- Waring GO, Laibson PR, Rodrigues M. Clinical and pathological alteration of Descemet' s membrane: with emphasis on endothelial metaplasia. Surv Ophthalmol 1974; 18: 325.
- Weiner MJ, Trentacoste J, Pon DM, et al. Epithelial downgrowth: a 30-year clinicopathological review. Br J Ophthalmol 1989; 73: 6-11.

6. 녹내장

Ophthalmology

01. 녹내장 검사법
02. 개방각 녹내장
03. 급성 폐쇄각 녹내장
04. 선천 녹내장
05. 거짓비늘 녹내장
06. 홍채각막내피 증후군
07. 스테로이드 녹내장
08. 수정체 용해 녹내장
09. 녹내장 모양체 염발증
10. 신생혈관 녹내장
11. 악성녹내장
12. 녹내장 치료 약물

Catholic University of Korea 임상진료지침

01 녹내장 검사법

Ophthalmology

1. 안압 측정법

안구가 작은 공 모양으로 일정한 형태를 유지하려면 안구내에 일정한 압력이 있어야 하며 정상인들의 안압 분포는 10~21 mmHg의 범위이다. 측정 안압을 기록할 때는 사용한 기구, 측정한 날짜와 시간 및 측정 전에 사용한 약제의 종류까지 기록하는 것이 좋다. 안압의 일차변동 때문에 일회 측정한 안압으로는 피검자의 안압상태를 정확히 알 수 없으므로 녹내장이 의심되는 경우 초반에는 여러 시간대에 안압을 여러 번 측정하는 것이 녹내장의 진단 및 향후 약물치료에 대한 반응 정도를 판단하는데 도움이 된다. 녹내장 환자에서 안압의 일차변동을 확인한 뒤 약물치료를 시행하여 추적관찰 할 때도 가능한 측정 시간대를 달리하여 안압측정을 하는 것이 좋겠고 반드시 측정시간, 안압하강제의 종류 등을 기록한다.

1) 골드만 압평 안압계

(1) 각막에 접촉할 프리즘이 끝 부분이 잘 보이도록 조정하고 저배율(×10)을 사용한다.

(2) 점안마취 및 Fluorescein 투여

(3) 안구를 압박하지 않고 상안검을 들어 올릴 수 있도록 한다.

(4) 세극등 조명을 청색 필터로 바꾸고 정면과 60도 방향에서 세극등을 최대한 열어서 넓게 조명 되도록 하며 프리즘 끝에 조명이 집중되도

록 한다.

(5) 프리즘의 축 조정 : 프리즘을 양분하는 선이 수평이 되도록 표시된 각도 "0"을 프리즘 꽂이의 흰선에 맞춘다. 만약 각막 난시가 3디옵터 이상 있다면 각막 만곡도가 가장 약한 난시축에 해당하는 프리즘의 각도를 프리즘 꽂이의 붉은 선에 맞춘다.

(6) 눈금 손잡이를 10 mmHg에 맞춘다.

(7) 프리즘을 접근시키면서 안검을 벌린다. 이 때 안구가 압박되지 않도록 주의한다.

(8) 프리즘이 각막 중심부에 닿도록 하고 눈금 손잡이를 돌려서 상하 반원이 내면이 서로 접촉되도록 한다.

(9) 한 눈에 세 번 정도 반복하여 측정한다. 흔히 첫 번째 측정치는 높고 이후의 측정치들이 안정된 값으로 일치하는데 이 때 첫 번째 측정치는 오류이다.

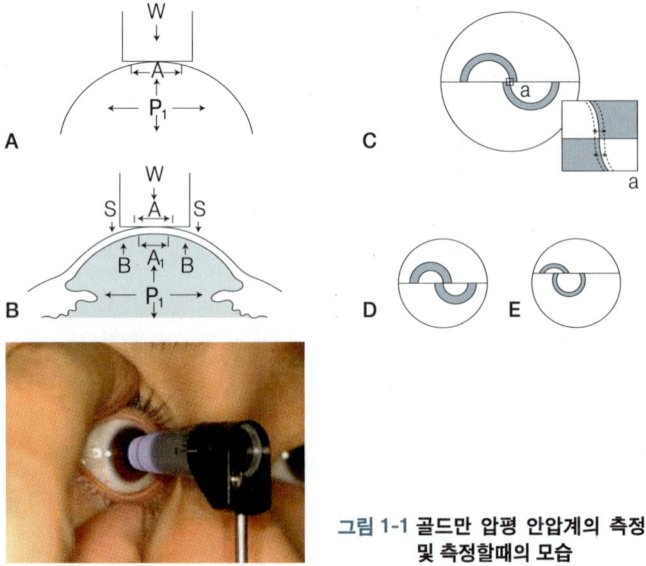

그림 1-1 골드만 압평 안압계의 측정 원리 및 측정할때의 모습

① 측정원리 : 가상의 공이 있어 표면이 건조하고 두께가 무한히 얇다고 가정할 때 공 외부에서 힘을 가하여 공 표면의 일정면적을 편평하게 만들었을 때 공 내부의 압력은 외부에서 가해진 힘을 압평면적으로 나눈 것과 같다는 Imbert-Fick 법칙에 기초한다. 각막표면 압평면 직경을 3.06 mm가 되도록 골드만 압평 안압계에서는 만들어놓았는데, 이 때 각막조직의 저항력과 눈물층의 표면장력의 크기가 같고 방향만 정반대가 되어 서로 상쇄될 수 있기 때문이다.

② 세극등으로 관찰하면서 프리즘을 각막중심부에 닿도록 하면 상하반윤이 나타난다. 각각의 반윤이 시야 중심부에 오고 그 크기가 같도록 세극등의 위치를 조절한다(그림 1-1-C). 조정손잡이를 돌려서 상하반윤의 내면이 서로 접촉하도록 하여 안압을 구한다.

③ 골드만 압평 안압계로 안압을 측정할 때의 모습으로 손가락으로 안구를 압박하지 않으면서 안검을 벌리고 각막의 중심부에 살짝 닿도록 조절한다.

2) Perkins 안압계

Goldman 안압계와 같은 원리로 측정한다. 압평하는 힘은 손으로 조절한다. 내장된 장치는 counterbalance가 유지되어 있어 피검자의 자세와 관계 없이 측정할 수 있으므로 병실이나 수술장 등에서 사용할 수 있다.

3) Tonopen 안압계

Plunger의 직경은 1.02 mm이며 마이크로프로세서가 내장되어 있고 무게가 적어 휴대하기 좋다. 측정시마다 변동폭이 크므로 반드시 여러 번 측정하여야 한다.

2. 전방각경 검사법

전방각경 검사는 방수유출로가 있는 전방각을 직접 관찰하는 방법이다. 이 검사는 개방각과 폐쇄각의 차이를 알아볼 수 있는 검사이므로 모든 녹내장 환자의 첫 진찰 시에 반드시 시행해야 한다.

1) 골드만 전방각경의 사용법

환자를 세극등 앞에 앉히고 점안마취를 한 후 렌즈의 오목한 부분에 1% 메틸셀룰로오스를 약간 채우고 눈에 끼운다. 전방각은 6시 방향이 그 소견을 알아보기 쉬우므로 렌즈를 설치할 때 미리 반달 거울이 12시 방향으로 가도록 손에 쥔다. 렌즈를 90도 만큼씩 시계방향으로 돌려 가면서 9시, 12시, 3시 방향의 전방각을 관찰한다. 검사 중 데스메막의 주름이 보이는 것은 너무 각막을 압박하기 때문이다. 압박을 풀어도 흡착효과(Suction cup effect) 가 있어 검사하는 데에는 지장이 없다. 전방각이 좁을 때는 주변 홍채에 가려 전방각을 볼 수 없으므로 환자의 눈을 거울쪽으로 보게 하거나 렌즈를 검사하고자 하는 전방각 쪽으로 기울여서 들여다 본다(Dive bomber' s view). 반대로 레이저섬유주성형술 등을 시행할 때는 환자의 눈을 거울과 약간 반대편으로 향하게 하면(cruise missile view) 섬유주를 더 수직 벽으로 볼 수 있어 시술이 용이하다. 이 때 세극등 빛의 폭은 얇게, 길이는 짧게 하여 세극등 빛에 의해 동공이 축동되어 좁은 전방각이 더 열린 각으로 평가되지 않도록 주의한다. 전방각의 grading system으로

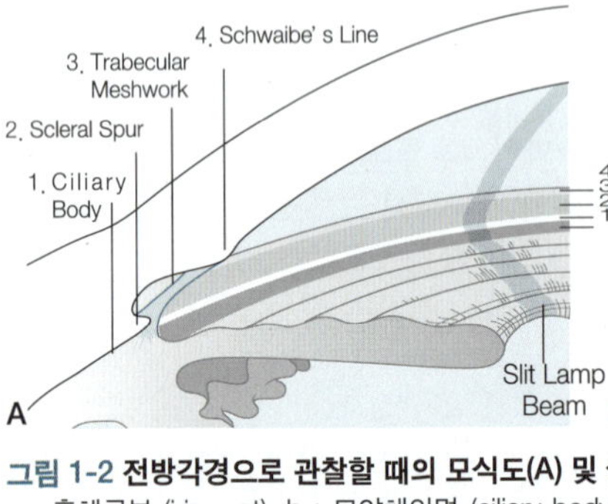

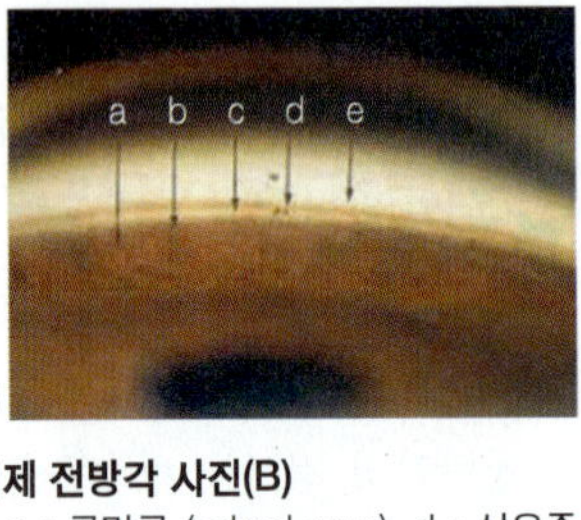

그림 1-2 전방각경으로 관찰할 때의 모식도(A) 및 실제 전방각 사진(B)
a : 홍채근부 (iris root), b : 모양체앞면 (ciliary body), c : 공막극 (scleral spur), d : 섬유주 (trabecular meshwork), e : 쉬발베선 (Schwalbe' s line)

Scheie 분류, Shaffer 분류, Spaeth 분류법 등이 사용되고 있으나 여기에서는 가장 많이 사용하는 Spaeth 분류법에 대하여 소개한다. 섬유주의 색소침착은 정도에 따라 1+에서 4+까지로 구분하는데 대체로 하측, 비측, 이측, 상측의 순으로 색소침착이 나타난다. 좁은 전방각에서 상측의 전방각이 가장 좁아서 상측의 홍채가 섬유주에 자주 접촉해서 상측의 색소침착이 하측보다 더 심한 경우가 유발될 수 있으며 이 경우에는 폐쇄각 녹내장 유발가능성이 없는지 확인하는 것이 좋다.

함입 전방각경검사(indentation gonioscopy)는 좁은 전방각(narrow angle)과 폐쇄전방각(closed angle)을 감별하고 전방각 폐쇄가 홍채와 섬유주 사이의 단순한 접촉(appositional closure)때문인지 주변부 홍채앞 유착(peripheral anterior synechia) 때문인지를 구분하는데 유용한 방법이다.

전방각 구조의 특성을 크게 세가지로 구분하여 기존의 분류방법보다

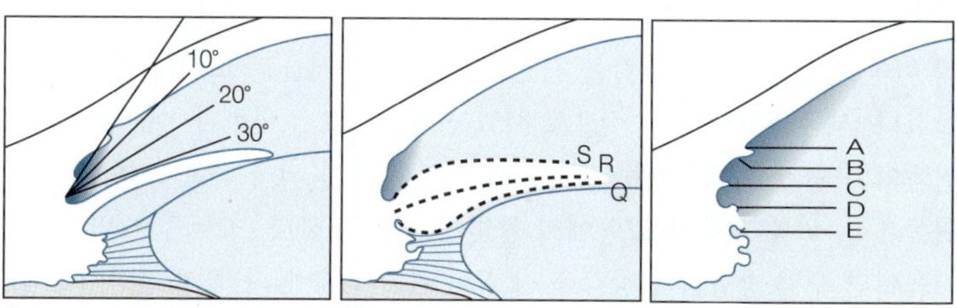

A B C

그림 1-3 Spaeth 분류방법

A : 홍채가 전방각에 접근하는 각도(전방각의 넓이) : 가상의 접선을 두 개 그어서 각도를 측정하는데 홍채 주변부에서 동공쪽으로 1/3 되는 지점에 홍채면에서 접선을 만들고 각막면에 접선을 만들어 그 접선들이 이루는 각도를 측정

B : 주변부 홍채의 만곡모양에 따른 분류 : Q(queer) - 뒤로 오목하게 들어간 모양, R(regular) - 앞 뒤로 휘지 않은 표준형태, s(steep) - 앞쪽으로 많이 볼록하게 나온 형태

C : 홍채근부의 부착위치에 따른 분류 : A(Anterior) - Schwalbe' s line 근처, B(Behind Schwalbe' s line) - in the line of the trabecular meshwork, C(sClera) - scleral spur 위치, D(Deep) - anterior ciliary body가 보이는 정도 , E(Extremely deep) - extremely posterior position of CB

그 외에도 색소침착의 양, 특성, 위치, 홍채유착의 특징과 범위 등을 상세히 기술하도록 하였다.

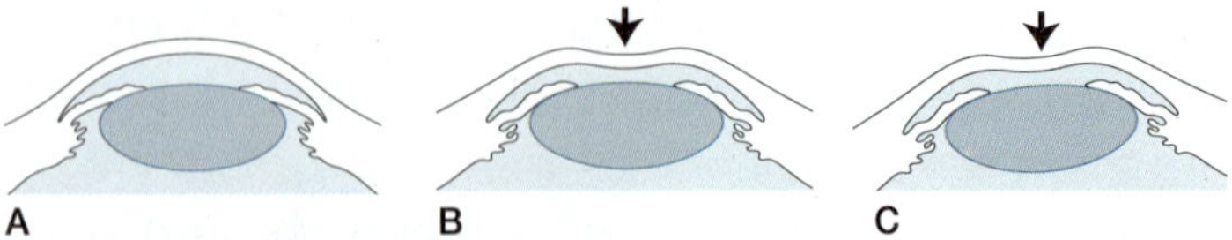

그림 1-4 함입전방각경검사(indentation gonioscopy)

보다 상세히 기술하였다(그림 1-3).

그 외에도 색소침착의 양, 특성, 위치, 홍채유착의 특징과 범위 등을 상세히 기술하도록 하였다(그림 1-4).

2) ZEISS 사면경의 사용

사면경의 반경은 각막의 반경과 아주 유사하여 각막 위에 올려 놓으면 빈 틈이 거의 없고 눈물로 채워지므로 메틸셀룰로오즈가 필요 없다. 각막에 올려 놓을 때 다이아몬드 모양 보다는 반듯한 사각형으로 오려놓는 것이 환자도 편하고 검사자도 손잡이를 잡기 쉽다. Zeiss 사면경은 골드만 전방각경처럼 전방각경을 회전시키지 않아도 360도를 관찰할 수 있다. 대개 위쪽 거울로 6시 전방각을 관찰하고, 아래쪽 거울로 12시 전방각을 관찰한다. 세극등 조명은 수직으로 서있는 불빛으로 조명한다. 이어서 코쪽, 귀쪽의 수평거울 관찰시는 세극등 불빛이 수평이 되게 하고 코쪽 거울은 귀쪽에서, 귀쪽 거울은 코쪽에서 불빛이 오도록 한다. 세극등을 앞, 뒤로 기울이면 수평 방향의 전방각을 더 깊이 관찰할 수 있다. 압박전방각경 검사를 할 수 있는 점이 이점이다. 그러나 검사 중 각막과 전방각의 넓이를 변화시킬 수 있는 단점이 있다.

3. 시신경 유두의 평가

시신경 유두가 심각하게 장애(유두함몰의 비가 약 0.6~0.8이 될 정도)를 받기 전까지는 임상 경과의 척도로 시신경 유두 모양 변화가 시야 변화보다 민감하다. 녹내장 진행에 있어 가장 특징적인 것은 시신경 유두 모양

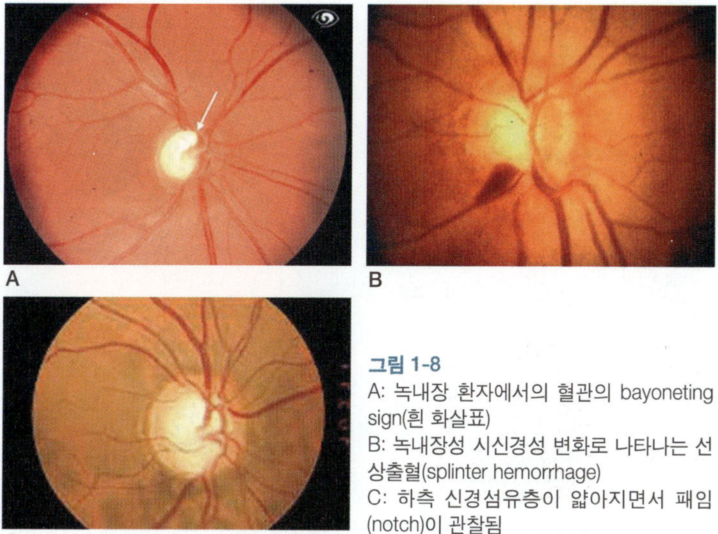

A

B

C

그림 1-8
A: 녹내장 환자에서의 혈관의 bayoneting sign(흰 화살표)
B: 녹내장성 시신경성 변화로 나타나는 선상출혈(splinter hemorrhage)
C: 하측 신경섬유층이 얇아지면서 패임(notch)이 관찰됨

(5) 국소 창백의 증가
(6) 시신경 유두 출혈
(7) 시신경유두 주위 위축
(8) 귀쪽 시신경 유두테의 완만한 낮아짐
(9) 코쪽으로의 유두 함몰 증가
(10) 함몰이 없는 국소 창백

4. 녹내장 시야검사

눈으로 정면에 있는 어떤 물체를 똑바로 주시할 때 그 물체의 위, 아래 그리고 좌, 우측에 있는 다른 물체를 비록 그것을 정확히 알 수는 없지만 물체가 있다는 것을 알 수 있다. 이렇게 한 점을 주시할 때 동시에 볼 수 있는 물체들이 있는 공간의 범위를 시야라 한다. 검사자는 나이 많은 사람

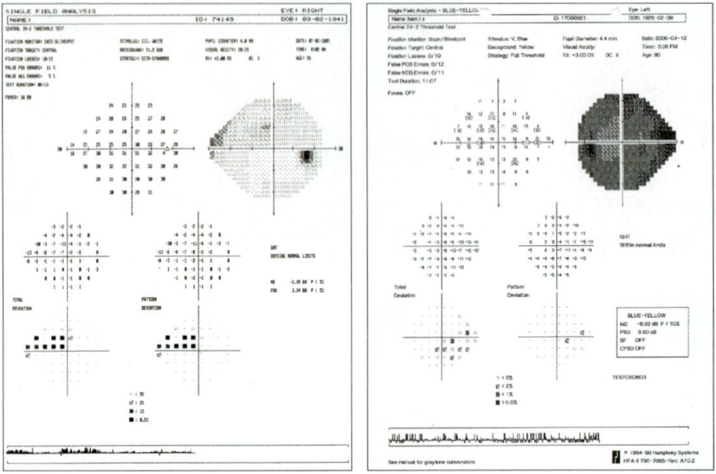

A B

그림 1-9 **A : SITA(Swedish interactive threshold algorithm).** HFA에서 사용하는 fast quantitative threshold test로 환자의 검사시간을 줄이면서 각 지점의 역치를 측정한다. SF와 CPSD의 결과는 알아볼 수 없다.
B : SWAP(Short wavelength automated perimetry). 노란색 배경광에 청색시표를 사용한 정적 시야검사로 녹내장이 S 추체 경로에 주로 손상이 생기는 것에 근거하여 조기 녹내장을 발견하고자 고안되었다.

에 대해서 현명하고 지식이 많은 젊은 사람과 동일한 반응을 기대해서는 안 된다. 나이 많은 사람이나 질환이 있는 사람에서는 많은 시간이 필요하며 검사를 한 번만 하지 말고 정확한 분석이 이루어질 때까지 반복해서 해야 한다. 이 장에서는 현재 주로 사용하는 컴퓨터 자동시야계(automated static perimetry)의 해석과 관련된 정보에 대하여 알아본다.

정적 시야계는 시야상의 미리 정해진 grid 형태의 각 검사점들에서 불 밝기에 대한 감도역치(threshold sensitivity)를 알아내고 island of vision의 섬의 높이를 알아내어 시야의 정도를 표시한다. 감도역치(threshold sensitivity)란 배경광에 대해서 빛 자극을 분별해 낼 수 있는 가장 어두운 불빛의 강도를 의미한다. 각 검사지점에서 2~4 dB의 적은 양의 불 밝기를 계단식으로 밝게 혹은 어둡게 변화시키면서 감도역치를 추정할 수 있다. 검사시간을 줄이면서 threshold test를 할 수 있는 방법으로 HFA(Humphrey field analyzer)의 SITA와 Octopus의 TOP 프로그램이 있다. 흔히 녹내장 검사에 사용하는 시야 범위로 24-2, 30-2라고 표현하는데, 이는 주시점을 중심으로 했을 때 수평 및 수직 경선을 3도씩 떨어져서 검사점을 두고 6도 간격의 grid로 검사점들을 위치시켜 중심으로부터 24도 혹은 30도 범위의 시야를 검사하는 것을 뜻한다.

1) 시야 검사의 신뢰도를 알아보는 방법

검사의 신뢰도(reliability)를 알아보는 지표로 fixation loss, false positive error rate, false negative error rate, 검사에 소요된 시간(test duration), short term fluctuation(SF) 등을 확인한다. 맹점(blindspot)은 시신경유두에 의해 나타나는 것으로 중심주시점에서 귀쪽으로 15도 떨어진 곳에 위치한다. Fixation monitor 방법으로 검사 중 맹점(blindspot)에 여러 번 검사 자극을 주어 환자가 주시점을 잘 주시하는지 여부를 확인하는데, 이 때 맹점(blindspot)에 준 자극에 환자가 반응을 보이면 fixation loss가 있는 것으로 체크한다. 또한 추가적으로 시야검사지의 가장 아래쪽에 나오는 gaze tracker를 참조하면 환자가 주시점을 잘 주시하고 있었는지 여부를 확인할 수 있다. gaze tracker는 환자의 각막의 움직임을 추적 기록한 것으로 검사동안 환자가 눈을 움직이면 위로 향하는 막대(upward mark)가 표시된다. False positive error(위양성)은 검사 중간에 시야 자극을 주는 셔터 소리는 내면서 불빛은 시야상에 주지 않았는데 환자가 반응을 나타내는 경우를 말하며 false negative error(위음성)은 이미 검사한 검사점들 중 보인다고 반응한 감도보다 9 dB 더 밝은 불빛을 동일한 검사점에 주어서 반응을 보이지 않을 경우를 말한다. Test duration(검사에 소요된 시간)은 길면 길수록 검사의 신뢰도에 문제점이 있을 가능성이 높은데, 이는 환자가 각 검사점에 대하여 반복 실시한 감도측정에서 다양한 반응을 보여서 시야기계가 여러 번 측정하여 검사시간이 길어졌음을 뜻하기 때문이다.

(1) 주시 상실(fixation loss) : 상실률이 20% 이상인 경우 경고 표시가 뜬다.
(2) 위양성 반응(false positive response) : 자극이 없거나 역치하 자극에 환자가 반응하는 경우. 33% 이상인 경우 경고표시가 뜬다.
(3) 위음성 반응(false negative response) : 환자의 역치보다 훨씬 밝은데도 불구하고 무반응인 경우. 33% 이상인 경우 경고표시가 뜬다.

2) 시야검사 기본정보의 파악

시야검사의 기본정보로 시야검사에 사용된 시표의 크기와 색, 배경광의 밝기, 사용한 검사전략(strategy)가 상단에 표시되고 환자에 대한 정보로 환자의 동공크기, 시력, 굴절력, 검사시행시간, 나이 등이 표시된다. 일반적으로는 백색광의 stimulus III 크기의 시표를 이용하며, 배경광의 밝기는 31.5 asb로 한다.

3) 시야검사의 해석

Numeric data는 각 검사점에서의 절대감도역치를 알려준다. 10개 이상의 지점에서는 역치를 2회 측정하여 괄호안의 수치로 표시되며 이들을 참고로 하여 SF(short term fluctuation)이 계산된다. 즉, 동일한 점을 두 번 검사하였을 때 얼마나 차이가 나는지를 알아보아 환자의 검사 신뢰도 및 자극광에 대한 반응의 변동 정도를 알아낼 수 있다.

Total deviation이란 환자의 시야결과를 기계에 내장된 동일한 연령의 정상인과 비교하여 그 차이를 표시하여 numeric data와 probability map으로 나타낸다. Pattern deviation은 환자시야의 국소적 결손을 알아보는 목적의 map으로 백내장 등의 안구내 매체 혼탁 등이 국소결손을 유발한 질환과 합병되었을 때 국소결손을 찾는데 유리하다. Probability map은 각 검사점에서의 결과가 같은 연령군에 해당하는 정상인에서 어느 정도의 빈도로 나타날 수 있는지를 보여준다.

Glaucoma hemifield test(GHT)는 수평경선을 기준으로 대칭적 위치에 있는 아래위 시야를 비교하여 감도역치에서 뚜렷한 차이를 보이는지를 알

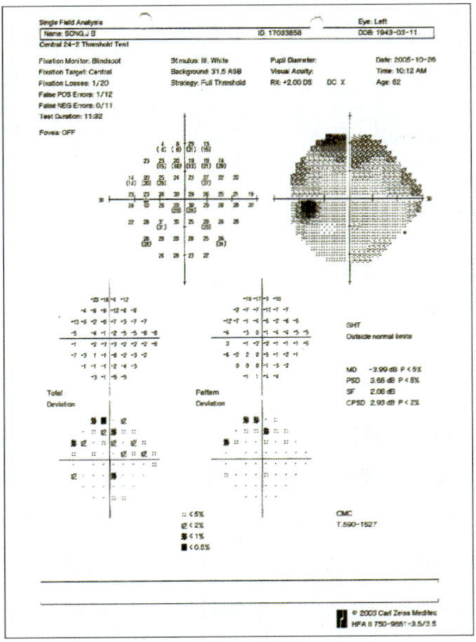

그림 1-10 Humphrey 자동시야측정(HFA)의 검사 결과지
central 24-2 threshold test를 full threshold strategy로 측정한 시야검사 결과임
Fixation loss, false positive error, false negative error, test duration, short term fluctuation을 보아 검사의 신뢰성을 평가하며, 본 환자에서는 좌안의 superior arcuate defect 소견이 관찰되고 GHT에서는 outside normal limit, CPSD의 값이 같은 연령대의 정상인구집단의 2% 이하에서 관찰되는 정도로 나타났음

아보는 방법으로 Within normal limits, generalized reduction in sensitivity, abnormally high sensitivity, outside normal limits, borderline 등으로 기록된다.

Mean deviation(MD)은 동일한 연령의 정상인에 비교하여 환자의 시야 감도가 평균 얼마나 편위되어 있는지를 dB로 나타내며 마이너스 값은 감도가 저하되어 있음을 뜻한다. Pattern standard deviatio(PSD)는 각각의 검사점에서 인접한 검사점들에 비하여 얼마나 감도의 차이가 있는지를 보

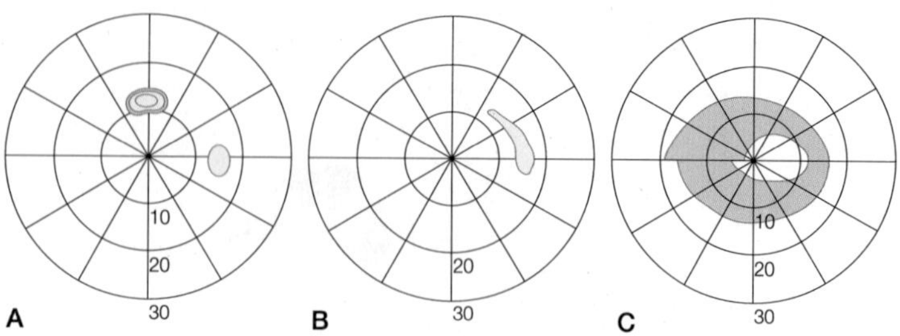

그림 1-11 A : Paracentral scotoma, B : Seidal scotoma, C : Ring scotoma

여주는 지표로 값이 높을수록 hill of vision이 많이 울퉁불퉁하며 국소결손이 있는 것을 나타내준다. Short term fluctuation(SF)은 앞서 설명한 바와 같이 동일한 검사점에서 시행한 두번의 역치를 비교하여 그 차이값을 통계학적으로 계산한 것으로 SF 값이 높을수록 동일한 점에 대한 감도의 변동이 크다는 것을 의미한다. 신뢰도가 높은 시야검사 결과이면서 뚜렷한 국소적 시야손상은 없으나 SF가 증가된 경우 녹내장의 초기 시야손상을 의미할 수도 있으므로 중요하다. Corrected pattern standard deviation(CPSD)은 PSD를 SF를 감안하여 보정한 값으로 녹내장의 판단에 있어서 중요한 의미를 갖는다.

4) 녹내장 시야 결손

(1) 산란(scatter)

(2) 궁상암점(arcuate scotoma)

(3) 비측계단(nasal step)

(4) 수직계단(vertical step)

(5) temporal sector defect

기본적인 사항 외에도 notching이 있는 부위와 시야 결손이 나타난 부위의 상관성도 중요하다. 전혀 다른 부위에 결손이 있다면 녹내장 이외의 원인(망막, 황반 질환, 뇌신경질환)도 생각해 보아야 한다.

5) 녹내장 시야의 판정 기준

녹내장성 시야결손을 진단하는 최소한 요구되는 기준으로서,

(1) pattern deviation plot에서 궁상영역에 있는 3개 이상의 점의 역치가 정상의 5%미만에서 나타나고 그 중 한 점이 1% 미만이거나 이거나,

(2) 두 번의 연속적인 glaucoma hemifield test상 outside normal limit이 나타날 때,

(3) CPSD가 5% 미만에서 나타날 때

5. 소아녹내장의 검사

소아 녹내장의 임상 증상은 눈물 흘림(epiphora), 눈부심(photophobia), 안검연축(blepharospasm), 소눈(buphthalmos) 등이 있다.

1) 안압 측정

tonopen이나 Perkins 안압계를 사용한다. 유아의 정상 안압은 21 mmHg를 정상의 최고치로 보는 경우가 많지만 대부분 성인보다는 낮고 나이에 따라 다르다. 마취와 연관된 안압 감소를 최소한으로 줄이기 위해서는 가능한 마취 초기에 안압을 측정하는 것이 좋다. Ketamine 마취에서는 안압이 높게 측정되나 전신마취에서는 대부분 낮게 측정된다.

2) 각막 직경 및 투명도 검사

Caliper로 측정한다. 신생아에서 각막 직경이 11.5 mm 이상이면 녹내장을 의심해야 하며 데스메막 파열이 있으면서 각막 직경이 12.0 mm 이상이면 녹내장일 가능성이 높고, 14.0 mm 이상이면 말기 녹내장으로 본다.

3) 전방각경 검사

Koeppe 전방각경으로 검사하며 원발선천녹내장안의 전방은 깊고 홍채면이 평활하여 무수정체안과 비슷하게 보인다. 홍채가 바로 섬유주내로 편평하게 부착하는 거이 특징적인 소견이며 전방각저와 모양체띠가 보이지 않는 것이 정상안과 감별점이다. 섬유주 표면이 점을 찍은 듯한 모습

(stippled appearance)을 보인다.

4) 검안경 검사

유두 함몰비가 0.3 이상이면 선천녹내장을 의심해야 한다. 유두 함몰의 형태는 대개 원형이고 함몰이 급경사를 이루고 중심성이며 시신경유두테가 황적색 혹은 분홍색으로 함몰과 뚜렷이 구별된다. 선천녹내장에서는 안압이 조절되면 함몰이 그대로 유지되든가 혹은 줄어들므로 함몰이 치료 효과의 지표가 되기도 한다.

6. 녹내장 조기검사

녹내장성 손상은 시신경 유두의 형태 변화 뿐만 아니라 망막신경섬유층의 두께 감소로도 나타날 수 있다. 시신경축삭의 소실은 망막신경섬유층의 두께 감소를 일으키고 이는 시신경 유두의 형태학적 변화 및 시야의 변화보다 먼저 발생한다고 알려져 있다. 따라서 녹내장의 조기 진단을 위하여 망막신경섬유층 두께 측정은 시신경 유두 형태분석과 함께 중요한 위치를 차지하게 되었다. 시신경손상과 망막신경섬유층의 두께 변화를 측정하는 여러 가지 검사기기들이 개발되어 왔으며 이에는 HRT(heidelberg retina tomography), OCT(optical coherence tomography), GDx 등이 있으며 이들은 시신경유두와 유두주변 망막을 삼차원적으로 계측하여 관련된 변수들의 정량적인 값을 제공해 주는 것으로 알려져 있다.

OCT는 적외선 계열의 계열(840 nm)의 레이저 간섭계(laser interferometer)를 이용하여 조직 내에서 반사되는 빛의 시간 차이를 통해 고해상도의 횡단 영상을 나타내는 장비로서 우수한 해상력을 가진다. 망막 색소상피(retinal pigment epithelium)의 앞쪽 경계를 기준으로 망막신경섬유층의 두께를 정량적으로 측정할 수 있고, 따라서 망막질환 뿐 아니라 녹내장성 변화의 조기진단에 이용되고 있다. 시신경 주위로 radial scan을 30도 간격으로 바퀴 모양으로 측정을 하며 이 때 retinal pigment epithelium의 끝부분을 자동으로 인지하여 이를 시신경 유두의 경계부위로 잡는다.

GDx nerve fiber analyser는 일정한 파장(780 nm)의 diode laser 광선을 편광시켜 망막에 조사하면 복굴절매체인 망막신경섬유층을 통과하면서 레이저광선의 편광상태가 변화하게 되는데, 그 뒤쳐짐(retardation)의 정도를 측정하여 망막신경섬유층의 두께를 간접적으로 측정하게 된다. 각막의 복굴절현상을 충분히 보정하지 못하는 단점이 있어 이를 극복하기 위해 각 안구마다 변화된 각막보정수치(variable corneal compensation, VCC)를 이용하는 GDx VCC가 최근에 개발되었다.

HRT는 시신경의 유두경계를 scleral ring of Elschnig의 안쪽 가장자리로 하여 검사자가 그리게 되며 시신경유두면적(disc area), 신경테 면적(neural rim area), 유두함몰면적(cup area), 유두함몰면적비(dup/disc area ratio), 유두함몰용적(cup volume), 신경테용적(rim volume), 평균 유두함몰깊이(mean cup depth), 유두함몰형태 측정(cup shape measure), height variation contour, 평균 망막신경섬유층 두께(mean retinal nerve fiber layer thickness) 등의 12개 항목에 대해서 측정한다(그림 1-12).

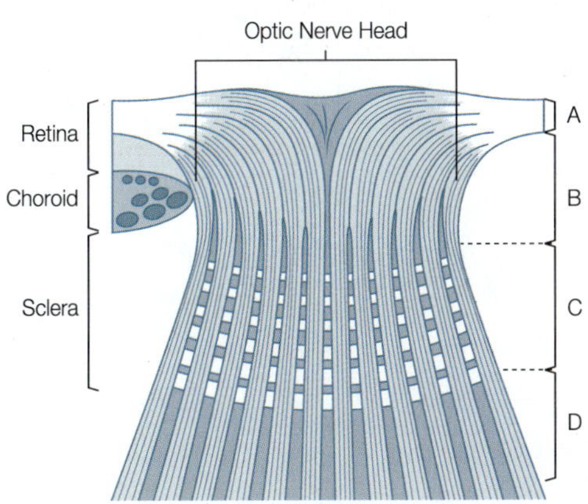

그림 1-12 시신경 유두 부위의 해부학적 구조. A : Retianl nerve fiber layer, B : Prelaminar layer, C : Laminar layer, D : Retrolaminar layer

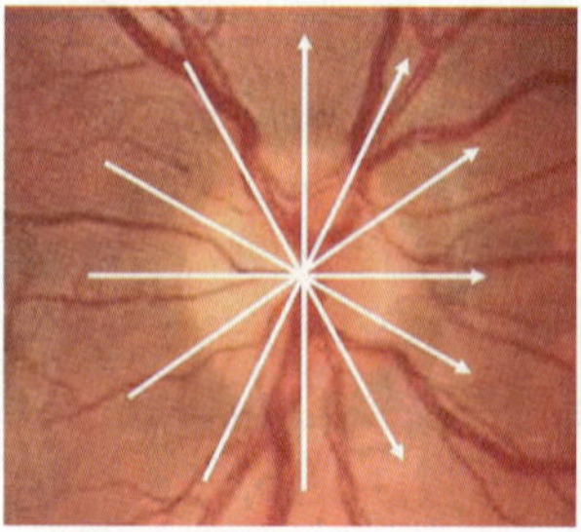

A

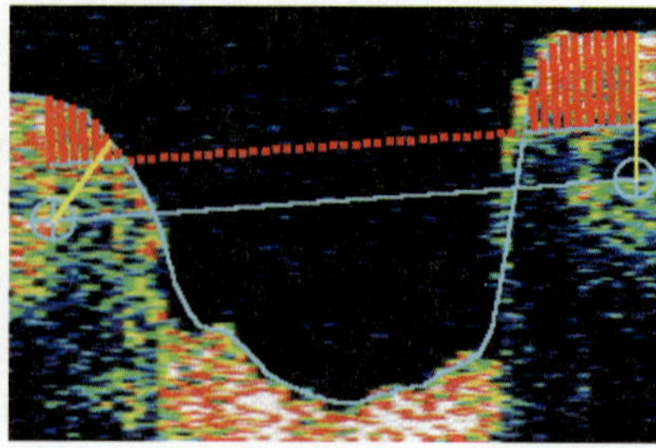

B

그림 1-13 OCT 에서는 시신경 유두 부위를 30도 간격으로 6개의 radial scan을 측정한다. 자동적으로 망막색소상피층(retinal pigment epithelium)으로부터 150 μm 상방을 Cup을 판단하는 기준면으로 자동 설정한다.

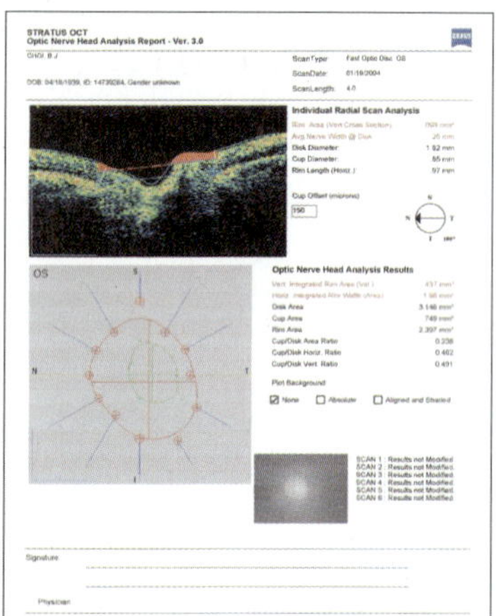

A

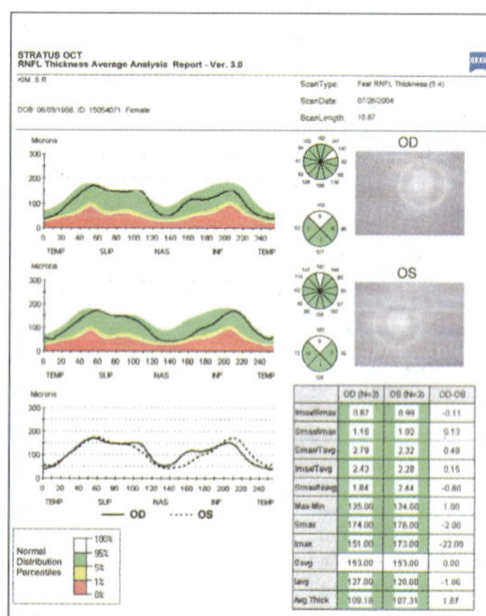

B

그림 1-14 실제 환자의 OCT 검사 소견. A : 시신경 유두 분석 소견, B : 시신경 유두주위 신경섬유층의 두께에 대한 분석

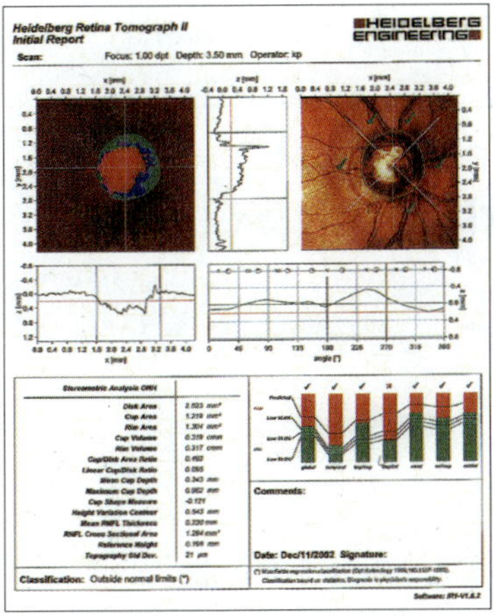

그림 1-15 HRT(Heidelberg retinal tomograph) 결과지

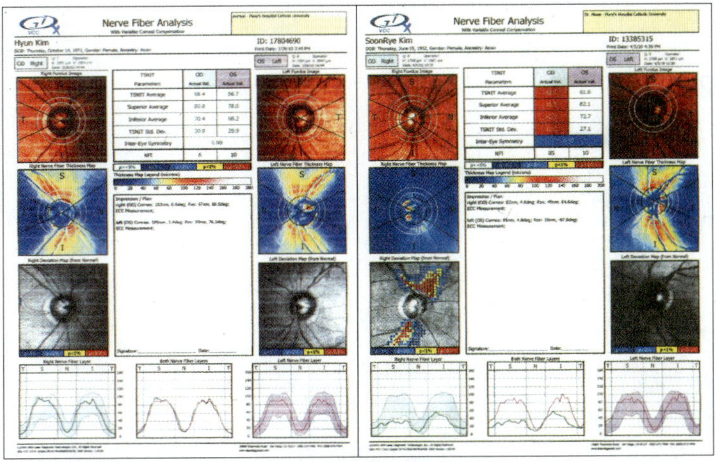

A B

그림 1-16 좌측은 정상인, 우측은 녹내장 환자의 GDx nerve fiber analyzer의 검사결과지. 우측 녹내장환자에서는 우안의 상측과 하측의 신경섬유층의 두께가 얇아지면서 좌측 아래에 그려져 있는 신경섬유층의 두께를 나타내는 그래프가 flattening 되어 있는 양상을 보임

Catholic University of Korea 임상진료지침

02 Ophthalmology

개방각 녹내장

1. 개요

특징적인 진행하는 녹내장성 시신경 손상과 이에 상응하는 시야결손이 있으며 전방각은 개방되어 있고 안압상승의 원인이 될 만한 뚜렷한 안과적 혹은 전신적 이상이 없는 상태

2. 증상

초기에는 자각 증상이 없는 특징이 있다. 말기까지 중심시야는 보존되고, 양안 시야가 겹치기 때문에 시야이상은 조기에 자각하기 어려워 증상이 있어서 내원한 경우는 상당히 진행된 경우가 많다. 말기 시야는 대개 temporal island 형태로 남게 된다.

3. 진단

1) 안압(Intraocular pressure)

개방각 녹내장 중 안압이 22 mmHg 이상이면 원발개방각녹내장, 21 mmHg 이하이면 정상안압녹내장으로 간주한다. 안압이 정상범주에 해당하더라도 안압은 녹내장 발병과 관련이 있는 여러 위험 요인들 중에서 가장 확실하게 밝혀진 위험 요인이며 녹내장의 치료는 아직까지 안압을 조

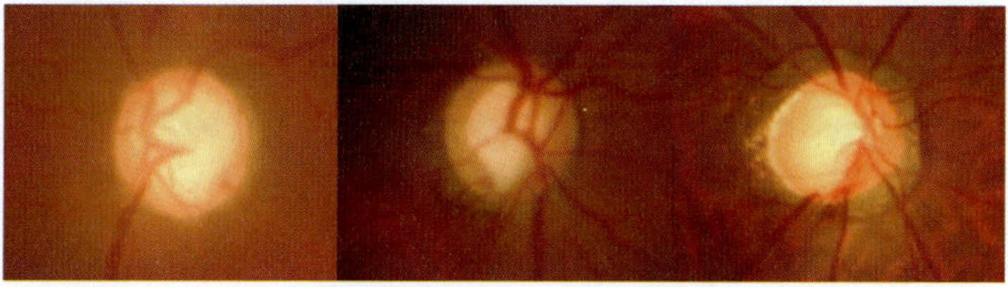

A B C

그림 2-1 특징적인 시신경 모양

절하는 것이 가장 확실한 방법이므로 주의 깊게 측정하고 관리해야 한다. 녹내장 환자에서는 정상인에 비하여 하루 중 안압차이인 일차변동의 폭이 큰 것으로 알려져 있다.

2) 전방각경검사

전방각은 개방되어 있으며 주변홍채앞유착이나 홍채와 섬유주사이에 접촉 또는 발생학적 이상은 없다.

3) 특징적인 시신경 모양

① 수직유두함몰비의 증가(그림 2-1-A)
② 시신경유두테의 패임(그림 2-1-B)
③ 후천성 시신경유두오목의 출현
④ 유두함몰의 균일한 동심성 증가
⑤ 국소창백의 증가
⑥ 시신경유두출혈(그림 2-1-C)
⑦ 유두주위맥락망막위축
⑧ 귀쪽 시신경유두테의 완만한 낮아짐
⑨ 코쪽으로의 유두함몰증가
⑩ 함몰이 없는 국소 창백

4) 특징적인 시야 결손

산란, 활모양암점, 코쪽계단, 수직계단, temporal sector defect, 말기에는 temporal island, 활모양신경섬유다발은 수평자오선을 경계하여 아래위로 절대 섞이지 않기 때문에 녹내장에 의한 시신경손상에 의한 시야변화와 망막병변에 의한 시야변화를 구별할 수 있는 특징이 된다.

5) 감별진단

고안압증, 생리적 유두함몰비 증가, 이차녹내장, 만성폐쇄각녹내장, 선천적 시신경 결손, 시신경 드루젠, optic atrophy 등

4. 치료

1) 치료 및 적응증

녹내장의 치료목적은 생존 중에 남아있는 시기능을 잘 보존하는데 있다. 현재까지는 가장 확실한 위험 요인인 안압을 낮추는 것이 지속적인 시신경 손상과 시기능 손실을 늦추거나 막을 수 있는 것으로 연구되어 있으므로 안압의 수치와 관계없이 그것이 궁극적으로 시기능에 손상을 줄 만하다고 판단되면 언제든지 치료는 시작되어야 한다.

우선은 치료전 안압, 시신경패임정도, 시야결손정도, 그리고 병의 진행속도 등을 고려하여 판단해야 하겠고 연령, 인종, 근시, 녹내장의 가족력 등의 위험인자와 고혈압, 당뇨, 동맥경화성 심혈관계질환과 같은 전신적인 상태를 고려해야 한다.

일반적인 경우 치료전 안압에서 20~30% 정도의 안압감소를 목표로 하지만 녹내장의 진행을 막는 적정안압 수준은 환자마다 다르며, 환자에게 병의 진행이 없는 완벽한 안압수준을 정하는 것은 불가능하다. 그러므로 환자의 병의 진행상태나 진행속도, 환자의 여명, 위험인자 등에 따라 각기 다른 목표안압을 설정해야 하며 그 목표안압이 적절한지에 대하여 수시로 점검하여야 하고, 유두출혈이나 그 밖의 위험인자가 더 발생한다면 목표안압 설정을 다시 해야 한다. 또한 안압이 충분히 낮은데도 불구하고 병의 진행이 계속된다면 안압의 일차변동을 조사하는 것이 도움이 되며, 안압

이외의 요소도 고려하여 치료하여야 한다.

2) 약물치료

① 축동제(DO-2 PIL : qid)

② 베타차단제(DO-BXL : bid, DO-0.5 TML : qd, DO-2 CT : bid)

③ 알파작동제(DO-BMDP : tid)

④ 탄산탈수소억제제(DO-BZM : bid)

⑤ 프로스타글란딘 제제(DO-LTP : qd, DO-TVT : qd, DO-ISP : bid, DO-BMT : qd)

⑥ 고정복합제제(DO-COST : bid, DO-COMB : bid, DO-DUTV : qd)

3) 레이저 치료

레이저 섬유주 성형술

4) 수술

섬유주 절제술, 방수유출장치삽입술

개방각 녹내장의 경우 수술은 투약으로 조절되지 않는 경우에 시행하는 것이 대부분이지만 경과관찰을 충분히 하지 못하는 상황이거나 투약이 어려운 경우에는 조기 수술을 실시할 수도 있다.

Catholic University of Korea 임상진료지침

03 급성 폐쇄각 녹내장

Ophthalmology

1. 개요

급성 폐쇄각 녹내장은 다른 병적인 요인이 없이 섬유주와 홍채가 접촉하여 전방각이 폐쇄되고 그 결과 방수유출 장애로 발생하는 녹내장이다.

상대적 동공차단, 고원홍채, 수정체의 앞쪽 이동 등의 기전이 단독, 혹은 복합적으로 작용하여 발생된다.

2. 증상

안통, 시야 흐림, 불빛주위 달무리, 두통, 오심 및 구토

3. 진단

고안압, 전방각 폐쇄.

각막부종, 중등도로 산동된 동공, 수정체 표면의 녹내장 수정체혼탁, 급성 시신경울혈

4. 치료

1) 약물치료

(1) 축동제(DO-2 PIL : qid)

(2) 베타차단제(DO-BXL : bid, DO-0.5 TML : qd, DO-2 CT : bid)

(3) 알파작동제(DO-BMDP : Bid)

(4) 탄산탈수소억제제(DO-BZM : bid)

(5) 프로스타글란딘 제제(DO-LTP : qd, DO-TVT : qd, DO-ISP : bid, DO-BMT : qd)

(6) 고정복합제제(DO-COST : bid, DO-COMB : bid, DO-DUTV : qd)

2) 레이저 치료

(1) 레이저 홍채절개술

(2) 레이저 주변홍채성형술

(3) 레이저 동공성형술

3) 수술

(1) 외과적 홍채절제술

(2) 각막 함입술

(3) 전방천자

(4) 전방각 유착해리술

(5) 여과수술

(6) 수정체적출술

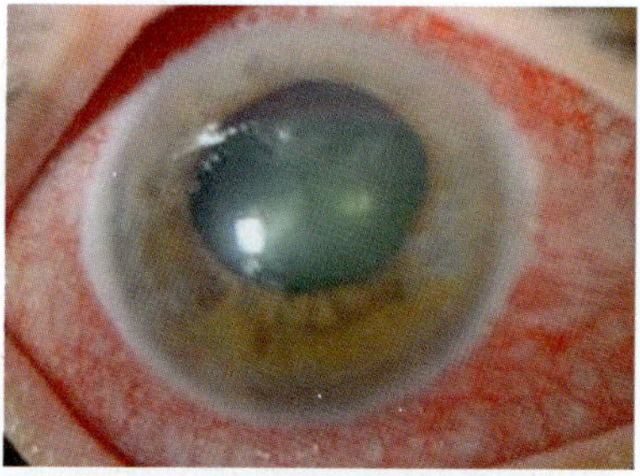

그림 3-1 급성 폐쇄각 녹내장

Catholic University of Korea 임상진료지침

04 Ophthalmology

선천 녹내장

1. 개요

전방각의 발육정지에 의한 방수유출의 장애로 인해 안압이 상승하며 섬유주 이상발육이 원인으로 여겨진다. 대개 산발성이나 유전성으로 나타나기도 한다. 약 75%에서 양안에 발생하며 남아에서 조금 더 흔하다.

2. 증상

1) 초기증상

눈물흘림, 눈부심, 눈꺼풀 연축의 3가지 전형적인 증상이 있다. 신생아의 각막은 안압이 상승된 상태에서는 지속적으로 커지며 이를 소눈(buphthalmos)이라 한다. 각막직경이 12 mm 이상이고 데스메막파열이 있으면 녹내장일 가능성이 높다. 안구확장은 안압상승에 의하며 데스메막이 파열되면 윤부와 평행한 유리같은 능선인 Haab's striae가 나타난다. 선천녹내장의 시신경유두함몰은 안압이 정상으로 조절되면 함몰이 줄어들 수 있다.

2) 말기증상

안압이 조절되지 않으면 눈물흘림, 눈부심, 눈꺼풀연축은 더욱 악화되며 각막확장, 데스메막파열이 더욱 심해지며 각막반흔형성, 각막진무름,

각막궤양 등이 생기기 쉽고 또한 수정체탈구가 일어날 수 있으며 커진 눈은 외상도 잘 받고 각막궤양, 전방출혈 혹은 안구파열 등의 합병증이 발생할 수 있다.

3. 진단

임상적으로 진단한다. 많은 경우에 있어서 단안이거나 비대칭적인 양상을 보이므로 진료실에서 펜라이트로 진단이 가능하다. 안정된 영아의 안압을 측정하는 것은 어렵지만 영아기의 정상안압은 11~14 mmHg로서 조용한 상태에서 안압이 20 mmHg 이상이거나 양안 차이가 5 mmHg 이상나고 녹내장을 시사하는 다른 증상이 있으면 녹내장으로 진단할 수 있다.

시신경 검사에서 시신경유두함몰비가 0.3보다 크면 유의하다.

4. 치료

선천 녹내장의 치료는 수술이 원칙이다.

1) 약물치료

전신부작용에 유의하여야 한다.

술전 처치로서 각막부종을 감소시켜 수술 시야를 개선시키는 의미가 있다.

(1) 베타차단제(DO-BXL : bid, DO-0.5 TML : qd, DO-2 CT : bid)

(2) 탄산탈수소억제제(DO-BZM : bid)

2) 수술

(1) 전방각절개술 및 섬유주절개술

두 방법 모두 우선적으로 선택할 수 있으며 각막이 비교적 깨끗하여 전방각을 관찰할 수 있을때는 전방각절개술, 각막부종이 심하거나 혼탁이 있는 경우에는 섬유주절개술을 선호하며 성공률은 90% 정도로 보고되어 있다.

(2) 방수유출장치삽입술

전방각절개술 또는 섬유주절개술로 안압이 조절되지 않는 경우에 실시할 수 있으나 예후는 불량하다.

Catholic University of Korea 임상진료지침

05 거짓비늘 녹내장

Ophthalmology

1. 개요

회백색의 물질이 수정체표면, 홍채, 섬모체 및 섬유주 등에 침착되는 전신적인 질환이다. 침착물이 있으면 녹내장의 위험이 6배 증가된다.

2. 증상

초기에는 대개 증상이 없다.

3. 진단(그림 5-1)

동공을 확대시킨후 관찰하면 특징적인 3가지 지역으로 나타난다.

(1) 가장자리가 말려 올라간 반투명 원반상의 중앙부(central disc)

(2) 움직이는 홍채와 일치하는 투명부위(intermediate clear zone)

(3) 방사성의 선을 가진 주변부 과립부위(peripheral granualr zone)

4. 치료

1) 약물치료

원발개방각녹내장에 준하여 치료한다.

(1) 축동제(DO-2 PIL : qid)

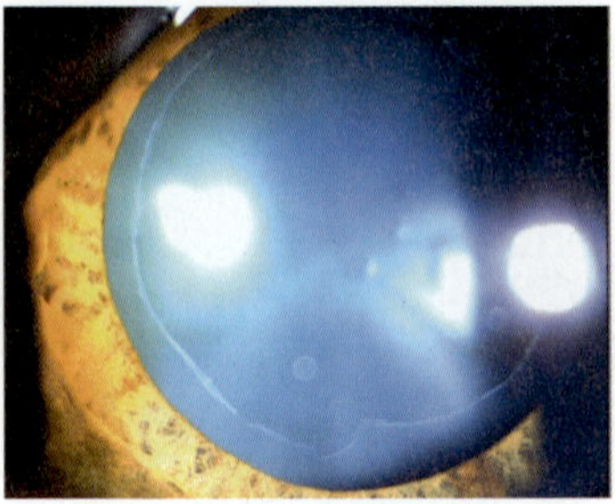

그림 5-1 거짓비늘 녹내장

(2) 베타차단제(DO-BXL : bid, DO-0.5 TML : qd, DO-2 CT : bid)
(3) 알파작동제(DO-BMDP : tid)
(4) 탄산탈수소억제제(DO-BZM : bid)
(5) 프로스타글란딘 제제(DO-LTP : qd, DO-TVT : qd, DO-ISP : bid, DO-BMT : qd)
(6) 고정복합제제(DO-COST : bid, DO-COMB : bid, DO-DUTV : qd)

2) 레이저 치료

아르곤 레이저섬유주성형술

3) 수술

약물치료 및 레이저에 효과가 없는 경우 여과수술을 실시한다.

Catholic University of Korea 임상진료지침

06 홍채각막내피 증후군

Ophthalmology

1. 개요

비정상적인 각막내피세포층이 전방각으로 자라는 공통적인 특징을 가진 3개 증후군을 통칭하며 홍채의 변형에 따라 다음과 같이 분류한다.

(1) Essential iris atrophy

(2) Chandler's syndrome

(3) Cogan-Reese syndrome

2. 증상

초기에는 증상이 없다가 진행하면 환자가 불규칙한 홍채형태를 자각하거나 단안의 시야흐림, 통증 등의 증상이 있다. 전형적으로 청장년층에서 호발하며 가족력이 있는 경우는 극히 드물다.

3. 진단

1) Essential iris atrophy

심한 동공편위, 동공위축, 구멍을 가진 홍채의 이상 등이 특징이다. 주변홍채 유착이 심해짐에 따라 안압이 상승하며 안압상승 정도는 홍채유착의 정도와 비례한다.

2) Chandler's syndrome

홍채의 이상은 경미하거나 없으며 각막내피의 기능장애와 안압은 별로 높지 않더라도 각막 부종이 특징적이다. 주변홍채 유착은 부분적이어서 안압의 상승도 경미한 경우가 많다.

(3) Cogan-Reese syndrome

홍채의 색소결절이 가장 큰 특징이며 그 외에 광범위한 각막 및 홍채의 이상을 동반한다.

4. 치료

녹내장 또는 각막부종이 있는 경우에 치료한다.

1) 약물치료

원발개방각녹내장에 준하여 치료한다.

(1) 축동제(DO-2 PIL : qid)

전방각이 유착되어 있거나 막으로 덮혀 있으면 효과가 없다.

(2) 베타차단제(DO-BXL : bid, DO-0.5 TML : qd, DO-2 CT : bid)

(3) 알파작동제(DO-BMDP : tid)

(4) 탄산탈수소억제제(DO-BZM : bid)

(5) 프로스타글란딘 제제(DO-LTP : qd, DO-TVT : qd, DO-ISP : bid, DO-BMT : qd)

(6) 고정복합제제(DO-COST : bid, DO-COMB : bid, DO-DUTV : qd)

(7) 고삼투압제(sodium chloride 5% : DO-5NS)가 각막부종에 도움이 된다.

2) 수술

약물치료에 효과가 없는 경우 여과수술을 실시한다. 아르곤레이저 섬유주 성형술 및 주변부 홍채 절개술은 효과가 없다.

Catholic University of Korea 임상진료지침

07 Ophthalmology

스테로이드 녹내장

1. 개요

부신피질호르몬제의 사용에 의한 녹내장으로 대개 스테로이드 점안제 사용 2~4주 후 발행한다. 안압의 상승은 특히 부신피질호르몬제 점안시에 가장 많이 생기나 그 외에도 전신적인 투여, 안구주위주사, 피부크림 등에 의하여도 안압이 상승하며 전신적인 투여에 의해서는 수일이내에도 안압 상승이 발생할 수 있다. 일반적으로 점안 부신피질호르몬제의 항염증 작용의 강도는 안압상승 효과와 비례하는데 betamethasone, dexamethasone 및 prednisolone과 같은 것은 강한 항염증작용과 더불어 안압상승 효과를 나타낸다.

2. 증상

임상적인 양상은 증상이 없는 만성원발개방각녹내장 형태를 나타내나, 강한 부신피질호르몬제로 집중적인 점안 또는 전신치료를 받은 경우에는 드물게 급성녹내장의 양상을 보이기도 한다.

3. 진단

스테로이드 투약에 대하여 자세한 병력청취가 필요하다. 녹내장의 병

력이나 가족력 등의 문진도 도움이 된다. 염증정도, 신생혈관 유무, 전방각 상태 등을 알아보는 자세한 안과적 검사를 하고 시신경 유두검사, 시야검사 등도 시행한다. 스테로이드 점안제를 중단하면서 안압의 호전 여부를 관찰한다.

4. 치료

1) 치료 및 적응증

가장 중요한 것은 약물을 중단하는 것이다. 이때 스테로이드 약물을 갑자기 중단하지 말고 감량하면서 중단해야 한다.

지속적인 사용이 필요한 경우에는 안압상승효과가 적은 medrysone이나 fluorometholone과 같은 것을 사용한다.

2) 약물치료

약물치료의 원칙은 개방각녹내장의 치료에 준한다.

① 축동제(DO-2 PIL : qid)

② 베타차단제(DO-BXL : bid, DO-0.5 TML : qd, DO-2 CT : bid)

③ 알파작동제(DO-BMDP : tid)

④ 탄산탈수소억제제(DO-BZM : bid)

⑤ 프로스타글란딘 제제(DO-LTP : qd, DO-TVT : qd, DO-ISP : bid, DO-BMT : qd)

⑥ 고정복합제제(DO-COST : bid, DO-COMB : bid, DO-DUTV : qd)

3) 레이저 치료

레이저 섬유주 성형술

4) 수술

섬유주 절제술

안구주위 주사에 의한 안압상승이 약물치료에도 조절되지 않으면 주사로 생긴 침착물을 제거해야 한다.

Catholic University of Korea 임상진료지침

08 Ophthalmology

수정체 용해 녹내장

1. 개요

수정체 낭이 유지된 상태에서 수정체 물질이 흘러나와 섬유주를 막아서 방수유출에 장애를 일으켜서 유발되는 녹내장이다.

2. 증상

단안의 통증, 시력감소, 눈물흘림, 눈부심

3. 진단

전방내의 백색 물질과 동반된 안압의 현저한 상승, 과숙 백내장이 특징적으로 동반된다.

각막부종, 전방내 염증세포 및 flare, 가성전방축농, 전방각경검사상 개방각, 거대세포의 군집이 관찰될 수도 있다.

4. 치료

치료의 목적은 염증을 가라앉히고 안압을 정상화시키는 것이다.

1) 약물치료

(1) 국소 스테로이드제

(2) 베타차단제(DO-BXL : bid, DO-0.5 TML : qid, DO-2 CT : bid)

(3) 산동제

(4) 탄산탈수소억제제(DO-BZM : bid)

(5) 고정복합제제(DO-COST : bid, DO-COMB : bid, DO-DUTV : qd)

2) 수술

백내장은 수일 이내에 제거해야한다.

약물치료로 안압이 정상화되지 않을 경우 24~36시간 이내에 백내장수술을 할수도 있다.

대개 백내장수술시 녹내장수술을 같이 할 필요는 없다.

Catholic University of Korea 임상진료지침

09 녹내장 모양체 염발증

Ophthalmology

1. 개요

흔히 20~50세의 젊은층에서 나타나며 경미한 염증과 증상을 나타내며 급격한 안압상승이 있으나 홍채뒤유착은 거의 없다. 흔히 단안성이며 같은 눈에 반복하여 발생하지만 어떤 경우에는 양안성으로 동시에 혹은 간격을 두고 나타나기도 한다.

2. 증상

갑자기 안압이 40~60 mmHg까지 올라가도 환자는 별다른 증상을 느끼지 못하고 다만 각막부종으로 인하여 시력이 약간 이상한 것 같고 전등빛을 주시할 때 달무리가 보인다는 것이 초기증상일 수도 있다.

3. 진단

발작시 전방은 열려있으며 전방내 세포와 방수흐림이 보이거나 각막후면 침착물이 나타난다.

4. 치료

1) 약물치료

(1) 국소 스테로이드제

(2) 베타차단제(DO-BXL : bid, DO-0.5 TML : qid, DO-2 CT : bid)

(3) 산동제

(4) 탄산탈수소억제제(DO-BZM : bid)

(5) 고정복합제제(DO-COST : bid, DO-COMB : bid, DO-DUTV : qd)

2) 수술

안압이 조절되지 않는 경우 섬유주절제술

Catholic University of Korea 임상진료지침

10 신생혈관 녹내장

Ophthalmology

1. 개요

신생혈관녹내장은 홍채와 전방각의 표면에 생기는 섬유혈관막에 의해 발생된다. 처음에는 그 막이 단순히 전방각을 막다가 후에는 수축되어 주변홍채앞유착을 일으킨다. 신생혈관녹내장은 일차질환에 의해 일어나지 않고 대부분 허혈성 변화를 일으키는 다른 질환들과 동반되어 나타나며 흔한 원인질환은 망막중심정맥폐쇄, 당뇨망막병증, 경동맥폐쇄 등이 있다.

Stage 1 : 동공연 또는 섬유주를 따라서 생긴 비정상적인 nonradial, misdirected 혈관이 보이며 녹내장 sign은 없다.

Stage 2 : stage 2에 더하여 안압상승이 동반된다(개방각 신생혈관 녹내장).

Stage 3 : 섬유주를 덮는 섬유혈관막에 의하여 전방각의 폐쇄 소견이 나타난다.

2. 증상

초기에는 증상이 없을 수 있으나 진행된 경우 충혈, 안통과 눈부심, 시력감퇴 등을 호소한다.

3. 진단

동공연, 섬유주의 신생혈관, 결막충혈, 각막부종, 포도막겉말림, 동공산대, 전방출혈 등

신생혈관녹내장을 유발할 수 있는 동반된 허혈성 안질환

4) 원인질환

(1) 망막중심정맥폐쇄

(2) 당뇨병

(3) 경동맥폐쇄

(4) 안내종양

5) 치료

가장 중요한 것은 신생혈관녹내장을 일으키는 원인 질환들을 찾아내어 더욱 진행하지 않도록 예방하는 것이다.

1) 염증 및 통증 감소

점안 스테로이드, 산동제

2) 안압하강제

베타차단제, 알파작동제, 전신적 또는 국소적 탄산탈수소억제제

축동제는 blood aqueous barrier에 영향을 미칠 수 있어서 금기이다.

3) 범망막광응고

허혈을 일으키는 원인질환에 대한 범망막광응고

4) 방수유출장치삽입술

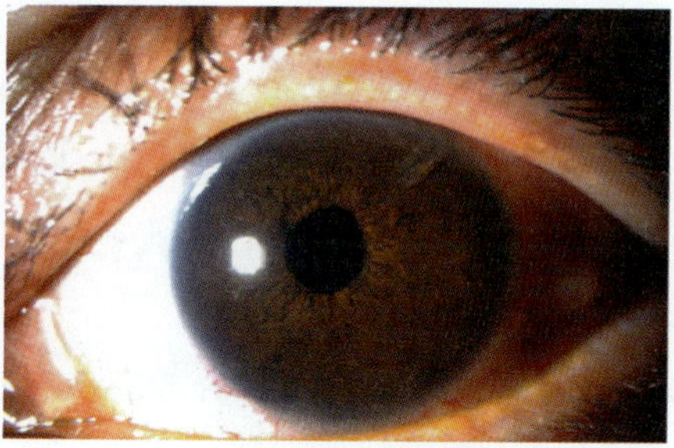

그림 10-1 신생혈관녹내장 환자. 방수유출장치 삽입 소견

Catholic University of Korea 임상진료지침

11

Ophthalmology

악성녹내장

1) 개요

악성녹내장이란 전방각이 좁은 눈에서 녹내장 수술 후에 전방이 얕아지거나 소실되면서 안압이 점점 상승되는 매우 심각한 합병증으로 원발폐쇄각 녹내장수술 후 약 1~4%에서 나타난다.

2) 증상

초기에는 거의 증상이 없으나 진행되면서 충혈, 안통, 눈부심 등이 나타난다.

3) 진단

특징적인 임상증상은 다음과 같다.

(1) 전방의 중심부와 주변부가 얕아진다.

(2) 안압이 상승된다.

(3) 축동제 점안은 오히려 안압을 상승시킬수 있으며 안압하강 효과도 없다.

(4) 산동제나 조절마비제의 점안으로 안압이 하강된다.

(5) 유리체수술로 호전된다.

(6) 동공차단의 징후는 없다.

4) 치료

(1) 약물치료

가장 기본적이고 효과적인 약물요법은 산동제와 조절마비제의 점안이며 축동제의 점안은 오히려 악성녹내장을 더욱 악화시킨다.

① 산동제(DO-1AT : tid)

② 조절마비제(DO-1AT : tid)

③ 알파작동제(DO-BMDP : tid)

④ 베타차단제(DO-BXL : bid, DO-0.5 TML : qd, DO-2 CT : bid)

⑤ 탄산탈수소억제제(DO-BZM : bid)

⑥ 프로스타글란딘 제제(DO-LTP : qd, DO-TVT : qd, DO-ISP : bid, DO-BMT : qd)

⑦ 고정복합제제(DO-COST : bid, DO-COMB : bid, DO-DUTV : bid)

최대 약물요법을 4~5일간 시행하여도 악성녹내장이 호전되지 않으면 수술적인 치료를 실시한다.

(2) 레이저 치료

아르곤 레이저 섬유체돌기응고, 무수정체안이나 인공수정체안의 악성녹내장인 경우 야그레이저로 앞유리체막이나 수정체 후낭을 파괴시키는 것이 도움이 될 수 있다.

(3) 수술

① 전방천자

② 공막절개

③ 유리체 절제술

Catholic University of Korea 임상진료지침

12 녹내장 치료 약물

Ophthalmology

1. 점안약제

1) 부교감신경계 약물

부교감신경작동제, 콜린성자극제, 축동제라 불린다.

방수유출에 대한 저항을 감소시켜서 안압을 하강시킨다.

(1) 필로카르핀(Pilocarpine, DO-2PIL : qid)

- 15~30분 후 축동, 2~4시간후 안압하강 최대, 축동 지속시간 4~8시간
- 부작용 : 축동, 조절경련, 근시, 두통, 결막충혈, 유루, 타액분비증가, 발한, 오심, 구토, 설사, 저혈압, 고혈압, 서맥, 기관지경련 등의 전신부작용 가능

(2) Carbachol

- 필로카르핀에 비하여 작용기간이 약간 더 길다.

2) 교감신경흥분제

(1) 에피네프린

- 알파와 베타 수용체에 작용하는 교감신경흥분제로 방수유출 및 생산을 증가시킨다.
- 에피네프린과 dipivefrin이 있으며 두가지 모두 수개월 후부터 안압하강 효과가 있으나 부작용은 dipivefrin이 적다.

- 부작용 : 국소과민반응, 국소자극증상, 색소침착, 속눈썹탈모, 무수정체안에서의 낭포황반변성, 창백, 발한, 실신, 맥박과 혈압의 상승 등의 전신부작용 가능

(2) 선택성 알파 2 작동제

① Apraclonidine

- 선택성 알파2작동제로 방수 생산을 억제하여 안압을 하강시키며 4시간후 최대효과를 보인다.
- 전안부 레이저치료 직후에 발생하는 안압상승을 방지하는 목적으로도 쓰인다.
- 부작용 : 눈꺼풀결막염, 눈주위 피부염 등 약제에 대한 알레르기, 경도의 눈꺼풀후퇴, 결막창백, 입과 코안의 건조증

② Brimonidine(DO-BMDP : tid)

- 선택성 알파2작동제로 Apraclonidine보다 선택성이 높으며 방수 생산을 억제하고 포도막공막유출을 증가시켜서 안압을 하강시킨다. 실험을 통하여 망막신경절세포를 통한 신경보호작용이 보고되어 있으나 임상적으로는 증명되지 않았다.
- 부작용 : 눈꺼풀결막염, 눈주위 피부염 등 약제에 대한 알레르기, 입마름증, 졸음, 피로, 혈압하강. 혈액뇌장벽을 투과할 수 있으므로 특히 소아에서는 금기이다.

3) 교감신경억제제

베타차단제는 녹내장치료의 일차약제로 선택되고 있다.

(1) 비선택성 베타차단제

① Timolol(DO-0.5 TML : qd)

- 1시간이내 안압하강, 최대하강 3~4시간 후, 방수생산억제에 의한 안압하강
- 부작용 : 자극감, 알레르기, 시력감퇴, 점모양각막증, 포도막염, 동통,

낭포황반부종
반대편 안압하강, 심박동감소, 울혈성심장질환악화, 실신, 부정서맥, 방실차단, 심세동 및 심경색 가능성 있는 환자 및 천식, 만성폐쇄성폐질환, 만성기관지염 환자에서 주의 요함. 성기능부전, 발진, 설사, 남성형 대머리 및 고밀도 지질단백의 혈중농도저하, 방향감각상실, 기억장애, 불안감, 우울증, 피로감, 정서불안 및 환각 등의 전신부작용 가능

② Carteolol(DO-2CT : bid)

- 강력한 비선택성 베타차단제로 내재성 교감항진작용이 있으며 timolol과 효력이 유사하다.

(2) 선택성 베타차단제(Betaxolol, DO-BXL : bid)

- 선택성 베타1차단제로 방수의 생산을 감소시켜 안압을 하강시킨다. Timolol에 비해서 안압하강 효과는 적지만 전신부작용에서 큰 차이를 보인다.
- 부작용 : 자극감이 주된 부작용이며 다른 국소부작용은 비선택성 베타차단제에 비하여 경미하다.
  폐기능변화가 적지만 심한 폐질환환자에서는 주의한다.

4) Prostarglandin 제제

Prostarglandin(latanoprost, travoprost)과 prostamide(bimatoprost), 및 docosanoid(unoprostone) analogues는 방수형성에 영향을 주지 않으며 포도막공막유출을 증가시켜 안압을 낮춘다. 이들은 prostarglandin F2α와 유사한 구조를 가지고 있으나 prostanoid FP 수용체에 대한 선택성을 높이고 생체친화성을 높이기 위하여 화학적으로 변형되었다. 단, bimatoprost는 prostanoid FP 수용체를 통하는 것 외에 다른 기전을 통해 작용할 가능성에 대한 보고들이 있다.

(1) Latanoprost(DO-LTP : qd)

- Prostarglandin F2α analogue로 포도막공막유출을 증가시킨다.

- 0.005% latanoprost 하루 한번 점안시 0.5% timolol 하루 두 번 점안과 효과가 같거나 높은 것으로 보고되었으며 아침보다 저녁에 점안한 경우 효과가 더 좋다.
- 주로 개방각녹내장이나 고안압증에 사용되며 소아녹내장이나 원발폐쇄각녹내장에도 효과가 있다고 보고되었으며 부작용이 적고 하루한번 점안으로 안압하강효과가 우수하여 점차 일차약제로 인정받고있다.
- 부작용 : 가장 흔한 국소부작용은 결막충혈이며 홍채색소침착, 눈주위색소침착, 눈썹변화, 낭포황반부종, 수지상각막염의 재발, 자극감, 흐림현상, 안통, 건성안, 가려움증, 눈꺼풀염 등이 있다. 색소변화 등은 약을 중단하면 호전되는 것으로 알려져 있다.
- 전신적으로는 심혈관계와 호흡기에 거의 영향을 주지 않는 것으로 생각된다.

(2) Travoprost(DO-LTP : qd)

- Latanoprost와 같은 F2α analogue로 0.004% travoprost가 임상적으로 사용되며 효과는 latanoprost와 유사한 것으로 보인다.
- 부작용 : Latanoprost의 부작용 이외에 윗눈꺼풀 고랑이 깊어지는 부작용이 발생가능하다.

(3) Bimatoprost(DO-BMT : qd)

- 내인성 안압하강 물질인 prostamide의 합성유도체로 prostarglandin F2α와 유사하지만 차이가 있어 포도막공막유출이외에 섬유주쉴렘관 유출도 증가시키는 작용이 있다. Latanoprost와 유사한 안압하강 효과를 보인다.
- 부작용 : Latanoprost의 부작용 이외에 윗눈꺼풀 고랑이 깊어지는 부작용이 발생가능하다.

(4) Unoprostone(DO-ISP : bid)

- Latanoprost와는 구조적으로 다른 docosahexaenoic acid의 Ω-3

polyunsaturated fatty acid 유도체이다. 하루 두 번 점안시 0.5% timolol 하루 두 번 점안과 효과가 같거나 적은 안압하강효과를 보인다.

- 부작용 : prostarglandin 계열의 약제들과 비슷한 정도의 안통과 충혈을 보이는 것으로 보고되어있다.

5) 탄산탈수효소억제제

(1) Dorzolamide(DO-DOZ : tid)

- 방수의 생성에 관여하여 효과적으로 작용하는 경구용 탄산탈수효소억제제의 전신부작용을 줄일 목적으로 연구되어 개발되었다. 2% dorzolamide 하루 세 번 점안은 betaxolol 하루 두 번 점안시와 안압하강이 비슷하고 0.5% timolol 하루 두 번 점안보다는 약간 적다.
- 부작용 : 쓴맛, 결막의 자극증상, 충혈. 전신적인 부작용은 거의 없다.

(2) Brinzolamide(DO-BZM : bid)

- 1% brinzolamide 하루 두 번 점안은 2% dorzolamide 하루 세 번 점안과 0.5% timolol 하루 두 번 점안과 유사한 안압하강효과가 있는 것으로 보고되었다.
- 부작용 : 작열감과 자극감은 2% dorzolamide에 비하여 적은 반면, 흐려보임이 더 흔히 나타난다.

6) 혼합제제

두가지 이상의 안압하강제를 사용해야 하는 환자를 위하여 여러 가지 혼합제제가 개발되어있다. 하나의 용기에 혼합했을 경우 장점은 휴대와 보관이 간편하고, 보존제에의 노출을 감소시키며 두 번째 약물을 점안할 때 첫 번째 약물이 씻겨나가는 것이 방지되고 순응도가 높아지는 점이 있으며 단점은 약제를 따로 점안했을 경우만큼 안압하강이 달성되지 않을 수 있고 어느 약이 어느정도 효과가 있는지를 파악할 수 없다.

(1) Dorzolamide-Timolol(DO-COST : bid)

- 2% dorzolamide와 0.5% timolol을 혼합한 제제로 하루 두 번 점안한다.

(2) Latanoprost-Timolol

- 0.005% latanoprost와 0.5% timolol을 혼합한 제제로 하루 한 번 점안한다. 아침1회로 개발되었으나 저녁1회가 더 효과가 좋다는 보고들이 있다.

(3) Travoprost-Timolol(DO-DUTV : bid)

- 0.004% travoprost와 0.5% timolol을 혼합한 제제로 하루 한 번 점안한다.

(4) Brimonidine-Timolol(DO-COMB : bid)

- 0.2% brimonidine와 0.5% timolol을 혼합한 제제로 하루 두 번 점안한다. 점안후 발생하는 눈의 알레르기 반응이 brimonidine 단독투여시보다 유의하게 적게 나타난다.

(5) Brinzolamide-Timolol

- 1% brinzolamide와 0.5% timolol을 혼합한 제제로 하루 두 번 점안한다.

2. 전신약제

1) 경구용 탄산탈수효소억제제(Methazolamide : DMTZ, acetazolamide : DATZ250)

탄산탈수효소는 이산화탄소와 중탄산염간의 전환을 촉매하는 효소로 이를 억제하면 후방으로의 중탄산염의 유입이 억제되어 방수의 생산이 감소한다. 7가지 동종효소 중 CA-II가 섬모체돌기에 위치하여 방수생산에 관여하는 것으로 알려져 있으며 탄산탈수소효소는 주로 CA-II의 억제를 통하여 작용한다. Methazolamide 50 mg 경구용량이 acetazolamide 250 mg 경구용량보다 안압하강은 약간 적지만 신장에 미치는 영향이 적고 반감기가 긴 장점이 있지만 드물게 Stevens-Johnson 증후군이 발생가능하다.

- 부작용 : 무감각증, 이상감각증, 식욕부진, 전신권태감, 방귀, 설사, 우울증, 성욕감퇴, 근시, 발모증, 혈중요산증가, 드물게 혈소판감소와 특이체질성 재생불량성빈혈

2) 고삼투압약제(Mannitol : D25M2.5)

경구 또는 정맥내로 투여하여 단기간내에 안압상승을 치료하며 경구용 탄산탈수효소억제제에 비하여 응급시 단기간만 사용한다. 작용기전은 유리체 용적을 감소시켜 안압을 하강시킨다.

- 부작용 : 경구용일 경우 오심, 구토. 이뇨작용, 두통, 요통, 어지러움, 설사, 혼란, 혼미, 오한, 발열, 심혈관 과부하, 뇌출혈, 폐부종, 산증 및 신부전

7. 망막

Ophthalmology

01. 망막검사법
02. 나이관련황반변성
03. 중심성 장액 맥락망막병증
04. 당뇨망막병증
05. 망막동맥폐쇄
06. 망막정맥폐쇄
07. 황반원공
08. 망막전막
09. 열공망막박리
10. 시신경염
11. 허혈시신경병증

Catholic University of Korea 임상진료지침

01 망막검사법

Ophthalmology

I. 망막(안저) 검사법

1. 의의

안저검사는 유리체, 시신경유두, 망막, 맥락막의 이상소견을 관찰하는데 있어 기본적인 검사이다. 상용 검사시에는 산동하지 않고 시행하나 유두 및 황반부 이외의 부위를 관찰하기 위해서는 산동하여 검사하는 것이 바람직하다. 안저의 주변부에 있는 병변은 증상이 없는 경우가 많으므로 자각증상이 편안에만 있는 경우에도 양안을 동시에 검사하는 것이 좋다.

- 직상검안경은 확대율이 15배로 높고 휴대와 사용이 간편하여 상용검사에 이용된다.
- 도상검안경은 시야가 넓고 주변부 관찰이 용이하며, 안매체의 혼탁이 있어도 검사가 가능하다는 장점이 있으나 상이 도상이고 산동이 필요하며, 숙달되는데 시간이 걸린다는 단점이 있다.
- 세극등검안법은 후극부 및 주변부의 망막 및 유리체의 입체적 정밀검사에 이용된다.

2. 일반적인 안저검사의 순서

1) 산동을 확인한 후 먼저 양안도상검안경으로 안저의 전체를 관찰하고 이상 유무를 검사한다. +20 D 렌즈를 사용하면 상당히 미세한 병변도 발견이 가능하다.
2) 이상부위가 적도부보다 후방이면 직상검안법이나 세극등검안법으로 관찰한다.
3) 황반부병변의 3차원적인 정밀한 관찰이 필요한 경우와 적도부보다 주변의 망막병변 및 유리체 이상과의 연관성 등을 상세하게 검사하기 위해서는 접안 또는 비접안 렌즈를 이용한 세극등검안법이 적합하다.
4) 필요에 따라 양안도상검안경으로 안저기록지에 병변의 위치를 기록한다.

3. 직상검안법

직상검안경으로 눈안을 직접 들여다보는 방법으로 소형으로 가볍고 조작이 간편하다. 확대율이 약 15배이고 양 70 μm의 해상력을 가지고 있어 유두, 망막혈관, 황반부를 중심으로 한 후극부의 세밀한 관찰에 적합하다. 그러나 단안으로 검사하기 때문에 입체시가 불가능하고 매체의 혼탁이 있는 경우에는 관찰이 어려우며, 산동하지 않으면 양 8~10 eh 범위의 안저만을 관찰할 수 있다는 단점이 있다. 보통 검안경 검사라면 직상검안경에 의한 검사를 말하는 것으로 안저검사 중에서 가장 기본적인 검사이다.

1) 원리

조절하지 않은 두 정시안이 마주보고 있을 때 피검자의 안저에서 나온 광선은 눈 밖으로 평행광선이 되어 나오고 이것이 검사자의 눈 안에 들어가 안저에 결상되는 원리를 이용한 것이다. 검안경에 내장되어 있는 전구의 광선이 피검자의 동공하부에 결상되도록 렌즈와 프리즘 또는 반사경이

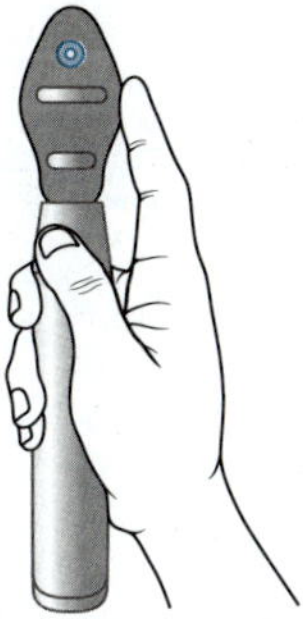

그림 1-1 **직상검안경을 잡는 방법**

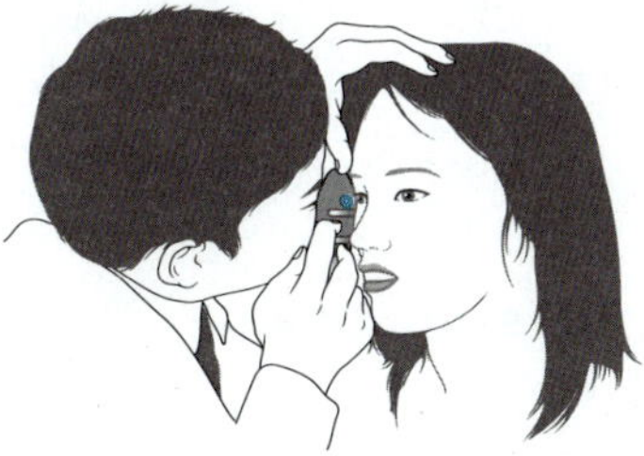

그림 1-2 **직상검안법**

조합되어 있으며, 눈 안으로 들어간 광선이 동공상부를 통해 검사자의 눈으로 돌아온다. 이때 피검자나 검사자가 굴절이상이 있으면 볼록렌즈와 오목렌즈가 순서대로 배열된 검안경의 렌즈회전반을 돌려 굴절이상을 교정함으로써 반사광이 검사자의 눈에 결상되게 한다.

4. 도상검안법

(1) 안저를 넓은 시야로 관찰하고 싶을 때 필요하다. 주변부 안저검사에 적합하며, 공막누르개로 거상연, 모양체 평면부까지 관찰이 가능하다.

(2) 유리체, 망막, 맥락막의 상호간의 입체적관찰이 필요할 때 시행하며, 망막박리 등 유리체망막수술 중에도 사용한다. 소아 및 협조가 어려운 환자나 눈매체의 혼탁이 있는 경우에도 검사가 가능하다.

(3) 수기가 간단하지 않아 숙련이 필요하며, 상이 도상이므로 상하좌우가 바뀌어 숙달되는 데 시간이 필요하다.

1) 원리

주로 양안도상검안경을 사용한다. 양안도상검안경의 조명계는 내장된

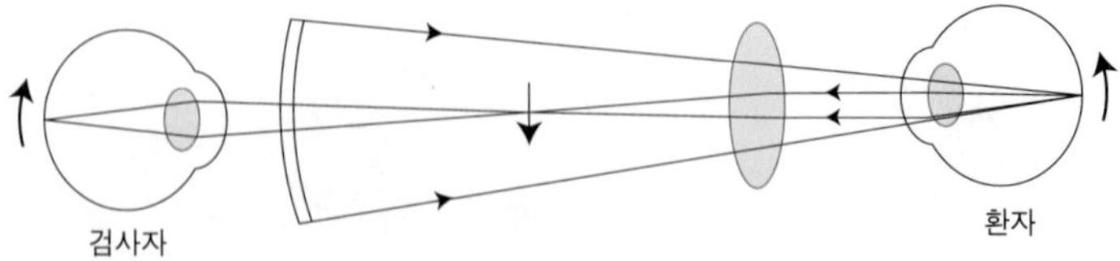

그림 1-3 도상검안경의 원리

광원을 목록렌즈로 집광시키고, 반사경 또는 프리즘을 이용하여 직각으로 방향을 바꾸어 안저를 비추고 관찰계는 검사자의 양안 시선을 각각의 반사경 또는 프리즘으로 굴절시키고 이것을 다시 중앙의 반사경 또는 프리즘으로 굴절시켜 양안의 시선으로 눈속을 들여다보게 되어 있다(그림 1-3).

2) 검사방법

(1) 양안도상검안경의 사용

① 검안경(그림 1-4)을 머리에 깊이 쓰고 접안부를 눈앞에 가까이 오게 하며 양안시가 가능하도록 동공거리를 맞춘다.

② 렌즈 표면은 볼록한 면이 검사자쪽을 향하고 조명광과 직각이 되도록 엄지와 검지를 이용하여 쥔다. 렌즈를 피검자의 15 cm 정도 앞에 두고 서서히 피검자의 눈에 접근시켜 안저가 뚜렷하게 보이는 거리에서 관찰한다.

③ 시신경유두와 황반부를 관찰하고 망막혈관을 따라서 적도부 근처까지 관찰한다. 적도와 주변부 관찰시에는 피검자의 안구를 12시 방향에서부터 시계방향으로 하여 순서적으로 바라보게 하고, 검사자는 대칭부위에 서서 피검자의 머리주위를 돌면서 관찰한다.

④ 거상연의 관찰은 공막누르개(그림 1-5, 6)로 압박하면서 관찰한다.

(2) 렌즈의 사용방법

① 오른손잡이는 렌즈를 왼손으로 잡고, 오른손으로는 공막누르개를

사용하거나 기록한다. 렌즈의 양면 중 보다 볼록한 면이 검사자 쪽을 향하게 하여야 수차 및 반사가 적다. 검사자에서 피검자 쪽으로 렌즈를 접근시키면서 초점을 맞춘다.

② 보통 렌즈에서 약 40 cm 정도에 검사자가 위치하는 것이 좋고, 렌즈의 도수가 높을수록 검사자와 피검자 사이의 거리와, 렌즈와 피검자 사이의 거리를 좁혀야 한다.

③ 피검자와 렌즈와의 거리는 렌즈의 초점거리만큼 떨어지게 한다.

④ 렌즈 도수가 높을수록 확대율이 낮고, 시야가 넓으며, 도수가 낮을수록 상의 확대율이 높고 입체시는 좋으나 시야가 좁아진다. 상의 확대는 렌즈의 도수에 반비례하는데, 예를 들어 20디옵터의 렌즈로 정시안을 검사하는 경우에 약 2.3배 확대되어 보이며, 30디옵터의 경우 약 1.5배 확대되어 보인다. 관찰범위는 렌즈의 도수에 비례하며, 20디옵터의 경우 약 35도 범위를 관찰할 수 있다. 또한 렌즈의 직경이 클수록 더 넓은 범위를 관찰할 수 있다. 대개의 경우 20디옵터 렌즈를 사용하며, 피검자의 동공이 작거나 유리체 혼탁이 심한 경우, 전방 및 유리체에 공기나 가스를 주입한 눈의 관찰에는 초점거리가 짧은 +28 혹은 +30디옵터의 렌즈가 좋다(표 1-1).

⑤ 렌즈 상방을 약간 피검자 쪽으로 경사지게 하면 렌즈로부터의 반사를 줄일 수 있다.

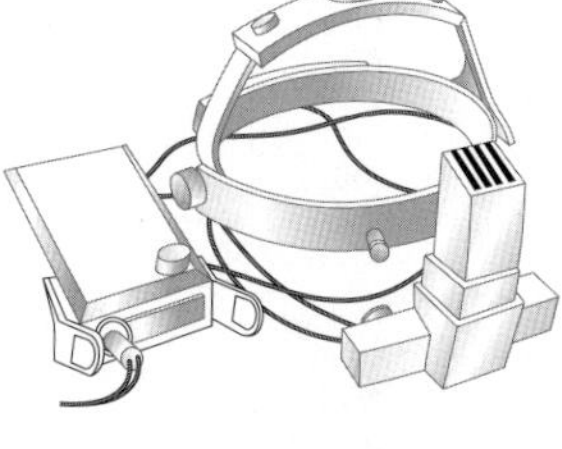

그림 1-4 **도상검안경**

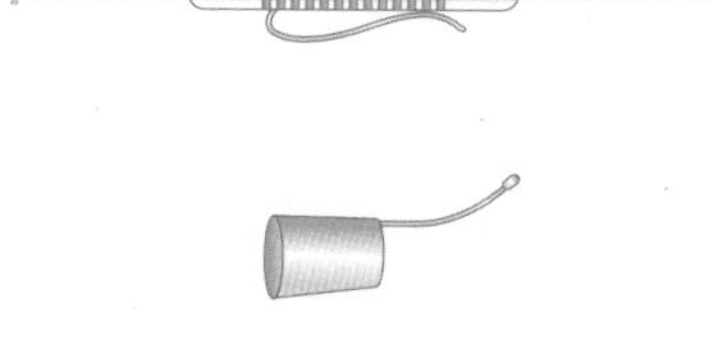

그림 1-5 **공막누르개의 종류**

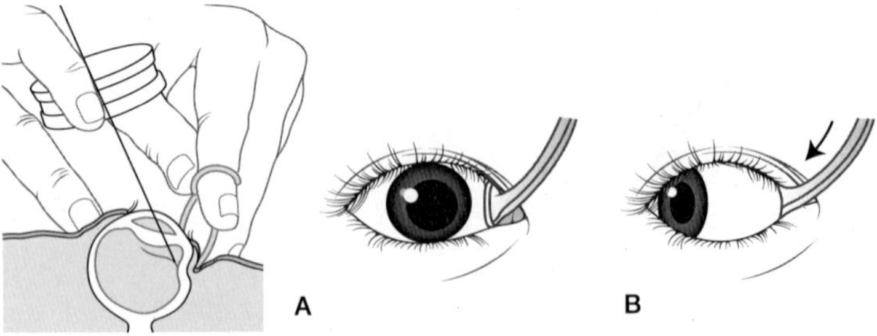

그림 1-6 공막누르개의 사용방법. A : 상안검과 하안검의 검판 위를 따라 공막누르개의 끝을 안구의 자오선 방향으로 360도 압박하여 망막 주변부를 검사한다. 3시와 9시 방향은 점안 마취 후 안구 위를 직접 누르기도 한다. B : 광원과 집광렌즈와 환자의 망막 및 공막누르개의 끝이 일직선상에 유지하도록 하여야 한다.

표 1-1 렌즈의 특성

렌즈	시야	상의 확대	입체시	임상적용
+14D	35도	4배	정상	후극부 정밀검사
+20D	45도	3배	정상의 3/4	상용검사
+28D	55도	2배	정상의 1/2	축동시, 넓은 시야 필요시

표 1-2 직상 및 도상검안법의 비교

	직상검안법	도상검안법
상	직상	도상
보이는 범위	2 유두직경(10도)	9 유두직경(45도)
조명	비교적 어둡다	밝다
초점심도	얕다	깊다
입체시	-	+
주변부상	왜곡	선명
관찰범위	적도부까지	거상연까지
상의확대	15 배	2~4 배
매체혼탁의 영향	많다	적다
굴절이상의 영향	많다	적다

5. 세극등검안법

맥락막, 망막 및 유리체 사이의 입체적 관계를 광학적 절편에 의해 높은 해상력으로 선명하고 정밀하게 파악할 수 있어서 황반질환의 진단에 중요한 검사법이며, 보조렌즈로 망막주변부, 거상연까지 관찰이 가능하다. 보통 도상, 직상검안법 후에 보다 입체적으로 망막과 유리체의 접촉부, 유리체강의 정밀한 검사가 필요한 경우에 사용한다.

1) 원리

세극등만으로는 유리체의 앞쪽 1/3까지 밖에 관찰할 수 없지만 각막 및 수정체가 가지고 있는 +60 D의 굴절력을 렌즈로 중화시키거나, 또는 눈앞에 볼록렌즈를 놓아 세극등을 도상검안경으로 이용하여 광학적 절편에 의한 유리체 및 망막의 생체단면을 관찰할 수 있다.

2) 검사기구

세극등과 보조렌즈가 필요하다. 보조렌즈는 각막에 접촉시켜야 하는 접안 렌즈와 각막에 접촉시킬 필요가 없는 비접안 렌즈가 있다. 접안 렌즈의 사용시에는 점안마취 및 methylcellulose 용액이 필요하다.

(1) 접안 렌즈 : Goldmann 안저렌즈, Goldmann 삼면경렌즈, Rodenstock 범안저렌즈, Quadraspheric 렌즈, Mainster 렌즈

(2) 비접안 렌즈 : Hruby 렌즈, +60 ~ +90 D 렌즈, Superfield 렌즈

표 1-3 안저 소견의 표기법

색	직상검안법　　　　도상검안법
청색	박리된 망막(1), 망막분리(2), 망막정맥(4), 망막주름(5) 주위가 박리된 거상연(6)
청색둘레 내의 청색격자	박리된 망막내의 격사변성(3)
청색둘레 내의 적색	망막열공(7), 얇은 망막(8)
적색	부착되어 있는 망막, 망막출혈(9), 망막동맥(10), 또아리정맥(11)
초록색	유리체, 수정체, 각막 등 매체의 혼탁
검은색	망막 및 맥락막색소(a), 주위가 박리안된 거상연(e) 증식 유리체망막병증 : local(b), diffuse(c), subrentinal(d)
갈색	맥락믹빅리, 혈관폐쇄
노란색	활동성 맥락망막염, 황반부종
오렌지색	융기된 신생혈관
자주색	편편한 신생혈관
흑색둘레 내의 흑색격자	부착되어 있는 망막내의 격자변성

II. 형광안저촬영술

모든 망막질환이 대상이 되지만 그 중에서도 형광안저사진이 없으면 진단할 수 없는 경우와 레이저광응고술 등이 필요한 경우가 중요한 대상이 된다. 안저의 미세한 변화의 파악, 안내 혈류순환의 지연이나 이상, 망막혈관의 형태적 이상, 망막색소상피의 투과성 항진 등을 알 수 있다.

1. 원리

조영제로 10% sodium fluorescein 용액 5 ml를 주전정맥에 주사한 후 청색필터를 이용하여 피검자의 안저에 청색광을 비추면 눈안의 혈관 및 조직에 도달한 형광분자가 청색광에 자극되어 초록색의 형광을 낸다. 이

초록색의 형광을 초록색의 필터를 이용하여 청색의 반사광을 차단하고 초록색 형광만 통과시킴으로써 형광을 나타내는 부분과 그 외 부분의 대비를 강조시킨다. 이를 고감도의 흑백필름에 연속촬영하여 망막 및 맥락막의 혈관상태를 파악할 수 있다.

정상적으로 망막색소상피와 망막혈관에는 혈액망막장벽이 있어 형광누출이 없다. 그러나 맥락막모세혈관은 내피세포에 단단한 접합이 없어서 형광이 주위로 자유로이 누출되나 망막색소상피의 장벽에 의해 망막으로 들어가지는 못한다.

2. 정상 형광안저촬영소견

1) 맥락막형광(8~12초)

주전정맥에 주사한 후 8초 전후에 나타난다. 망막중심동맥에 형광이 나타나기 직전에 맥락막혈관의 조영이 시작되어 후극부에서 지도모양으로 불규칙한 형광이 나타나 주변부로 넓게 퍼져서 안저의 전반에 미만성의 균등한 과립모양의 배경형광이 보인다. 모양망막동맥이 있으면 이 시기에 조영이 나타난다.

2) 망막동맥기(9~12초)

맥락막형광 후 약 0.5~1초에 망막중심동맥의 조영이 시작되어 1~2초에 동맥이 조영된다. 이측 혈관이 비측 혈관보다, 상측 혈관이 하측 혈관보다 약간 빨리 조영되며, 황반부에 조영제가 가장 빨리 차게 된다. 정맥주사를 시작한 때부터 시신경유두의 망막중심동맥에 조영제가 출현할 때까지의 시간을 팔-망막순환기라고 한다.

3) 망막모세혈관기, 동정맥기(12~14초)

동맥상에 이어서 모세혈관이 조영되며, 황반부의 모세혈관망이 잘 나타난다.

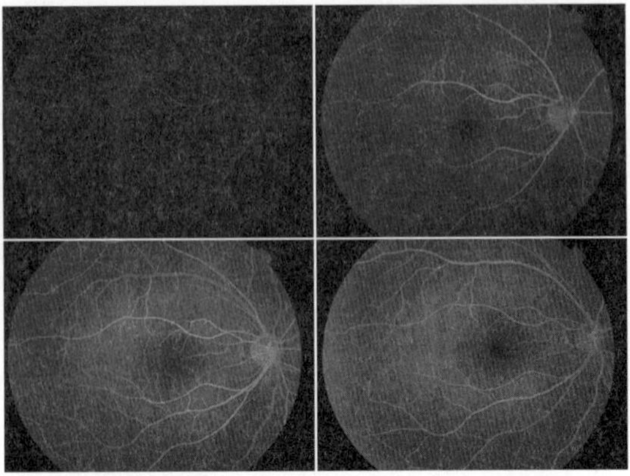

그림 1-7 정상 형광안저촬영. 좌상 : 주사 후 18초, 우상 : 주사 후 21초
좌하 : 주사 후 25초, 우하 : 주사 후 46초

4) 망막정맥기(20~30초)

모세혈관에서 정맥으로 형광이 유입되면서 동맥보다 정맥에 형광농도가 강해져 최고 농도에 도달한 후 서서히 감소한다. 소정맥에서 정맥으로 형광이 혈관벽을 따라서 유입되며, 혈류속도는 중심부가 빠르고 혈관벽 쪽은 느리므로 형광이 혈관벽에 달라붙어서 층상의 흐름을 나타나며, 이 시기를 초기 정맥기라고 한다. 이어서 정맥의 전체에 형광이 차게되며, 이 시기를 후기정맥기라고 부른다.

5) 재순환기(3~5분)

망막 및 맥락막 혈류에서 형광이 최고조에 오른 후 서서히 감소되기 시작하나 조영제가 재순환하면서 낮은 농도의 형광이 안저혈류에 다시 나타나는 재순환기가 정맥주사 25~30초 후에 시작되어 반복된다.

6) 형광종말기(30~60분)

망막 및 맥락막혈관의 형광은 거의 완전히 소실되고 맥락막실질, 브루크막, 노출된 공막 및 시신경유두의 염색으로 배경형광이 희미하게 남는다.

3. 이상 형광소견

1) 과형광

(1) 주사전 형광

자가형광 - 조영제주사 이전에 원래 형광을 가진 구조물에 의한 과형광
위형광 - 자가형광이나 자극필터 및 차단필터의 배합이 좋지않아서 생김

(2) 투광형광

망막색소상피의 창문비침현상으로 초기에 나타나며, 맥락막을 덮고 있는 망막색소상피세포의 위축, 소실 또는 색소의 감소로 맥락막모세혈관의 조영제가 비쳐 보임

(3) 비정상적인 혈관

신생혈관, 모세혈관확장, 종양혈관 등의 비정상적인 망막, 맥락막, 시신경유두의 혈관에 형광이 차게되고, 초기에 과형광을 보인다.

(4) 누출

혈관망막장벽의 파괴로 망막혈관에서 조영제가 혈관 밖으로 누출되거나 망막색소 상피층의 이상으로 맥락막에서 망막으로 누출된다.

2) 저형광

형광이 비정상적으로 감소되어 있거나 소실된 상태이며, 크게 2가지로 나눈다.

(1) 차단형광

출혈, 삼출물, 색소 부종액 등은 망막혈관 또는 맥락막혈관보다 앞에 위치하여 형광을 차단한다.

(2) 충만결손

망막 또는 맥락막혈관의 폐쇄로 색소가 혈관에 차지 않아 저형광 상태가 형광 촬영의 초기부터 나타난다.

III. 인도사이아닌그린 형광안저촬영

망막과 맥락막의 혈관 및 순환 상태를 평가하는 것은 망막과 맥락막질환의 진단과 치료에 중요하다. 플루레신 색소를 이용한 기존의 플루레신 형광안저촬영은 출혈, 삼출성 병변, 색소, 증식된 망막색소상피 등을 통과하여 병변을 조영하기 힘들고, 특히 맥락막 순환을 조영하는 데에는 한계가 있다. 인도시아닌 형광안저촬영(Indocyaniane Green Angiography, ICGA)은 ICG색소의 특성상 이런 한계점을 보완할 수 있다.

1. 인도사이아닌그린 색소의 특성

적외선 파장에 가까운 800 nm부근에서 빛의 흡수 및 형광의 방출이 일어난다. 망막색소상피 내의 멜라닌, 맥락막의 멜라닌세포, 출혈의 혈색소 등은 가시광선은 차단하지만 적외선은 투과시킨다. 따라서 플루레신 분자에서 방출되는 짧은 파장의 황색광은 출혈, 탁한 삼출물, 정상 또는 증식된 망막색소상피에 의해 차단되지만 ICG분자에서 방출된긴 파장의 형광은 이들을 투과할 수 있다. 혈중 ICG색소는 대부분 빠르게 혈장단백과 결합하여 누출되지 않고 혈관 내에 분포하게 된다. 맥락막모세혈관에서 재빨리 누출되고 박리된 공간이 있으면 고이게 되는 플루레신 색소와는 달리, 맥락막모세혈관 내에 머물면서 맥락막과 그와 연관된 병변을 조영한다.

체내의 ICG색소는 간에서 흡수되어 담즙으로 배출된다. 장에서의 재흡수나 콩팥을 통한 배출은 없으며, 태반은 통과하지 않는다. 플루레신 색소와는 다른 또 하나의 특징은 재순환이 거의 없다는 점으로 주사 후 혈중 농도는 급격히 상승한 후 감소하는데 반감기는 3~4분 정도이다.

ICG색소는 플루레신 색소보다도 부작용이 더 적은 안전한 색소이다. 그러나 오심, 구토, 소양감, 두드러기, 발열, 발진 등의 비교적 가벼운 부작용에서부터 기관지경련, 심근경색, 쇼크, 과민증 등의 심한 부작용이 나타날 수 있고, 매우 드물지만 사망에 이를 수도 있다. 따라서 촬영시에는 플루레신 형광안저촬영 때와 마찬가지로 응급 처치를 위한 준비가 필요하다. ICG색소는 요드를 함유하고 있으므로 요드 등에 알레르기가 있으면 금기이며, 간질환, 만성신부전으로 투석 중인 환자에서는 될 수 있으면 피하는 것이 좋다. 임신 중의 사용에 대해서는 논란이 있다.

플루레신과 인도사이아닌그린 형광안저촬영은 서로 다른 점이 많은 별개의 검사이지만 모두 형광색소를 이용한 혈관촬영술로 결국 그 해석은 저형광과 과형광에 따라 이뤄진다.

2. 과형광과 저형광

ICG색소의 가장 큰 특징은 높은 형광투과와 낮은 형광누출이므로 형광차단, 창문비침, 누출 등에서 플루레신 형광안저촬영과는 큰 차이를 보인다. 따라서 촬영의 결과를 해석할 때에는 항상 전체 시기를 비교하고, 플루레신 형광안저촬영 및 안저소견과도 비교하여야 한다.

Ⅳ. 전기생리검사

1. 망막전위도(Electroretinogram, ERG)

망막전위도는 섬광에 의하여 망막에서 유발된 전위를 기록한 것이다.

섬광에 노출된 뒤 광수용체에서 시작되는 망막정위는 망막의 각층에서의 신경연결을 통하여 망막의 전층에서 나타나게 된다. 광수용체, 양극세포, 그리고 뮐러세포의 돌기는 망막면에 수직으로 놓여 있으므로 이들 세포에서의 전위가 각막에서 비교적 잘 감지되는데 비하여, 무축삭세포, 신경절세포의 돌기는 망막면에 평행하게 놓여 있어서 각막에서 전위가 감지되지 않는다. 가령 시신경위축으로 인한 신경절세포의 손상에도 불구하고 망막전위도는 정상으로 나타난다.

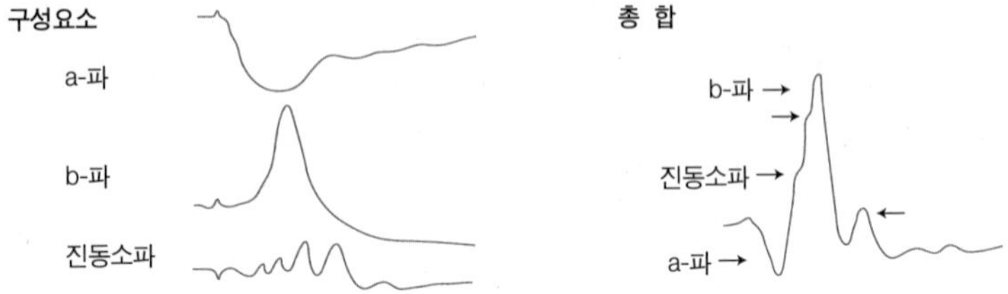

그림 1-8 망막전위도의 구성요소

1) 망막전위도의 요소

망막전위도의 파형은 광자극에 의하여 광수용체, 양극세포 등에서 발생한 전기적 반응의 총합으로서 다음의 몇가지 요소로서 구성된다.

(1) a-파(Receptor potential)

광수용체로부터 발생하며, 음의 파형을 그린다. 추체에 비하여 간체의 a-파는 완만하게 떨어지며 또 완만하게 회복된다.

(2) b-파

b-파는 양극세포로부터 발생하며, 급격한 양의 파형을 보인다. 양극세포에서의 전위는 광수용체로부터의 자극이 있어야 발생하므로 시간적으로는 a-파의 뒤에 나타난다.

(3) 진동소파전위(Oscillatory potential)

망막내망상층에서 기원한 전위로서 b-파에 중첩되어 나타난다. 이는 간체와 추체를 동시에 자극할 때 잘 관찰된다.

2) 순응에 따른 망막전위 변화

간체는 추체에 비하여 10배 정도 빛에 예민하고 특히 청록색광인 경우에 그러하다. 암순응된 상태에서는 10만 배나 더 예민해진다. 그러나 약한 명순응 상태에서도 간체의 민감도는 급격히 감소된다. 즉 순응상태 및 자극광의 세기와 색깔에 따라서 망막전위도의 파형이 달라지며 이를 통하여 간체와 추체의 반응을 분리하여 해석할 수 있다.

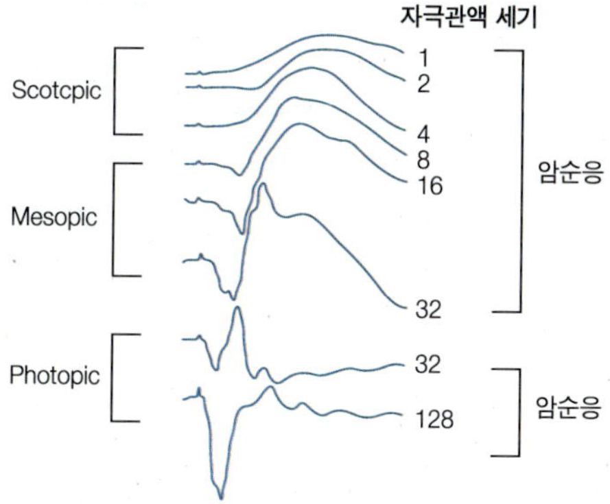

그림 1-9 순응상태와 광자극의 세기에 따른 망막전위도

(1) 암순응망막전위도검사에서, 약한 자극광에서는 단지 완만한 양(positive)의 파형 즉 b-파만을 보인다. 자극광의 강도가 세어지면 b-파의 진폭이 증가하고 정점잠시(implicit time)는 감소한다. 자극광의 강도가 더욱 세어지면 b-파에 앞서 음의 파형, 즉 a-파가 나타난다. 추체의 역치는 a-파가 나타나기 시작하는 자극광의 강도와 일치한다. 즉, a-파가 없는 망막전위도의 파형은 순전히 간체의 전위를 반영한다. 또한 암순응망막전위도에서 a-파와 b-파가 모두 나타나면 추체와 간체의 반응이 반영된 것으로 해석한다.

(2) 명순응망막전위도는 추체의 전위를 절대적으로 반영한다. 매우 센 광자극하의 명순응망막전위도에서는 a-파의 진폭이 b-파의 진폭을 압도하여 음의 파형만을 그린다.

(3) 플릭커 광자극을 통해서도 추체의 전위반응만을 추출할 수가 있다. 이론적으로 간체는 20헤르츠의 플릭커까지만 반응을 얻을 수 있으므로 30헤르츠의 플릭커 광자극을 통하여 순수한 추체의 반응을 얻는다(30 Hz flicker response).

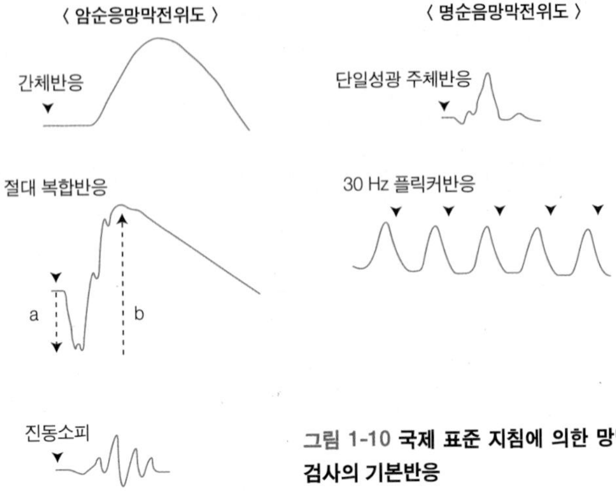

그림 1-10 국제 표준 지침에 의한 망막전위도 검사의 기본반응

3) 임상적 유용성

(1) 망막기능의 유무확인

(2) 망막변성의 진행정도 평가

(3) 망막변성 및 망막이영양증에서의 감별진단

(4) chloroquine, hydroxychloroquine, quinine, chloropromazine, thioridazine, indomethacine, aminoglycoside 등의 약제에 의한 망막독성 평가

(5) 꾀병(malingering)의 감별

4) 특수한 검사

(1) 밝은 섬광망막전위도(Bright-Flash ERG)

심한 유리체출혈, 백내장, 각막혼탁 등의 매체혼탁이 있어서 표준적인 망막전위도의 광자극으로는 망막전위가 관찰되지 않거나 심하게 비정상으로 나올 때 유용하다. 약 10배씩 광자극을 세게하면 망막전위도의 진폭

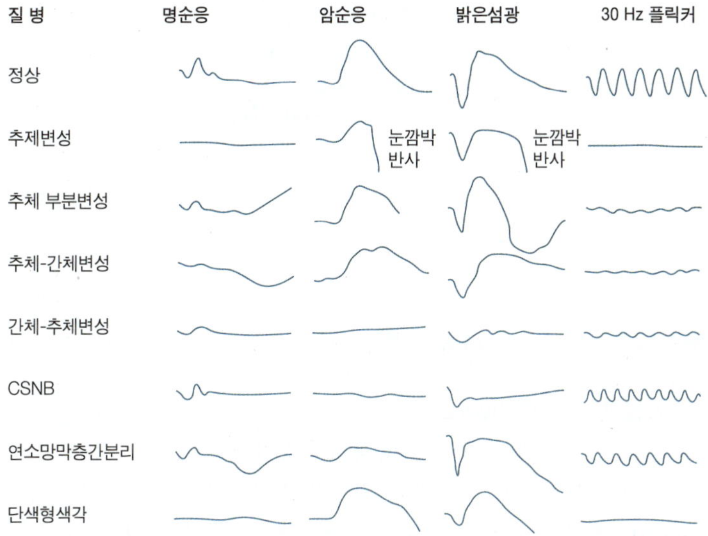

그림 1-11 망막변성에 있어서의 망막전위도의 예

이 차츰 증가하다가 더 이상 증가하지 않게 되는데, 이러한 포화반응이 나타날 때까지 광자극을 점차 세게 하여 측정한다.

(2) 국소망막전위도(Focal ERG) 및 다초점망막전위도(Multifocal ERG)

전시야망막전위도(Genzfeld ERG)는 가령 황반부에 국한된 질환 등에서의 이상을 예민하게 반영하지 못한다. 이런 경우에 국소부위에만 광자극을 줘서 해당 국소부위에서의 망막전위를 기록할 목적으로 사용되는 것이 국소망막전위도이다.

국소망막전위도와 동일한 원리를 이용하여 육각형의 다수의 작은 국소부위를 pseudorandom binary sequence로 각기 독립적으로 자극하여 각 부위에서의 망막전위를 개별적으로 추출하여 보여주거나 망막지형도의 형태로 보여줌으로써 이는 시야검사 결과와 대응이 된다.

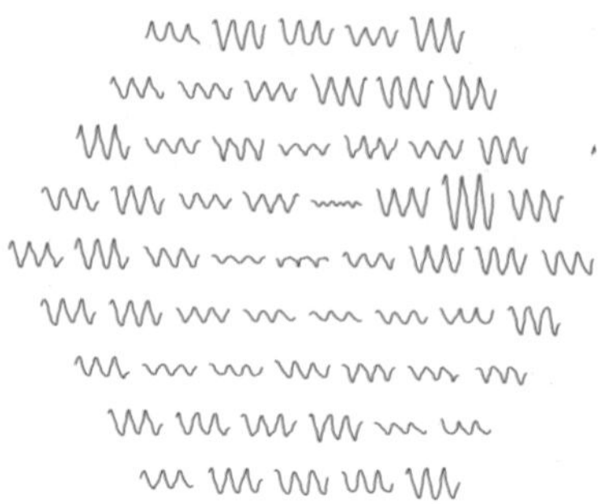

그림 1-12 황반질환에서의 다초점망막전위도의 예

(3) 문양망막전위도(Pattern ERG)

서양장기판모양이나 bar grating 등의 문양이 교대로 흑백이 바뀌면서, 즉 전체적인 자극광의 조도변화는 없이, 망막에 광자극을 줘서 얻어지는 망막전위도이다. 이는 주로 신경절세포의 전기적인 반응을 나타내므로 녹내장, 시신경염 등의 시신경질환에서 유용할 수 있다. 그러나, 얻어지는 전위가 미미하여 잡음이 혼입되기 쉽고, 동공크기 굴절이상 등에 의하여 영향을 받으며, 피검자의 절대적이 협조가 필요한 점 등 기술적인 어려움이 있는 검사이다.

2. 눈전위도(Electrooculogram, EOG)

1) 눈전위의 발생

망막색소상피세포, 각막 및 수정체상피에서는 이온투과성의 차이로 인하여 세포의 꼭지와 바닥 간에 전위차가 정상적으로 존재하며 이를 standing potential이라고 하고, 이를 각막에서 측정하면 안저에 비하여 양성인 6~10 mV의 전위로 나타난다. 각막 및 수정체상피세포와 달리 망막색소상피세포는 민감하므로 암순응 시기에 비하여 명순응 시기에 standing potential이 크다.

2) 눈전위의 측정

3) 임상에서 각막-안저간의 전위차를 직접 측정하기는 어려우므로, 내안각과 외안각에 각각 전극을 부착하여 안구의 반복적인 수평운동시 나타나는 양쪽 전극간의 전위변화를 기록한 것이 눈전위도이다.

4) Arden 비(Arden ratio)

눈전위도에서의 진폭은 정상적으로도 편차가 크게 측정되므로 진폭 자체보다는 명순응과 암순응기에서 얻어진 눈전위도 진폭의 비율이 더 가치가 있다.

〈Arden 비 : Lp에서 5~6개 측정치의 평균/Dt에서 5~6개 측정치의 평균〉

정상인은 Arden 비가 일반적으로 2.0이상이고, 최소한 1.7이상이다.

5) 임상적 유용성

망막전위도가 비정상인 경우에는 눈전위도도 대개 비정상이다. 그러나 역은 성립하지 않는데, 눈전위도는 비정상이나 망막전위도는 정상으로 나타나는 대표적인 질환으로서는 노른자모양황반변성, 노란점안저, 문양이영양증, 우성드루젠 등을 들 수 있다. 또한 클로로퀸망막병증, 눈알철침착증에서도 눈전위도는 비정상이나 망막전위도는 정상으로 나타날 수 있다. 즉, 이러한 질환의 조기발견 및 감별진단에 유용하다.

3. 시유발전위(Visual evoked potential, VEP, VER)

1) 시유발전위

시유발전위는 시각자극에 대한 뇌에서의 전기적 반응이다. 즉, 시유발전위에서 비정상으로 나타나는 경우는 망막, 시신경, 시각로, 시방선과 시피질에 이르는 시로상의 어느 곳의 이상에 의해서도 발생한다. 망막 특히 황반부의 면적에 비하여 이에 해당하는 피질의 면적이 훨씬 넓으므로 (cortical magnification) 시유발전위는 대개 시야의 20도에 해당하는 기능을 확인한다.

2) 검사기법

(1) 전극

뇌파용 은판전극을 후두결절 혹은 뇌파 10/20법의 Oz(후두결절과 비근부거리의 1/10 후두결절 상방)에 알코올로 깨끗이 닦은 후 부착하며, 한쪽 귀에 불관전극을, 다른쪽 귀에 접지전극을 부탁하는 단극유도가 좋다. 전극유도선 일체를 머리에 고정시켜 움직이더라도 영향이 없게 한다.

(2) 증폭기

5~300 Hz영역이 500배 정도 증폭되도록 조정한다. 일반적으로 시유발전위도의 주변화가 400 ms 이내에서 관찰되기에 피검자의 부담을 줄이기 위하여 해석시간을 200~400 ms로 한다.

(3) 파형의 평균화

시자극후에 후두엽의 두피에서 얻어진 파형에서는 뇌파와 시유발전위가 같이 섞여 있다. 뇌파는 두피의 어느 곳에서나 측정되며 그 진폭은 약 50 uV로서 지속적으로 발생하는데 비하여, 시유발전위의 진폭은 약 5~10 uV이며 섬광등의 시자극 직후에 일정시점에서만(time-locked) 발생한다. 즉, 뇌파는 무작위로 발생하므로 반복적으로 파형을 더해가면 뇌파에 의한 전위는 0에 수렴하게 되지만, 시유발전위는 시자극 직후의 일정시점에 일정한 전위가 항상 있으므로 파형을 형성한다. 100회 정도에 이르는 반복된 시자극을 줘서 시유발전위에 의한 파형만 남기고 뇌파에 의한 잡음을 제거하는 과정을 평균화(averaging)라고 한다(그림 1-11).

3) 시유발전위검사의 종류

시유발전위검사는 광자극의 종류에 따라 섬광시유발전위검사와 문양시 유발전위검사로 나뉜다.

(1) 섬광시유발전위(Flash VEP)

① 섬광시유발전위의 파형은 M-자 모양으로서 두개의 음의 파형과 두개의 양의 파형이 우선 나타난다. 즉, N1, P1, N2, P2의 순으로 나타

나는데, 이중에서도 최초의 양의 파형(P1)이 가장 뚜렷하게 나타나며 정상적으로는 평균 95~120 ms의 정점잠시를 갖는다.

② 섬광시유발전위검사에서의 비정상적인 반응은 반응시간 지연, 진폭 감소, 파형 변화 및 소실 등의 양상으로 나타난다. 정상에서도 섬광시 유발전위의 파형은 개인차가 심하지만 양안간의 차이는 10%미만이다. 따라서 반대편이 정상안인 경우 한쪽 눈의 이상여부를 시유발전위를 통하여 예민하게 판정할 수 있다.

③ 섬광시유발전위검사는 임상적으로 소아에서 유용하며, 망막전위도검사를 시행하기가 어려운 매체혼탁의 증례 등에서 때로는 유용하다.

(2) 문양시유발전위(Pattern VEP)

① 문양시유발전위는 서양장기판 문양의 흑백을 번갈아 전환하며 시자극을 일으켜서 얻어진 시피질의 전위이다. 시피질이 섬광 등의 확산광보다는 선명한 경계 및 대비에 민감하므로 문양시유발전위검사가 섬광시 유발전위검사에 비하여 예민한 검사이다. 또한 파형이 단순하여 해석이 용이하고 개인차가 적다는 점도 장점이다. 다만 섬광시 유발전위검사에 비하여 환자의 협조가 필요하므로 아주 어린 소아에서는 검사가 어려울 수 있고, 매체혼탁이 있는 경우에도 시행이 어려운 점이 단점이다. 문양시유발전위검사 전에 굴절이상을 교정하여야 하고 검사중 모니터 주시여부를 계속 확인하여야 한다.

② 임상적으로는 협조가 잘되는 성인에서 시신경병증의 조기진단 등에 유용하고 꾀병 등의 진단에도 사용된다.

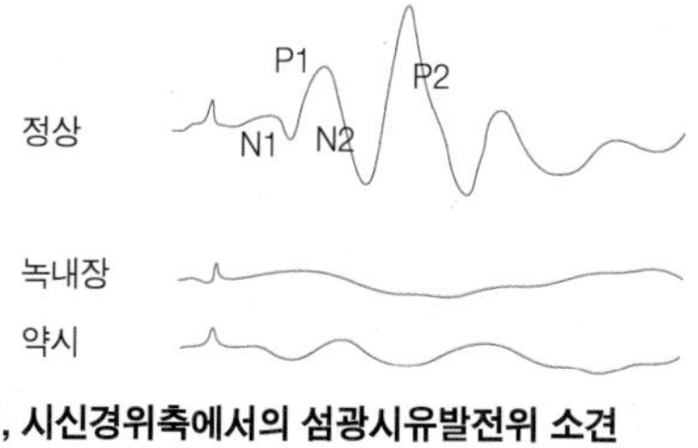

그림 1-13 약시, 시신경위축에서의 섬광시유발전위 소견

V. 초음파검사

안내 질환과 안와 질환을 감별하거나 진단하는데 있어서 안초음파 검사가 중요한 기구로 사용되고 있다. 안초음파는 1956년 Mundt와 Hughes에 의해 A-scan이 처음 사용되었고 1958년 Baum과 Greenwood에 의해 B-scan이 개발되었다.

1. 특성

안과 진단용 초음파는 8~10 MHz의 진동수를 갖는 초음파로 0.2 mm정도의 짧은 파장이 발생하여 구조물에 대한 높은 해상력을 얻을 수 있다. 초음파는 밀도가 다른 조직을 통과하면서 경계면에서 반사되어 되돌아오는데, 이러한 반사파를 반향반사라한다. 반향반사는 두 매체의 음향 임피던스의 차이가 클수록 더 큰 반향반사가 일어난다. 반향반사의 정도는 매체 경계면의 크기와 모양, 초음파의 입사각, 조직내 흡수, 분산, 굴절 등의 요인에 의해 달라진다.

초음파 검사기는 초음파를 발생시키고 받아들이는 프로우브를 통하여 검사하고 검사한 결과를 여과하거나 증폭시켜 영상으로 나타난다.

2. 적응증

1) 매체의 혼탁으로 눈 속 관찰이 불가능한 경우

(1) 전안부

① 각막혼탁

② 전방출혈 및 전방축농

③ 축동 및 홍채막

④ 백내장

(2) 후안부

① 유리체 혼탁 : 유리체 출혈 및 염증 등

② 안종양 진단이나 감별진단

③ 망막박리나 안내이물의 위치 선정

④ 안축 측정

i) 안축장 길이

ii) 전방의 깊이

iii) 렌즈의 두께

⑤ 기타 안와질환

3. 방법

초음파 검사는 기본적으로 두 가지 방법이 있다.

1) A-scan

초음파를 일차원적으로 발사하고 받아들인 것으로 기저선 위에 스파이크 형태의 그래프로 나타난다. 스파이크는 반향반사가 강할수록 진폭이 커지고, 스파이크 사이의 거리는 반향반사가 매체내에서 진행한 거리에 비례한다. A-scan은 병변의 모양을 나타내지는 못하지만 병변의 특징을 알거나 크기를 검사하는데 사용할 수 있다. 스파이크의 거리와 진폭은 단순히 실제 안구의 위치와 성질뿐만 아니라 초음파 세기와 입사각에 의해 달라진다. 따라서 표준화된 검사장비와 검사법을 사용하는 것이 중요하고 검사전 조직감도로 조율하는 것이 필요하다.

2) B-scan

초음파를 이차원적으로 발사하여 받아들인 것으로 조직의 단면을 검사할 수 있다. B-scan의 반향반사는 A-scan과 달리 평면 위의 점으로 표시된다. 점의 밝기가 반향반사의 세기를 나타내고 여러 점들이 모여서 이차원적으로 조직의 모양을 나타내게 된다. 초음파 검사에서 게인(gain)은 발생하는 초음파세기가 아니라 반향반사의 세기를 말하고 dB(decibel)로 표시한다. 게인을 높이면 민감도가 증가하여 미세한 유리체혼탁이나 후유리체박리 등에서 나오는 약한 반향반사를 잘 볼 수 있고, 게인을 낮추면 망막-맥락막 등에서 나오는 강한 반향반사만을 볼 수 있다. 초음파 검사에서 반사되어 되돌아오는 음파는 항상 중앙부위의 반향반사가 세기 때문에 게인을 낮추면 초음파 폭을 줄이는 효과가 있고 영상의 해상도를 높일 수 있다. 대개 B-scan검사는 높은 게인으로 먼저 검사한 다음 낮은 게인으로 검사한다.

4. B-scan 촬영법(그림 1-14)

1) 가로방향 검사

윤부에 평행하게 프로우브를 위치하여 병변의 옆크기를 알고자 할 때 적당한 방법이다. 8개 방향의 경선을 따라서 검사하며, 우안은 시계방향으로, 좌안은 시계반대방향으로 검사한다. 프로우브의 표지는 항상 위쪽과 코쪽으로 향하게 위치시킨다.

2) 세로방향 검사

8개 방향을 따라서 하며, 프로우브의 긴축이 각막윤부와 수직이 되도록 위치시킨다. 이 방법으로 병변의 앞뒤 크기를 알 수 있다. 세로방향 검사에서 프로우브의 표지가 항상 각막 중심을 향하게 위치시키므로, 시신경유두와 안저후부가 모니터 영상의 아래쪽에 나타나게 된다.

3) 축방향 검사

4개 방향에서 검사를 하며, 수평방향 검사에서는 프로우브의 표지가 코쪽을 향하고, 나머지 방향 검사에서는 위쪽을 향하게 한다. 이 방법은 초음파가 수정체를 통과하면서 세기가 감소되고 안저의 해상력이 떨어지는 단점이 있으나 시신경을 보면서 병변의 위치를 파악할 수 있고 황반부를 검사할 수 있다는 장점이 있다.

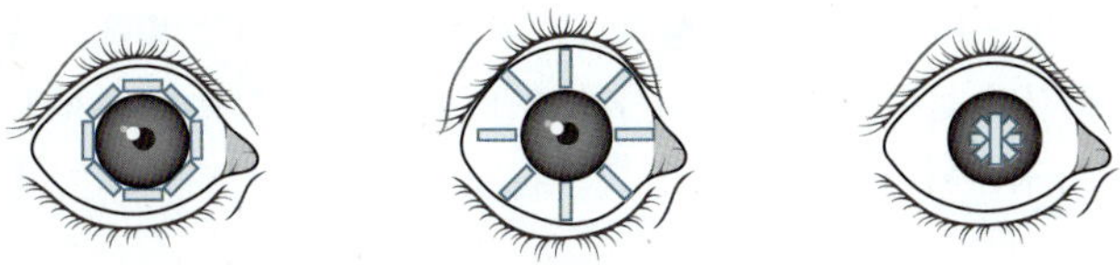

그림 1-14 B-scan 촬영법

표 1-4 후유리체박리, 망막박리, 맥락막박리의 감별진단

검사방법	후유리체박리	망막박리	맥락막박리
형태검사			
위치	다양	다양	적도 앞 주변부
모양	깔때기, U자	깔때기, 주름	반구형, 편평함
시신경유두와 연결	다양	있음	있음
정량검사			
스파이크의 높이	40~100%	100%	100%
스파이크의 정점	한 개	한 개	두 개
동적검사			
이동성	중등도 이상	중등도 이하	없다
추운동	중등도 이상	중등도 이하	없다

VI. 빛간섭단층촬영

1. 특성

빛간섭단층촬영(Optical Coherence Tomography, OCT)은 초음파와 달리 음파를 사용하지 않고 빛을 사용한다. OCT는 짧은 간섭광을 사용하는 간섭계(interferometry)의 이론에 의해 작동하여 안구의 각각 다른 구조에서 반사되는 빛의 파장에 의해 거리가 측정되고, 고해상도의 횡단 이미지를 얻을 수 있다. OCT는 810 nm의 적외선을 사용하여 초음파에서 사용하는 음파보다 약 10배 정도의 높은 공간 해상력을 갖게된다. 즉 초음파의 경우는 10 MHz범위의 진동수를 사용하여 약 150 μm의 공간해상력을 얻지만, OCT는 10~20 μm의 해상력을 얻을 수 있다. OCT는 빛을 사용하므로 눈에 직접 접촉하지 않고 검사할 수 있는 장점이 있으나 매체에 의해 산란이나 흡수되는 단점이 있다.

2. 검사방법

OCT는 전안부와 망막을 검사하는 방법이 있다. 전안부검사기는 세극등과 같은 형태로 구성되어 있고 망막을 검사하는 기구는 안저카메라와 구조가 유사하다.

OCT의 측정은 초음파의 A-scan의 축방향 검사와 마찬가지로 시행하며, 가로방향으로 검사를 시행하는 동안 연속적으로 축방향 검사가 진행되어 컴퓨터에 저장되고 흑백의 2차원적인 구조로 나타난다. 컴퓨터에서 흑백의 이미지를 칼라로 전환한다. 반사된 빛의 세기에 따라 색깔이 결정된다. 가장 높은 반사는 백색 및 적색으로, 가장 낮은 반사는 청색 및 흑색으로 표시하고 중간의 반사는 반사정도에 따라 적색과 청색 사이의 무지개 색으로 변환시킨다.

3. 정상 망막소견

망막색소상피와 맥락막모세혈관은 안구 뒤쪽의 높은 반사파를 나타내는 적색 층으로 나타나며 시신경유두 경계에서 끝난다. OCT이미지에서 망막색소상피와 맥락막모세혈관의 구별은 매우 어렵다. 맥락막모세혈관 밑에 맥락막과 공막으로부터의 나오는 영상은 빛이 망막색소상피와 맥락막모세혈관을 통과하므로 반사가 약해져 어둡게 나타난다. 맥락막모세혈관 앞쪽의 비교적 약한 반사로 나타나는 어두운 층은 시세포의 외절에 해당한다. 망막 내층에서 강한 반사로 나타나는 적색 층은 신경섬유층이며, 망막의 중간층은 중등도의 반사로 나타난다.

4. OCT 이미지의 해석

1) 망막두께 측정

OCT는 부종에 의해 증가된 망막두께를 측정할 수 있다. 망막에 체액이 고이면 망막의 두께가 증가하고 각 조직으로부터 발생하는 반사정도가 변하여 OCT의 이미지가 변하게 된다. 망막두께 측정은 당뇨망막부종, 낭포황반부종 등의 진단 및 치료 판정에 매우 유용한 방법이다. 또한 망막부종이 견인에 의한 것인지 아닌지를 구별할 수 있다.

2) 반사력(Reflectivity)

망막이나 맥락막에 염증이 침윤되거나 섬유화된 조직이나 반흔, 경성삼출물, 출혈이 발생하면 반사가 증가한다. 망막부종이나 망막색소상피의 저색소가 있는 경우에는 반사가 감소한다.

혈액, 장액, 삼출물의 구별은 반사력에 의해 이루어지는데 OCT이미지에서 장액은 반사가 없어 광학적으로 투명하며, 혈액은 많은 세포가 존재하여 매우 높은 반사가 발생하여 적색으로 나타난다. 삼출물은 장액과 혈액의 중간에 해단한다.

Catholic University of Korea 임상진료지침

02 Ophthalmology

나이관련황반변성

망막색소상피와 브루크막 및 맥락막모세혈관의 변성을 특징으로 하는 만성 질환

1. 위험 인자

1) 흡연

위축형 및 삼출형 황반변성 모두에서 강한 연관이 있다.

2) 고혈압

위축형 황반변성과는 연관이 없다는 보고가 있으나, 삼출형 황반변성과는 강한 연관 관계가 입증되었다.

3) 그 외 유전 인자와의 연관 관계에 대하여 많은 연구가 이루어지고 있다.

2. 나이관련황반변성의 종류

1) 위축형(Nonneovascular, Dry Type)(그림 2-1)

안저 검사 상 지도 모양으로 뚜렷한 경계를 가진 망막색소상피층의 위축으로 인해 경계의 안쪽은 다소 창백해 보이고 굵은 맥락막혈관이 잘 관

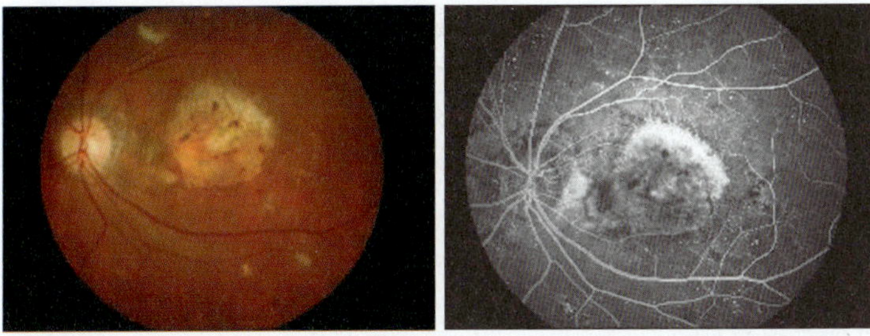

그림 2-1 Fundus photograph shows RPE atrophy and chorioretinal atrophy at macula. Fluoresceine angiography shows hyperfluorescence due to RPE atrophy and hypofluorescence due to chorioretinal atrophy and pigmentations.

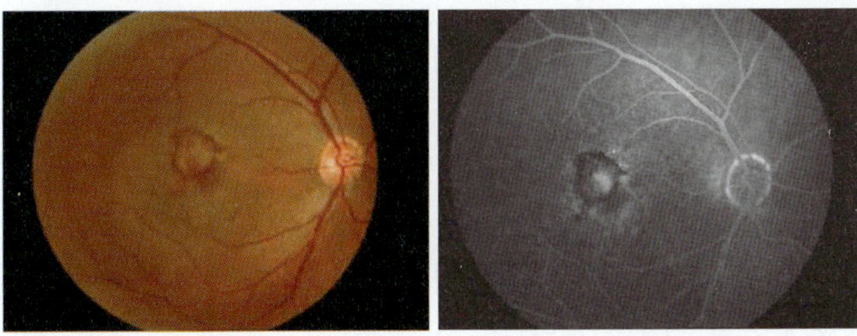

그림 2-2 Fundus photograph shows retinal hemorrhage and mottled macula. Fluoresceine angiography shows well demarcated, hyperfluorescent lesion.

찰되며, 지도 모양 위축의 내부 혹은 주위에 색소성 과증식도 자주 보인다. 형광안저촬영상 창문비침으로 인한 초기 과형광이 후기로 갈수록 더욱 두드러진다.

2) 삼출형(Neovascular, Wet Type)(그림 2-2)

가장 중요한 진단기준은 다음과 같은 임상 소견이다.

- 망막하액이나 삼출물
- 감각망막이나 망막색소상피 아래의 출혈

- 망막색소상피의 박리 및 불규칙한 융기
- 맥락막 신생혈관
- 망막 내층의 낭포 부종

3. 진단 및 검사

1) 혈압, 당뇨 등의 전신질환 유무, 흡연 여부 확인

2) 암슬러격자

3) 안저 검사

4) 형광안저혈관조영술

맥락막신생혈관의 존재, 크기, 위치를 확인할 수 있고, 치료 여부의 결정과 치료할 부위에 대한 중요한 근거를 제공한다.

(1) 전형 맥락막신생혈관(Classic CNV)

초기에 경계가 분명한 과형광이 나타나고, 후기에는 형광물질의 누출이 진행하여 망막하 공간에 고임으로서 경계가 흐려지는 소견을 보인다. 순수한 전형 맥락막혈관신생은 나이관련황반변성에 따른 맥락막혈관신생 전체 증례의 약 15% 정도이다.

(2) 잠복 맥락막신생혈관(Occult CNV)

① 제1형 잠복 맥락막신생혈관(Fibrovascular Pigment Epithelial Detachment)

입체적으로 볼 때 망막색소상피가 울퉁불퉁하게 융기되어 보인다. 형광안저혈관조영술에서 주사 후 1-2분에 점상의 과형광으로 나타나고, 후기로 가면서 과형광이 진해지는 소견을 보인다. 경계는 대부분 불분명하다.

② 제2형 잠복 맥락막신생혈관(Late Leakage of Undetermined Source, Diffuse Ooze)

형광안저혈관조영술에서 초기에는 관찰되지 않던 크고 작은 점상의 과형광이 후기로 가면서 모호하게 나타난다.

5) 인도시아닌 안저혈관조영술

6) 빛간섭단층촬영

4. 황반변성의 치료

1) 위축형 황반변성(Nonneovascular AMD)

(1) 안과 검사

연성드루젠, 망막색소상피의 과증식이 있는 환자는 위축형 또는 삼출형 황반변성으로 진행될 위험이 높기 때문에 정기적인 안과 검사를 해야 한다. 환자에게 Amsler grid 등을 이용한 자가 검사를 통해 변시증, 암점 증가, 시력 감소의 증상이 있을 경우 즉시 안과 검사를 받을 것을 교육한다.

(2) 생활 습관 변화

금연, 혈압 조절, 비만 조절

(3) antioxidants, vitamins, zinc

Age-Related Eye Disease Study(AREDS)의 결과에 의하면 장기간 복용시 황반변성의 진행 위험 및 시력 감소의 위험을 줄이는 것으로 알려져 있다.

2) 삼출형 황반변성(Neovascular AMD)

(1) 레이저광응고술

최근 anti-VEFG 치료로 인해 실행 빈도는 예전에 비하여 많이 감소하였지만 중심와바깥 맥락막신생혈관(extrafoveal CNV) 및 중심와부근 맥락막신생혈관(juxtafoveal CNV)에 대한 치료 시 아직까지는 유용하게 사용될 수 있다. 단, 레이저 치료로 인하여 중심와가 손상되지 않는 경우에 한하여 사용하여야 한다.

(2) 광역학치료(Photodynamic Therapy, PDT)

다음과 같은 두 단계의 치료 과정을 거친다. 먼저 photosensitizing

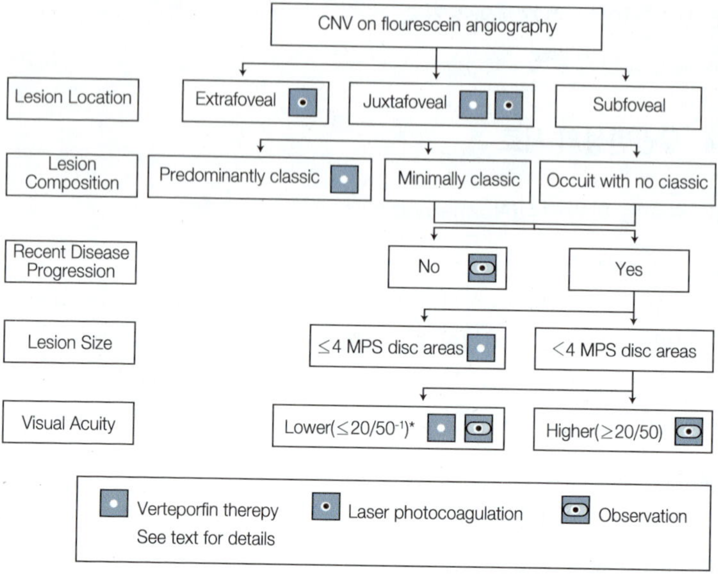

그림 2-3 Algorithm for verteporin therapy or laser photocoagulation or observation for symptomatic patients with age-related macular degeneration, pathognomic myopia or other causes of choroidal neovasculaization(CNV) in which the natural course is likley worse without treatment. MPS Macular Photocoagulation Study.

drugs(ex. verteporfin)를 정맥 투여 후 치료를 요하는 부위에 약한 강도의 레이저를 조사하여 광화학적 반응(photochemical reaction)을 일으킴으로써 치료 효과를 기대한다. Treatment of AMD with Photodynamic Therapy study(TAP study)에 의하면 predominantly classic CNV(the area of classic CNV ＞50%)에서 치료 효과가 좋은 것으로 보고하였으며, minimally classic CNV(the area of classic CNV＜ 50%) 이어도 병변의 크기가 작은 경우(＜ 4 MPS disc area) 치료 효과가 있는 것으로 보고하였다. 중심와부근 및 중심와아래 맥락막신생혈관(subfoveal CNV)에 유용하게

쓰일 수 있으며, 중심성장액맥락망막병증의 치료에도 시도되고 있다.

(3) 유리체강내 항혈관내피세포성장인자 주입술(Intravitreal anti-VEGF injection)

- 종류

Pegaptanip(Macugen ; OSI/Eyetech Pharmaceuticals, New York, NY)
Ranibizumab(Lucentis ; Genetech, South San Francisco, CA)
Bevacizumab(Avastin ; Genetech, South San Francisco, CA)

MARINA study(Minimally Classic/Occult Trial of the Anti-VEGF Antibody Ranibizumab in the Treatment of Neovascular AMD) 및 ANCHOR study(Anti-VEGF Antibody for the Treatment of Predominantly Classic Choroidal Neovascularization in AMD)를 통해 유리체강내 항혈관내피세포성장인자 주입술이 황반변성 환자에서 시력 개선의 효과가 있음을 입증하였다. 하지만 위의 연구는 1달마다 주입술을 시행하였을 때의 임상 성적이고, 실제 임상에서 1달마다 주입술을 시행하는 것은 환자의 시간적, 경제적 문제 뿐만 아니라 안내염의 위험이 증가한다는 측면도 있기 때문에 주입술의 횟수 조정 및 광역학치료와의 병합 치료의 효과 등에 대하여 여러 연구가 계속 진행중이다.

Catholic University of Korea 임상진료지침

03 중심성 장액 맥락망막병증

Ophthalmology

30~50세의 남자에 주로 발생하는 것으로 알려져 있는 질환으로, 30세 이전에는 남자에서 8~9배 이상 높은 빈도로 발생하나 30세 이후에는 2배 정도 남자에서 많이 발생하는 것으로 알려져 있다. 50세 이상에서 발생하는 경우에는 나이관련황반변성에서 생기는 맥락막 신생혈관과 감별해야 한다. 황반부 신경망막박리에 의하여 생기는 중심 시력 장애가 주증상으로 심한 정신적 스트레스와 관련 있는 것으로 알려져 있다. 또한 임신, 말기신부전, 장기이식, 내인성 코티솔 생산 증가, 비강내 스테로이드 흡인, 스테로이드 전신 치료 등과 관련이 있다고 알려져 있다.

1. 증상

시력 감소, 소시증, 중심암점, 변시증, 색시증, 대비감도 감소 등이 나타날 수 있으며 두통이 동반되어 나타날 수 있다.

2. 진단 및 검사

1) 암슬러 격자(Amsler grid test)

2) 안저 검사

황반부에 경계가 분명한 둥근 모양의 신경망막박리 또는 망막색소상피

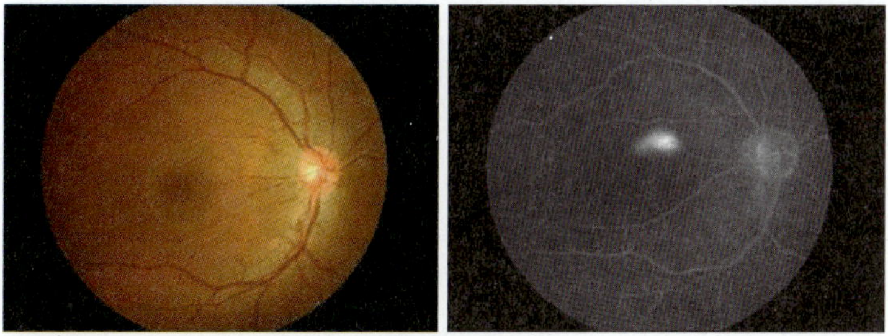

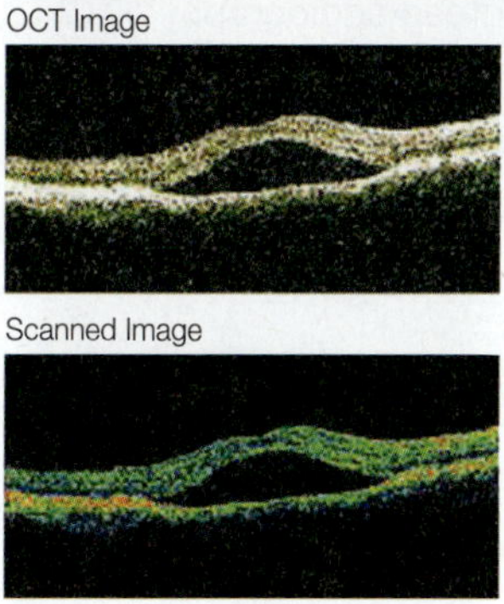

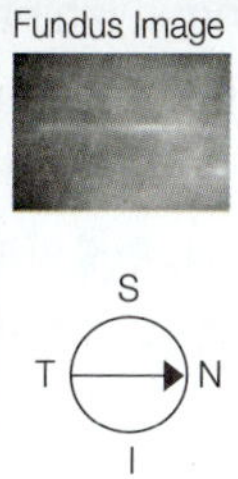

그림 3-1 Fundus photograph shows SSRD at macula. Fluorescein angiography shows leaking. Subretinal fluid is shown by optical coherence tomograph.

박리를 보인다.

망막색소상피박리가 장액망막박리 내 또는 떨어진 곳에 나타날 수 있다.

3) 형광안저혈관조영술

대개 점 모양의 과형광으로 시작하여 전체 장액박리 부위를 형광물질이 점차 채우게 되며, 약 10%에서는 굴뚝 연기 모양으로 나타난다. 누출점은 주로 중심소와에서 1 유두직경 내 부위에 위치한다.

누출점을 발견하지 못하는 경우는 다음과 같은 경우를 생각해야 한다.

- 황반부 바깥쪽에 떨어져 누출점이 있는 경우
- 누출부위는 치유되고 장액망막박리가 흡수 도중에 있는 경우
- 망막주변부에 열공이 있거나 맥락막종양으로 인한 망막박리와 혼동

된 경우

- 시신경유두소와에 동반된 황반박리
- 특발성 포도막 삼출 증후군(Idiopathic Uveal Effusion Syndrome)

4) 빛간섭단층촬영(Optical Coherence Tomography, OCT)

망막 및 망막색소상피의 박리 정도를 정량적으로 측정할 수 있는 방법이다.

5) 인도시아닌혈관조영술(Indocyanine green angiography, ICG)

맥락막 혈관의 투과성 증대(hyperpermeability of choroid) 소견을 보인다. 이러한 소견은 중심성 장액 맥락망막병증의 기전이 맥락막이 원인이라는 주장을 뒷받침하고 있으며, 형광안저혈관조영술에서 관찰되는 것보다 ICG상 훨씬 넓은 부위에 과형광 부위가 관찰되기도 한다.

3. 감별진단

- 나이관련황반변성
- 시신경유두소와
- 열공망막박리로 인한 황반 박리
- 맥락막종양
- 맥락막염증질환
- 특발성 포도막 삼출 증후군

4. 치료

보통 3개월 이내 저절로 호전되는 양상을 보인다. 시력회복은 망막박리의 회복 후 12개월까지 소요되기도 하며, 환자의 30~50% 정도가 첫 발병 후 재발한다. 만성적으로 진행하는 경우에는 망막색소상피의 장애가 동반되며 시력이 감소한다. 약 5%의 경우에 심한 시력 감소가 발생한다고 알려져 있다. 스테로이드는 경과를 악화시키는 경향이 있으므로 복용 중인 환자는 중단하는 것이 좋다.

1) 레이저 광응고술

질병 기간을 단축시키며 망막하액의 흡수를 촉진시키지만, 최종 시력에는 별 차이가 없다고 알려져 있다. 또한 레이저 광응고술로 인한 합병증으로 시력이 감소할 수 있기 때문에 적응 대상 선정 시 유의하여야 한다. 대개 누출점이 중심와로부터 500 μm 이상 떨어진 경우에 시행하며 3개월 이상 경과하여도 호전되지 않는 경우, 직업상의 이유로 빠른 회복이 필요한 경우, 단안 환자의 경우, 반대편 눈에 치료 받지 않아서 시력 감소를 경험한 경우 등에 레이저 광응고술을 시행한다.

2) 광역학 치료(Photodynamic therapy)

기전은 투과가 증가된 맥락막 모세혈관 부위의 혈액 공급을 감소시켜서 망막하액의 흡수를 돕는 데 있다. 하지만, 광역학 치료로 인하여 시력이 감소된 경우도 보고되고 있다.

Catholic University of Korea 임상진료지침

04 당뇨망막병증

Ophthalmology

1. 안저소견

망막 혈관의 누출과 폐쇄로 인한 구조적 변화 발생

1) 비증식당뇨망막병증에서의 안저 소견

(1) **미세혈관류**(Microaneurysm)

당뇨망막병증 진행 단계에서 가장 먼저 관찰할 수 있는 안저 소견으로, 선홍색 점으로 보이며, 안저 소견 상 점출혈과 구분이 힘들다. 형광안저혈관조영술에서 미세혈관류는 과형광 점으로 보여 저형광으로 보이는 점출혈과 구분이 가능하다.

(2) **망막출혈**(Retinal Hemorrhage)

(3) **경성삼출물**(Hard Exudates)

산발적이거나 윤상형태를 띰

(4) **면화반**(Soft Exudates)

희거나 노란색을 띠고 경계가 모호한 깃털 모양의 병변

(5) **망막내미세혈관이상**(Intraretinal Microvascular Abnormalities, IRMA)

망막 내 모세혈관이 부분적으로 구불거리며 확장되어 보이는 모습으로 혈류의 비관류 부위에서 생긴다. 세동맥과 세정맥을 동시에 지나치지

않고, 형광안저혈관조영술 심한 누출을 보이지 않는 점이 신생혈관과의 구분점이다.

(6) 정맥 모양 변화 : 염주정맥(Venous Beading)

심한 망막 정맥 확장과 함께 울퉁불퉁한 모습을 보인다.

2) 증식당뇨망막병증에서의 안저 소견

(1) 신생혈관

- 유두혈관신생(New Vessel at Disc, VND)
- 주변혈관신행(New Vessel Elsewhere, NVE)

(2) 유리체출혈 및 망막앞출혈

(3) 섬유화증식 및 견인망막박리

2. 당뇨망막병증의 분류

1) 가벼운 비증식당뇨망막병증 (Mild Nonproliferative Diabetic Retinopathy)

2) 중등도 비증식당뇨망막병증 (Moderated Nonproliferative Diabetic Retinopathy)

3) 심한 비증식당뇨망막병증 (Severe Nonproliferative Diabetic Retinopathy)

다음 3가지 중 1가지라도 해당될 때 진단한다.

- 망막출혈/미세혈관류가 4개 사분역에 있을 때
- 염주정맥이 2개 사분역 이상에서 있을 때
- 망막내미세혈관이상이 적어도 1개 사분역 이상에서 있을 때

4) 매우심한 비증식당뇨망막병증 (Very Severe Nonproliferative Diabetic Retinopathy)

위의 3가지 소견 중 2개 이상 있을 때

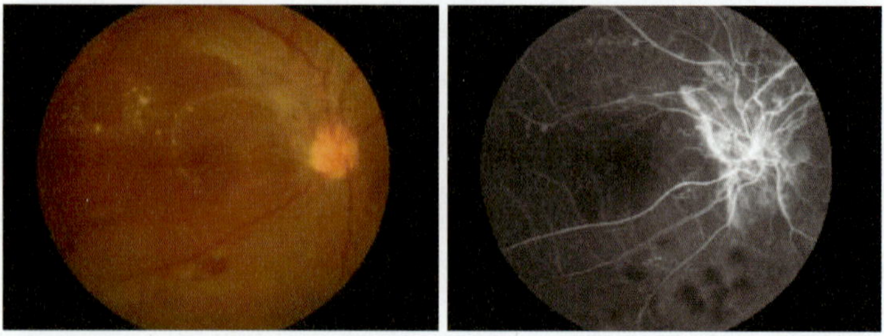

그림 4-1 Fundus photograph shows neovascularizations at disc, exudate at macula, and fibrous membranes.

5) 증식당뇨망막병증(Proliferative Diabetic Retinopathy)

혈관내피세포의 증식이 일어나 신생혈관을 만들게 되는데, 이런 증식이 망막의 내경계막을 넘어 망막 표면 및 유리체 내로 진행될 때를 말한다.

(1) 고위험증식당뇨망막병증의 진단

- 중등도 이상의 유두혈관신생이 있을 때
- 중등도 미만의 유두혈관신생이 있으면서 유리체출혈이나 망막앞출혈이 동반되었을 때
- 시신경유두 1/2 크기 이상의 주변혈관신생이 있으면서 유리체출혈이나 망막앞출혈이 동반되었을 때

3. 황반부종(Macular Edema)

당뇨망막병증 환자에서 시력손상의 가장 흔한 원인이다.

1) 종류

(1) 국소부종

주로 미세혈관류에서의 누출로 인해, 누출 근처 부위만 국소적으로 망막이 두꺼워진 경우로서, 주위에는 경성삼출물이 윤상 형태로 둘러싸고

있는 경우가 많다.

(2) 확산부종

전반적으로 확장된 후극부 모세혈관에서의 확산누출 때문에 생기며, 낭포성 변화가 자주 동반되기도 한다.

2) 임상적으로 유의한 황반부종(Clinically Significant Macular Edema, CSME)

- 두꺼워진 망막이 황반 중심에서 반지름 500 μm 원 안에 있거나 걸쳐 있을 때
- 경성삼출물이 황반 중심에서 반지름 500 μm의 원 안에 있거나 걸쳐 있으면서 그와 인접한 망막이 두꺼워져 있을 때
- 1 유두 넓이 이상 크기의 두꺼워진 망막이 있으면서 그 일부가 황반 중심에서 반지름 1 유두직경(1,500 μm)의 원 안에 걸쳐 있을 때

4. 감별진단

- 중심망막정맥폐쇄(Central Retinal Vein Obstruction, CRVO)
- 분지망막정맥폐쇄(Branch Retinal Vein Obstruction, BRVO)
- 안허혈증후군(Ocular Ischemic Syndrome)
- 고혈압성 망막병증(Hypertensive Retinopathy)
- 방사선 망막병증(Radiation Retinopathy)

5. 검사

- 혈당, 혈압이 잘 조절되고 있는지 내과 의뢰
- 산동 전 동공의 신생혈관 유무를 반드시 확인할 것
- 산동 후 망막 검사 시 신생혈관과 황반부종 유무를 반드시 확인할 것
- 안과 검사 : 형광안저혈관조영술, 빛간섭단층촬영

6. 치료

1) 범망막광응고술(Panretinal Laser Photocoagulation, PRP)

(1) 적응증

고위험증식당뇨망막병증에서는 즉각적인 광응고 치료가 추천되며, 심한 시력 감소의 위험을 반으로 줄일 수 있다. 심한 비증식당뇨망막병증이거나 고위험군이 아닌 증식당뇨망막병증에서는 즉시 광응고를 하거나, 아니면 기다렸다가 고위험군이 되면 즉시 광응고를 하는 방법이 둘 다 가능하다.

(2) 부작용 : 시야장애, 조기시력저하

(3) 치료방법

여러 번으로 나누어서 시술하는 것이 환자의 통증을 줄이고 황반부종이나 맥락막박리 등 합병증을 줄일 수 있다. 하지만, 신생혈관녹내장이 합병된 경우처럼 범망막광응고술이 급한 눈이라면 합병증이 있더라도 범망막광응고술을 한 번에 하거나 또는 짧은 간격으로 빨리 해야 할 수 있다. 고위험 증식군에서는 유리체출혈의 위험이 있으므로 망막의 위쪽보다 아래쪽을 먼저 시행하는 것이 좋다. 이측 혈관궁 바깥으로, 비측 시신경과는 적어도 1유두직경 정도 떨어진 곳에서부터 망막 주변부로 시행하며, 광응고반 사이의 간격은 약 1 광응고반 정도의 간격이 권장된다.

2) 유리체절제술

(1) 적응증

- 유리체출혈
- 견인망막박리
- 호전되지 않는 황반부종

3) 황반부종의 치료

(1) 국소 및 격자레이저광응고술

(2) 안내주입술(스테로이드, 항내피세포성장인자 등)
(3) 유리체절제술(내경계막 제거)

7. 추적관찰

1) 제 1형 당뇨병 : 당뇨병 진단 받고 5년 이내에 안과 검사 시행
제 2형 당뇨병 : 당뇨병 진단 받고 즉시 안과 검사 시행

2) 가벼운 비증식당뇨망막병증 : 6~12개월 간격
중등도 비증식당뇨망막병증 : 4~6개월 간격
심한 비증식당뇨망막병증 : 3개월 간격
황반부종이나 증식당뇨망막병증 : 2~3개월 간격

8. 처방 예(유리체절제술)

〈Preop〉

- Nurse V/S check routinely
- Nurse get OP permission
- Nurse MN NPO
- Nurse 산동 시작 시 꼭 간호사가 직접 넣어주고 수술방 가기 30분 전에 full 산동 유무 확인해 주십시오.
- Nurse 수술할 눈은(우, 좌)안입니다.
- Nurse O-LVF 수술 1시간 반 전부터 6번 점안해 주십시오.
- Nurse 산동은 O-TRP, O-CCP로 1시간 30분 전부터 10분 간격으로 해주세요.
- Nurse 수술 준비 완료시간(　　)시
- Nurse self voiding 후 안과 차트, 안대와 같이 on call로 OR 갑니다.
- Nurse 수술 준비 완료 이후 20분 간격으로 산동 유지

- Nurse(전신, 국소)마취하 유리체 수술입니다.
- Nurse 안약 횟수 안약병에 직접 써줄 것
- Nurse 입원 올라오면 바로 양안 산동
- DHS10B-A Hartmann inj. 1,000 ml/Bag(Electrolytes) 1 bag #1×1 days
- DO-LVF Oculevo eye drop 5 ml(Levofloxacin) 1 ea #1×1 days

〈POD #1〉

- Nurse 수술한 눈 산동 상태 유지
- Nurse 산동 풀릴 경우 O-TRP 점안해주세요.
- Nurse 안약 점안 횟수는 수술 끝나고 정해집니다.
- Nurse 유리체 절제술 한 사람 수술 한 눈은 꼭 산동 유지
- Nurse 안약 횟수 안약병에 직접 써줄 것
- DW-CZ1GJ Ceftezole sod. inj. 1 g(Ceftezole) 2V #1×1 days
- DNS1-A 0.9% NaCl inj. 100 ml/Bt(Sodium chloride) 2 BT #1×1 days
- DW-IPM200J Isepacin inj. 200 mg(Isepamicin) 2A #2×1 days
- DW-CPDX100 Banan tab. 100 mg(Cefpodoxime) 2T #2×1 days
- DTBT100 Polybutin tab. 100 mg(Trimebutine) 3T #3×1 days
- DZAPF80 Soleton tab. 80 mg(Zaltoprofen) 3T #3×1 days
- DTGEN170 Tagen F soft cap 170 mg(Vaccinium myrtillus ext.) 3C #3×1 days
- DO-LON Predforte eye drop 1% 5 ml(Prednisolone) 1 ea #1×1 days

〈D/C〉

- Nurse 퇴원 후 외래 방문시 투여중인 안약 필히 지참할 것을 교육해 주세요.
- Nurse 퇴원시 안약 횟수는 약봉투에 써있는대로가 아닌 직접 말해준 대로라고 강조해 주십시오.
- Nurse 퇴원 바뀔 수 있으니 묶어 놓지 말것

- DW-CPDX100 Banan tab. 100 mg(Cefpodoxime) 2T #2×7 days
- DTBT100 Polybutin tab. 100 mg(Trimebutine) 3T #3×7 days
- DZAPF80 Soleton tab. 80 mg(Zaltoprofen) 3T #3×7 days
- DTGEN170 Tagen F soft cap 170 mg(Vaccinium myrtillus ext.) 3C #3 ×7 days
- DO-LON Predforte eye drop 1% 5 ml(Prednisolone) 1 ea #1×1 days
- DO-LVF Oculevo eye drop 5 ml(Levofloxacin) 1 ea #1×1 days

Catholic University of Korea 임상진료지침

05 망막동맥폐쇄

Ophthalmology

1. 망막중심동맥폐쇄 (Central Retinal Artery Occlusion)

60대 이상에서 주로 발생하며, 원인으로는 색전, 혈전증, 혈관염, 혈관 경련, 혈관 압박, 혈액 이상 등이 있다.

1) 증상 및 진단

(1) 증상

갑작스러운 시력 저하(안전수지 또는 광각유 정도까지 감소됨)를 주 증상으로 하며, 일과성 흑암시가 전구 증상으로 나타나기도 한다.

(2) 소견

폐쇄 후 수초 만에 구심동공운동장애 나타나며, 폐쇄 2~3시간 경과 후 안저에 특징적인 변화가 나타난다.

① 안저소견

- 망막 부종 및 혼탁
- 망막 동맥의 가늘어짐
- 중심와는 붉은 색으로 보임(앵두반점, cherry red spot)
- 수주 후에는 불투명하던 망막의 투명성이 회복되고 망막혈관의 순환이 정상화되지만, 망막동맥은 여전히 가늘어져 있으며, 시신경 위

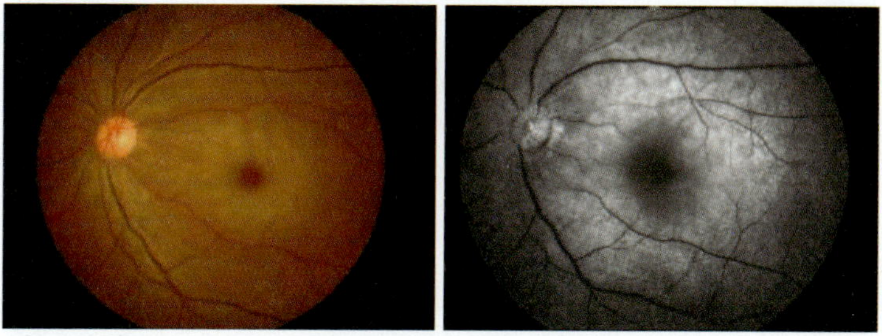

그림 5-1 Fundus photograph shows edematous retina, cherry red spot. Fluorescein angiography shows retinal arterial filling delay.

축이 생김

② 형광안저혈관조영술 소견

- 망막동정맥통과시간의 지연 및 지연된 망막 동맥의 형광충만
- 맥락막 혈관의 형광 충만은 정상(만일 지연될 경우에는 안동맥 또는 경동맥부위의 폐쇄를 의심해야 한다.)

2) 치료

(1) 목적

안압을 낮추어 망막 혈관의 재관류를 증진시키고 색전의 이동을 유도한다.

(2) 방법

- 탄산탈수소효소억제제 경구 복용
- 눈마사지
- 전방천자

이러한 치료를 하더라도 영구적으로 시력을 상실하는 경우가 대부분이다.

원인이 될 수 있는 전신 질환에 대한 검사를 위해 내과, 신경과 협진이 필요하다.

2. 망막분지동맥폐쇄 (Branch Retinal Artery Occlusion)

1) 증상

동맥폐쇄에 해당하는 부위의 시야 결손 및 시력 감소를 주 증상으로 한다.

망막중심동맥폐쇄에 비해 시력 감소가 심하지 않고 시력 예후도 비교적 좋은편이나, 손상된 부위로 인한 시야 결손은 지속됨

2) 안저 소견

막힌 혈관이 분포하는 부위의 망막의 부종 및 혼탁이 발생하며, 시간이 지나면서 망막 부종 및 혼탁은 소실된다. 90% 이상이 이측 분지에 호발한다.

3) 원인

- cholesterol emboli
- platelet-fibrin emboli
- calcific emboli

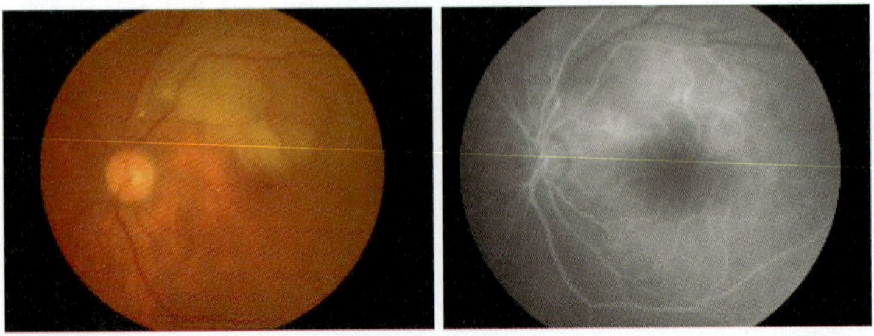

그림 5-2 Fundus photograph show edematous retina at superior-temporal area. Yellow-colored emboli is also shown. Fluorescein angiography shows arterial filling delay at superior-temporal branch.

4) 치료

신생혈관이 발생하는 경우 레이저광응고술이 필요하다. 원인이 될 수 있는 전신 질환에 대한 검사를 위하여 심장내과, 신경과 협진이 필요하다.

Catholic University of Korea 임상진료지침

06 Ophthalmology

망막정맥폐쇄

1. 망막중심정맥폐쇄(Central Retinal Vein Occlusion)

남녀 비율의 차이는 없으며, 대개 65세 이상에서 발생한다. 동반질환으로는 고혈압, 당뇨, 심혈관질환, 혈액 내 지질 또는 콜레스테롤 증가, 혈액 점성이 높은 질환, 녹내장 등이 있다.

허혈성과 비허혈성으로 구분하며, 두 군 간에 경과, 치료 방법, 합병증, 예후 등에서 차이가 나므로 두 군을 분류하여 진단하는 것이 중요하다. 구심동공운동장애검사와 망막전위도검사를 하면 97%의 높은 정확성으로 구분 가능하다.

1) 증상 및 진단

(1) 증상

통증을 동반하지 않는 갑작스러운 시력 감소가 생긴다. 초진시 나쁜 시력이 홍채신생혈관이나 전방각신생혈관 발생의 가장 중요한 인자이다.

(2) 검사

① 구심동공운동장애검사(Relative afferent pupillary defect, RAPD)

허혈성 폐쇄를 구별하는 간단하면서도 매우 유용한 검사

② 안저 소견

광범위하게 산재된 망막출혈 및 확장되고 사행된 망막정맥들이 관찰된다.

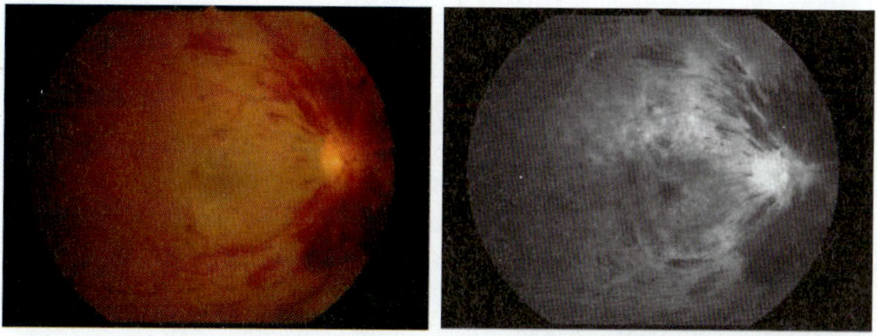

그림 6-1 Fundus photograph shows diffuse flame-shaped hemorrhages and dilated, tortous retinal veins. Fluorescein angiography shows blocked fluorescence and diffuse vessel staining.

③ 형광안저촬영소견

- 정맥의 확장 및 구불거림
- 혈관 투과성의 증가
- 망막모세혈관의 폐쇄(모세혈관비관류의 범위가 10 유두넓이 이하인 경우 비허혈성)

④ 망막전위도 검사

b wave의 감소. b/a ratio<1 인 경우 허혈성

⑤ 시야검사

2) 치료

허혈성과 비허혈성을 정확히 구분하는 것이 중요함

(1) 범망막광응고술

허혈성 중심망막정맥폐쇄 환자는 보다 자주 경과 관찰하면서 안내 신생혈관이 관찰되는 즉시 범망막광응고술을 시행하여야 한다.

(2) 그 외 시도할 수 있는 치료 방법

(1) chorioretinal venous anastomosis

(2) radial optic neurotomy

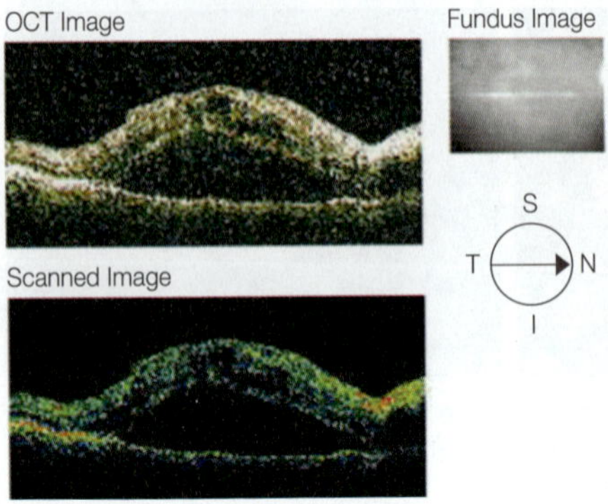

그림 6-2 **Optical coherence tomography shows macular edema.**

(3) tissue plasminogen activator

(4) corticosteroid therapy

3) 합병증

(1) 안내혈관신생 및 신생혈관녹내장

신생혈관녹내장은 특히 발병 후 3~4개월 무렵에 발생하는 경우가 많다.

(2) 황반부종

CVO study에서 중심망막정맥폐쇄에서 동반된 황반부종에 대한 광응고술의 치료 효과가 적기 때문에 추천하지 않는다고 보고하였다. 스테로이드, 항혈관내피세포성장인자 등의 안내주입술의 효과는 아직 명확히 밝혀지지 않았다.

2. 망막분지정맥폐쇄(Branch Retinal Vein Occlusion)

당뇨망막병증 다음으로 흔한 망막 혈관 질환으로 발생 빈도에 성별의 차이는 없다. 발생 부위는 망막동정맥교차부위에서 발생하며, 위험 인자로는 고혈압 등이 있다.

1) 증상 및 진단

(1) 증상

갑작스러운 시력 감소 또는 시야 결손

(2) 진단

① 안저 소견

분지정맥의 영역을 따라 망막출혈, 망막정맥의 확장 및 사행, 면화반, 망막부종이 관찰되며, 시간이 지난 후 측부순환 또는 유령혈관이 관찰되기도 한다. 주로 이측 망막에 발생한다.

② 형광안저혈관조영술

대개 폐쇄 후 2~3개월 정도 지난 후 시행한다. 모세혈관비관류 부위 및 신생혈관 여부를 확인한다.

③ 빛간섭단층촬영

황반부종 여부 확인 및 치료 효과 판정을 위하여 시행한다.

2) 치료

(1) 레이저광응고술

모세혈관비관류 부위의 면적이 5 유두직경 이상의 직경을 나타내는 경우에 신생혈관의 위험이 높다. 광응고술 시행 시 유리체출혈의 위험을 절

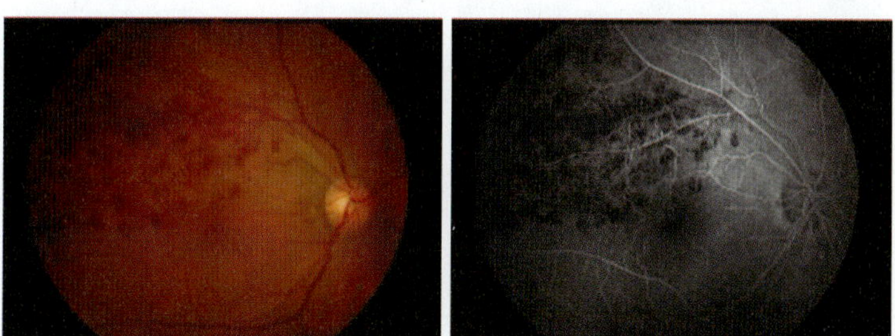

그림 6-3 **Fundus photograph shows retinal hemorrhages at superior-temporal area.**

반 가량 줄일 수 있다. 형광안저혈관조영술 상 확인된 모세혈관비관류 부위에 레이저 광응고술을 시행한다.

(2) 안내주입술(스테로이드, 항혈관내피세포성장인자)

황반부종이 합병된 경우 사용해서 효과가 있다는 보고들이 많다.

(3) 유리체절제술(with and without sheathotomy)

동정맥교차부위에 sheathotomy를 시행하여 효과가 있다는 보고가 있다.

3) 시력 감소를 일으키는 합병증

(1) 황반부종

(2) 유리체출혈

Catholic University of Korea 임상진료지침

07 황반원공

Ophthalmology

황반원공은 대개 나이가 증가하면서 발생한다. 여자에서 더 많이 나타나고, 근시가 있는 경우 보다 젊은 나이에서 발생할 수 있다.

1. 소견(그림 7-1)

1) stage 0 or premacular hole state

중심와 주변 유리체 박리가 생기면서 발생한다. 정상적인 중심와 오목의 소실 같은 미묘한 황반부 변화가 관찰된다.

2) stage 1 or impending macular hole

시력 감소 및 변형시 같은 증상이 발생한다. 안저 소견 상 중심와 오목의 소실, 중심와에 yellow spot, yellow ring 등이 관찰된다. 빛간섭단층촬영 상 foveolar detachment 또는 foveal detachment가 관찰되며, stage 1 황반원공은 60%에서 저절로 회복되며, 40%에서는 stage 2로 진행한다.

3) stage 2 macular hole

stage 1 황반원공이 전층 황반원공으로 진행된다. 내측 망막의 개구부의 크기는 400 μm 이하이다.

4) stage 3 macular hole

내측 망막의 개구부의 크기가 400 μm 이상인 전층 황반원공

5) stage 4 macular hole

완전뒤유리체박리가 동반된 경우이다.

2. 증상

경한 경우 증상이 없으며 진행하면 변형시, 다양한 정도의 중심 시력 감소, 중심 암점 등을 일으킨다.

3. 진단

1) 암슬러격자(Amsler grid)

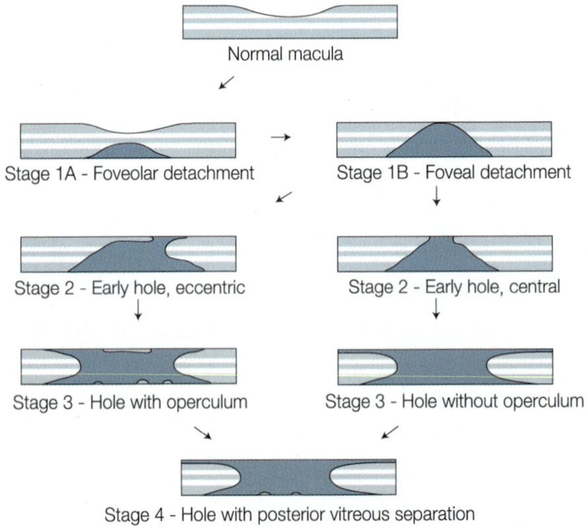

그림 7-1 Schematic diagram of stages of development of idiopathic macular hole as proposed by Gass.

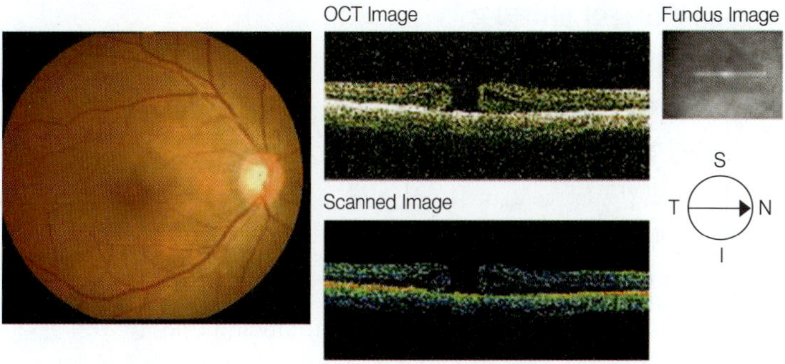

그림 7-2 **Fundus photograph and optical coherence tomography shows full thickness macular hole.**

2) 안저검사

황반원공 부위에 slit beam을 비추고 환자에게 물어보면 불빛 중간이 끊겨서 보인다고 한다(Watzke-Allen sign).

3) 형광안저혈관조영술

stage 2 이상의 황반원공은 결손 부위의 xanthophyll 소실, 망막색소상피의 탈색소, 위축으로 인하여 창문 비침 소견을 보인다.

4) 빛간섭단층촬영

다양한 단계의 황반원공을 진단하는데 있어서 필수적인 검사 방법

5. 치료

1) stage 1 황반원공

대개 수술은 추천되지 않는다.

- 이유 : 60%의 비율로 저절로 호전되는 경우가 있으며, 시력 회복에 있어서 이점이 없다.

2) stage 2 이상의 황반원공

수술(유리체절제술) 고려한다.

- 이유 : 저절로 호전되는 비율이 낮다.
- 수술방법 : 유리체절제술

- 전층 황반원공(stage 2, 3, 4)에서 시행
- 후유리체막 제거
- 내경계막 제거 : 수술 중 내경계막의 관찰을 위하여 다양한 염색약 (indocyanine green, tryphan blue), triamcinolone 등 사용한다. Indocyanine green의 망막 독성 가능성에 대해서는 다양한 의견이 있다.
  90% 이상의 황반원공 폐쇄를 일으킬 수 있다는 높은 수술 성공률이 보고된 바 있다.

6. 처방 예(유리체절제술)

〈Preop〉

- Nurse V/S check routinely
- Nurse get OP permission
- Nurse MN NPO
- Nurse 산동 시작 시 꼭 간호사가 직접 넣어주고 수술방 가기 30분 전에 full 산동 유무 확인해 주십시오.
- Nurse 수술할 눈은(우, 좌)안입니다.
- Nurse O-LVF 수술 1시간 반 전부터 6번 점안해 주십시오.
- Nurse 산동은 O-TRP, O-CCP로 1시간 30분 전부터 10분 간격으로 해 주세요.
- Nurse 수술 준비 완료시간(　　)시
- Nurse self voiding 후 안과 차트, 안대와 같이 on call로 OR 갑니다.

- Nurse 수술 준비 완료 이후 20분 간격으로 산동 유지
- Nurse(전신,국소)마취하 유리체 수술 입니다.
- Nurse 안약 횟수 안약병에 직접 써줄 것
- Nurse 입원 올라오면 바로 양안 산동
- DHS10B-A Hartmann inj. 1,000 ml/Bag(Electrolytes) 1 bag #1×1 days
- DO-LVF Oculevo eye drop 5 ml(Levofloxacin) 1 ea #1×1 days

〈POD #1〉

- Nurse 수술한 눈 산동 상태 유지
- Nurse 산동 풀릴 경우 O-TRP 점안해주세요
- Nurse 안약 점안 횟수는 수술 끝나고 정해집니다
- Nurse 유리체 절제술 한 사람 수술 한 눈은 꼭 산동 유지
- Nurse 안약 횟수 안약병에 직접 써줄 것
- DW-CZ1GJ Ceftezole sod. inj. 1 g(Ceftezole) 2V #1×1 days
- DNS1-A 0.9% NaCl inj. 100 ml/Bt(Sodium chloride) 2 BT #1×1 days
- DW-IPM200J Isepacin inj. 200 mg(Isepamicin) 2A #2×1 days
- DW-CPDX100 Banan tab. 100 mg(Cefpodoxime) 2T #2×1 days
- DTBT100 Polybutin tab. 100 mg(Trimebutine) 3T #3×1 days
- DZAPF80 Soleton tab. 80 mg(Zaltoprofen) 3T #3×1 days
- DTGEN170 Tagen F soft cap 170 mg(Vaccinium myrtillus ext.) 3C #3 ×1 days
- DO-LON Predforte eye drop 1% 5 ml(Prednisolone) 1 ea #1×1 days

〈D/C〉

- Nurse 퇴원 후 외래 방문시 투여중인 안약 필히 지참할 것을 교육해 주세요.
- Nurse 퇴원시 안약 횟수는 약봉투에 써 있는 대로가 아닌 직접 말해준 대로라고 강조해 주십시오.
- Nurse 퇴원 바뀔 수 있으니 묶어 놓지 말것

- DW-CPDX100 Banan tab. 100 mg(Cefpodoxime) 2T #2×7 days
- DTBT100 Polybutin tab. 100 mg(Trimebutine) 3T #3×7 days
- DZAPF80 Soleton tab. 80 mg(Zaltoprofen) 3T #3×7 days
- DTGEN170 Tagen F soft cap 170 mg(Vaccinium myrtillus ext.) 3C #3 ×7 days
- DO-LON Predforte eye drop 1% 5 ml(Prednisolone) 1 ea #1×1 days
- DO-LVF Oculevo eye drop 5 ml(Levofloxacin) 1 ea #1×1 days

| 참고 문헌 |

Gass JDM. Idiopathic senile macular hole : its early stages and pathogenesis. Arch Ophthalmol 1988 ; 106 : 629- 639

Catholic University of Korea 임상진료지침

08 망막전막

Ophthalmology

semitranslucent, avascular, fibrocellular membrane이 망막의 내경계막을 따라 망막 표면에 위치한 것을 말한다. idiopathic ERM과 secondary ERM으로 나눌 수 있는데, idiopathic ERM은 뒤유리체박리와 연관되어 vitreoretinal interface의 이상으로 발생한 것으로 추정되며, 나이가 증가할수록 빈도가 많아진다. secondary는 여러 다양한 안질환-망막혈관폐쇄, 포도막염, 외상, 안내 수술, 망막열공 등과 연관되어 이차적으로 나타날 수 있다.

1. 소견

망막전막은 대개 황반부에 위치한다(중심와 위, 중심와 근처).

망막전막은 망막 표면에 반짝거리는 형태로 보이며 시간이 지나면서 두꺼워지면 혼탁해지면서 아래 망막을 관찰할 수 없는 상태로 진행한다. 가성원공(pseudohole)은 망막전막이 열공 형태로 나타나면서 발생하는데 빛간섭단층촬영이 황반원공과 가성원공을 감별하는데 유용하다. 망막전막의 세포 기원은 아직 명확히 밝혀지지 않았다.

망막전막의 수축은 망막내측 표면의 변형 및 주름을 일으키는데, 경한 경우 cellophane maculopathy, 심한 경우 macular pucker라고도 한다. 망막전막으로 인한 망막 견인이 지속되면 황반부종을 일으키는데 이 경우

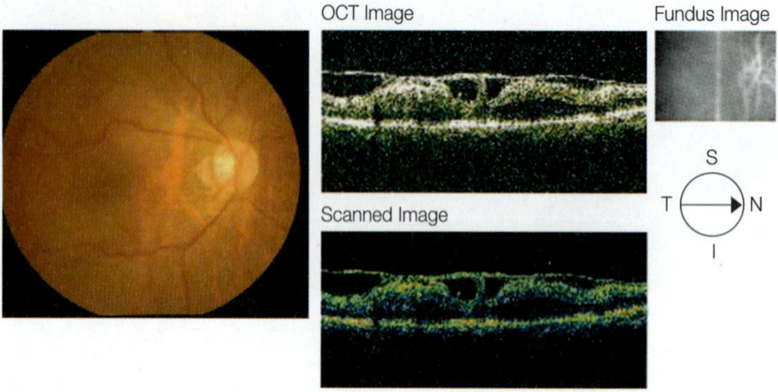

그림 8-1 **Fundus photograph shows thin epiretinal membrane and tortous retinal vessels. Optical coherence tomography shows macular traction due to epiretinal mambrane.**

형광안저혈관조영술로 누출을 확인할 수 있다.

2. 증상

경한 경우 증상이 없으며 진행하면 변형시, 소시증, 단안 복시, 다양한 정도의 시력 감소를 일으킨다.

3. 치료

드물게 망막전막이 내측망막 표면으로부터 저절로 떨어지면서 증상 및 시력의 호전을 일으키는 경우가 있다. 대부분은 증상이 경하기 때문에 수술이 필요하지 않다. 수술 적응증은 술자마다 차이가 있지만 대개 시력이 20/50 이하, 변형시가 있는 경우 수술적 치료가 필요하다. 수술 시 유리체절제술을 통하여 망막전막을 제거하여야 한다.

4. 처방 예(유리체절제술)

〈Preop〉

- Nurse V/S check routinely
- Nurse get OP permission
- Nurse MN NPO
- Nurse 산동 시작 시 꼭 간호사가 직접 넣어주고 수술방 가기 30분 전에 full 산동 유무 확인해 주십시오.
- Nurse 수술할 눈은(우, 좌)안입니다.
- Nurse O-LVF 수술 1시간 반 전부터 6번 점안해 주십시오.
- Nurse 산동은 O-TRP, O-CCP로 1시간 30분 전부터 10분 간격으로 해 주세요.
- Nurse 수술 준비 완료시간(　　)시
- Nurse self voiding 후 안과 차트, 안대와 같이 on call로 OR 갑니다.
- Nurse 수술 준비 완료 이후 20분 간격으로 산동 유지
- Nurse(전신,국소)마취하 유리체 수술 입니다.
- Nurse 안약 횟수 안약병에 직접 써줄 것
- Nurse 입원 올라오면 바로 양안 산동
- DHS10B-A Hartmann inj. 1,000 ml/Bag(Electrolytes) 1 bag #1×1 days
- DO-LVF Oculevo eye drop 5 ml(Levofloxacin) 1 ea #1×1 days

〈POD #1〉

- Nurse 수술한 눈 산동 상태 유지
- Nurse 산동 풀릴 경우 O-TRP 점안해주세요.
- Nurse 안약 점안 횟수는 수술 끝나고 정해집니다.
- Nurse 유리체 절제술 한 사람 수술 한 눈은 꼭 산동 유지
- Nurse 안약 횟수 안약병에 직접 써줄 것
- DW-CZ1GJ Ceftezole sod. inj. 1 g(Ceftezole) 2V #1×1 days

- DNS1-A 0.9% NaCl inj. 100 ml/Bt(Sodium chloride) 2 BT #1×1 days
- DW-IPM200J Isepacin inj. 200 mg(Isepamicin) 2A #2×1 days
- DW-CPDX100 Banan tab. 100 mg(Cefpodoxime) 2T #2×1 days
- DTBT100 Polybutin tab. 100 mg(Trimebutine) 3T #3×1 days
- DZAPF80 Soleton tab. 80 mg(Zaltoprofen) 3T #3×1 days
- DTGEN170 Tagen F soft cap 170 mg(Vaccinium myrtillus ext.) 3C #3 ×1 days
- DO-LON Predforte eye drop 1% 5 ml(Prednisolone) 1 ea #1×1 days

〈D/C〉

- Nurse 퇴원 후 외래 방문시 투여중인 안약 필히 지참할 것을 교육해 주세요.
- Nurse 퇴원 시 안약 횟수는 약봉투에 써있는대로가 아닌 직접 말해준 대로라고 강조해 주십시오.
- Nurse 퇴원 바뀔 수 있으니 묶어 놓지 말것
- DW-CPDX100 Banan tab. 100 mg(Cefpodoxime) 2T #2×7 days
- DTBT100 Polybutin tab. 100 mg(Trimebutine) 3T #3×7 days
- DZAPF80 Soleton tab. 80 mg(Zaltoprofen) 3T #3×7 days
- DTGEN170 Tagen F soft cap 170 mg(Vaccinium myrtillus ext.) 3C #3 ×7 days
- DO-LON Predforte eye drop 1% 5 ml(Prednisolone) 1 ea #1×1 days
- DO-LVF Oculevo eye drop 5 ml(Levofloxacin) 1 ea #1×1 days

Catholic University of Korea 임상진료지침

09 열공망막박리

Ophthalmology

망막박리는 다음과 같이 크게 세 가지로 분류할 수 있다.

열공망막박리, 견인망막박리, 삼출망막박리

그 중 가장 흔한 형태인 열공망막박리는 망막 열공을 통하여 액화된 유리체가 들어가서 망막과 망막색소상피세포 사이의 박리를 일으키는 것이다. 견인망막박리는 증식막이 망막을 수축시키고 잡아 당김으로써 망막박리를 일으키는 것이다. 삼출망막박리는 망막 또는 맥락막 질환으로 인하여 삼출액이 망막 하에 고임으로써 망막박리가 발생하는 것이다. 각각의 감별점은 다음과 같다(표 9-1).

1. 열공망막박리의 진단

망막 열공을 확인함으로써 진단할 수 있으며, 각막혼탁, 백내장 등으로 인하여 망막 관찰이 힘든 경우나 무수정체안, 위수정체안 등으로 망막 주변부 관찰이 힘든 경우에는 망막 열공을 발견하지 못 할 수 있다. 그러한 경우에 Lincoff rule에 의하면 망막 열공의 위치를 찾는 데 도움이 될 수 있다(그림 9-1). 그 외 관찰할 수 있는 소견으로는 낮은 안압, tobacco dust (small clumps of RPE)가 전방 및 유리체 강 내 관찰될 수 있으며, 망막박리 양상은 볼록한 모양, 물결 모양의 표면을 보인다(그림 9-2).

표 9-1 Diagmostic Features of the Three Types of Retinal Detachments

	Rhegmatogenoys (Primary)	Nonrhegmatohenous(Secondary)	
		Trectional	Exudative
History	Aphakis, myopia, blunt trauma, photopsia, floaters, field defect: progressive, generally healthy	Diabetes, prematurity, penetrating trauma, sickle cell disease, venous occlusions	Systemic factors such as malignant hypertension, eclampsia, renal failure
Retinal break	Identified in 90%~95% of cases	No primary break; may develop secondary break	No break, or coincidental
Extent of detachment	Extends ofra to disc early, has convex borders and surfaces. gravity-dependent	Frequently does not extend to ora, may be central or peripheral	Volume and gravity-dependent; extension to ora is variable, may be central or peripheral
Retinal mobility	Undulating bullae or folds	Taut retina, concave borders and surfaces, peaks to traction points	Smoothly elevated bullae, usually without folds
Evidence of chronicity	Demarcation lines, intraretinal macrocysts, atrophic retina	Demarcation lines	Useally none
Pigment in vitreous	Present in 70% of cases	Present in trauma cases	Not present
Vitreous changes	Frequently syneretic, traction on flap of tear	Vitreoretinal traction	Usually clear, except in uveitis
Subretinal fluid	Claer	Clear, no shift	May be turbid and shift rapidly to dependent location with changes in head position
Choroidal mass	Normal	None	May be present
Intracoular pressure	Frequently low	Usually normal	Varies
Transillumination	Normal	Normal	Blocked transillumination if pigmented choroidal lesion present
Examples of conditions causing detachment	Retinal break	Proliferative diabetic reinopathy, ROP, toxocariasis, sickle cell retinopathy, posttraumatic vitreous traction	Uveitis, metastatic tumor, malignant melanoma, Coats disease, VKH syndrome, retinoblastoma, choroidal hemangioma, senile exudative detachment after cryotherapy or diathermy

(Hilton GF, McLean EB, Brinton DA. Retinal detachment : Principles and practice. 2nd ed. Ophthalmology Monograph 1. San Francisco : American Academy of ophthalmology ; 1995)

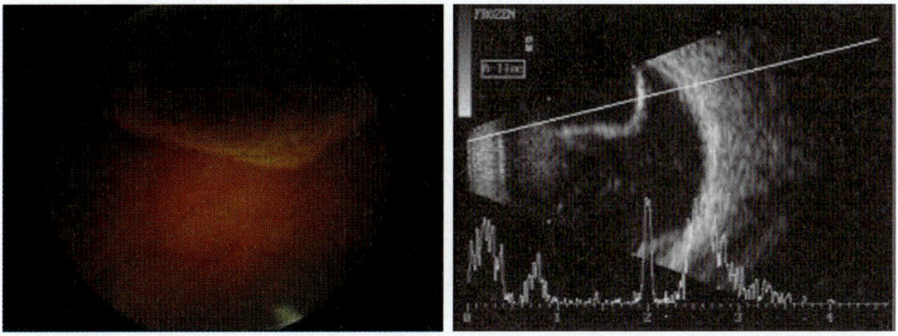

그림 9-2 Fundus photograph shows bullous, convex shaped retinal detachment at superior retina. B-scan shows retinal detachment with high reflectivity.

Rules to FInd the Primary Break

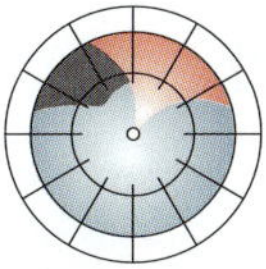

Rule 1:

Superior temporal or nasal detachments:
In 98%, the primary break lies within 1 1/2 clock-hours of the highest border.

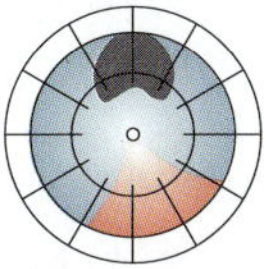

Rule 2:

Total or superior detachments that cross the 12 o'clock meridian:
In 93%, the primary break is at 12 o'clock or in a triangle, the apex of which is at the ora serrata, and the sides of which extend 1 1/2 clock-hours to either side of 12 o'clock.

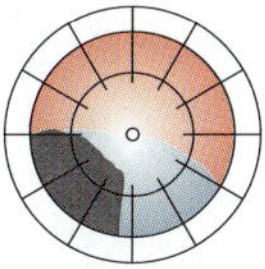

Rule 3:

Inferior detachments:
In 95%, the higher side of the detachment indicates on which side of the disc an inferior break lies.

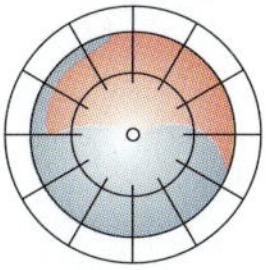

Rule 4:

"Inferior" bullous detachment:
Inferior bullae in a rhegmatogenous detachment originate from a superior break.

그림 9-1 Lincoff rules to find the primary break.

2. 치료

1) 치료원칙

- 모든 망막 열공을 찾아야 한다.
- 각각의 망막 열공 주변으로 맥락막-망막 유착을 일으킨다.
- 맥락막-망막 유착을 일으킬 수 있도록 충분한 기간동안 맥락막-망막의 접촉을 유지한다.

2) 수술방법

공막돌륭술(scleral buckling), 공막두르기(encircling), 유리체절제술(vitrectomy)이 주로 사용된다. 그 외 사용할 수 있는 방법으로는 balloon device, pneumatic retinopexy 등이 있다.

3) 망막 열공 주변 맥락막-망막 유착을 일으키는 방법

냉동치료(cryotherapy), 레이저(laser), diathermy

3. 수술 후 시력 예후

황반부 유착 여부 및 황반부 박리 기간이 중요하다.

술전 황반부가 박리되어 있는 경우, 오랜 기간 황반부가 박리되어 있는 경우 시력 예후가 좋지 않다. 술 전 황반부가 유착되어 있어도 술 후 시력이 좋지 않는 경우가 있는데 이유로는 부정난시, 백내장, 황반부종, 황반부 견인 등이 있다.

4. 처방 예(유리체절제술 및 공막돌륭술)

〈Preop〉

- Nurse V/S check routinely
- Nurse get OP permission
- Nurse MN NPO

- Nurse 산동 시작 시 꼭 간호사가 직접 넣어주고 수술방 가기 30분 전에 full 산동 유무 확인해 주십시오.
- Nurse 수술할 눈은(우, 좌)안입니다.
- Nurse O-LVF 수술 1시간 반 전부터 6번 점안해 주십시오.
- Nurse 산동은 O-TRP, O-CCP로 1시간 30분 전부터 10분 간격으로 해 주세요.
- Nurse 수술 준비 완료시간(　　)시
- Nurse self voiding 후 안과 차트, 안대와 같이 on call로 OR 갑니다.
- Nurse 수술 준비 완료 이후 20분 간격으로 산동 유지
- Nurse(전신,국소)마취하 유리체 수술 입니다.
- Nurse 안약 횟수 안약병에 직접 써줄 것
- Nurse 입원 올라오면 바로 양안 산동
- DHS10B-A Hartmann inj. 1,000 ml/Bag(Electrolytes) 1 bag #1×1 days
- DO-LVF Oculevo eye drop 5 ml(Levofloxacin) 1 ea #1×1 days

〈POD #1〉

- Nurse 수술한 눈 산동 상태 유지
- Nurse 산동 풀릴 경우 O-TRP 점안해주세요.
- Nurse 안약 점안 횟수는 수술 끝나고 정해집니다.
- Nurse 유리체 절제술 한 사람 수술 한 눈은 꼭 산동 유지
- Nurse 안약 횟수 안약병에 직접 써줄 것
- DW-CZ1GJ Ceftezole sod. inj. 1 g(Ceftezole) 2V #1×1 days
- DNS1-A 0.9% NaCl inj. 100 ml/Bt(Sodium chloride) 2 BT #1×1 days
- DW-IPM200J Isepacin inj. 200 mg(Isepamicin) 2A #2×1 days
- DW-CPDX100 Banan tab. 100 mg(Cefpodoxime) 2T #2×1 days
- DTBT100 Polybutin tab. 100 mg(Trimebutine) 3T #3×1 days
- DZAPF80 Soleton tab. 80 mg(Zaltoprofen) 3T #3×1 days
- DTGEN170 Tagen F soft cap 170 mg(Vaccinium myrtillus ext.) 3C #3×1 days

- DO-LON Predforte eye drop 1% 5 ml(Prednisolone) 1 ea #1×1 days

〈D/C〉

- Nurse 퇴원 후 외래 방문시 투여중인 안약 필히 지참할 것을 교육해 주세요.
- Nurse 퇴원시 안약 횟수는 약봉투에 써 있는 대로가 아닌 직접 말해준 대로라고 강조해 주십시오.
- Nurse 퇴원 바뀔 수 있으니 묶어 놓지 말것
- DW-CPDX100 Banan tab. 100 mg(Cefpodoxime) 2T #2×7 days
- DTBT100 Polybutin tab. 100 mg(Trimebutine) 3T #3×7 days
- DZAPF80 Soleton tab. 80 mg(Zaltoprofen) 3T #3×7 days
- DTGEN170 Tagen F soft cap 170 mg(Vaccinium myrtillus ext.) 3C #3 ×7 days
- DO-LON Predforte eye drop 1% 5 ml(Prednisolone) 1 ea #1×1 days
- DO-LVF Oculevo eye drop 5 ml(Levofloxacin) 1 ea #1×1 days

| 참고 문헌 |

Kressig I. A practical guide to minimal surgery for retinal detachment. vol1. Stuttgart, New York : Thiem ; 2000 : 13-18.

Catholic University of Korea 임상진료지침

10 시신경염

Ophthalmology

1. 원인

- unknown origin
- Multiple sclerosis
- Viral infections of childhood(measles, mumps, chicken pox) with or without encephalitis
- Postviral, paraviral infections
- Infectious mononucleosis
- Herpes zoster
- Contiguous inflammation of meninges, orbit, sinuses
- Granulomatous inflammations(syphilis, tuberculosis, cryptococcosis, sarcoidosis)
- Intraocular inflammations

2. 증상

1) 시력 감소

(1) 급성

수 시간에서 수일에 걸쳐서 빠르게 시력이 감소한다. 대개 증상 발현

후 1~2주에 최대로 시력이 감소하고 이후 서서히 시력이 회복된다.

(2) 단안

성인에서는 multiple sclerosis인 경우를 제외하면 대개 단안에 발생한다. 하지만, 소아에서는 양측성으로 오는 경우가 흔하다.

2) 통증

globe tenderness, deep orbital or brow pain.

안구를 움직일 때 통증이 심해지는 특징적인 양상을 보인다.

3. 소견

1) 안저 소견

시신경유두부종, 시신경유두출혈. 구후시신경염의 경우에는 정상 시신경유두 소견을 보인다. 소아에서는 papillitis의 형태가 흔하다.

2) 시야 검사

central scotoma, cecocentral scotoma, arcuate field defect, general field constriction

3) 형광안저혈관조영술

초기부터 과형광. 후기 형광 누출

4. 치료

고용량의 스테로이드 정맥 주사

빠른 시력 회복에 도움이 된다. 하지만, 최종 시력 및 재발율에는 영향이 없다고 알려져 있다. 경구 스테로이드 단독 치료는 재발율을 높이는 것으로 알려져 추천되지 않는다.

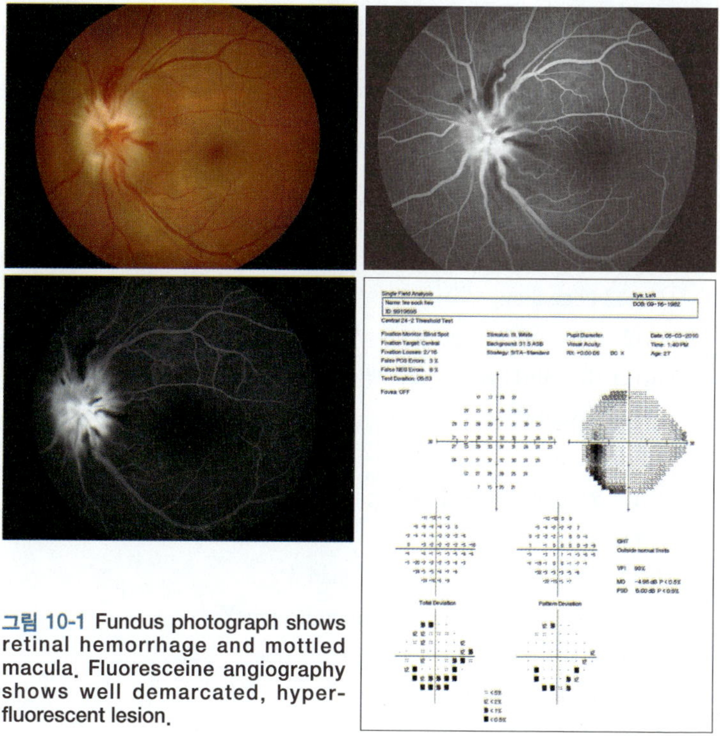

그림 10-1 **Fundus photograph shows retinal hemorrhage and mottled macula. Fluoresceine angiography shows well demarcated, hyper-fluorescent lesion.**

5. 처방 예

〈Lab order〉

- RMHE205G MRI Orbit(enhance)
- LUR 003 Routine Urine Analysis(10 Item)
- LUR113 Urine Sediment Examination(Flow Cytometry)
- LHR 002 Routine CBC
- LHC102 Prothrombin Time

- LHC103 Activated PTT
- LUR105 Glucose
- LCR107 Urea Nitrogen
- LCR108 Creatinine
- LCR118 AST(GOT)
- LCR119 ALT(GPT)
- LCR112 Sodium
- LCR113 Potassium
- LIR120 HBs Ag(High Quality)
- LIR121 HBs Ab(High Quality)
- LIR123 HIV Ab(High Quality)
- LCT100 HbA1C
- LIR161 Syphilis Reagin Test(High Quality)
- LHR113 ESR
- LIR102 CRP(C-Reactive Protein), quan.
- LEE109 ACE(Angiotensin Converting Enzyme)
- LIR 105 RA Factor(Rheumatoid Factor), qual.
- LOS 188 Tuberculin Test(POCT)
- LIA108 Anti Cardiolipin Ab, IgG
- LIA100 ANA(Anti Nuclear Ab), qual.
- RGG210114G Chest PA
- RGG510107G Pelvis AP
- RGG500201G S-I Joint
- 신경과 의뢰 for R/O multiple sclerosis

〈HD #1〉

- Nurse V/S check qid
- Nurse bed rest

- Nurse regular diet
- Nurse epigastric pain이나 hunger pain시 연락하세요
- Nurse 5 DW는 keep vein하고 3-way로 NS5에 H-SMV mix 한것을 연결해서 주세요.
- Nurse H-SMV가 NS1에 mix 된것은 반드시 2시간에 걸쳐 천천히 들어가게 주세요.
- Nurse Prednisolone 1,000 mg #4/day입니다(H-SMV 2V mixed to NS1 ×4회).
- Nurse E/T check qid
- D10 DW10-A 5% DW 1,000 ml/Bt(Dextrose) 1 BT #1
- DH-MPD125J Predisol inj. 125 mg(Methylprednisolone) 8V #4
- DNS1-A NS 100 ml 4 BT #4
- DAMGP Almagel suspension 1 g/15 ml(Almagate) 3P #3
- DRNTD75 Ranibic tab. 75 mg(Ranitidine) 2T #2

〈D/C〉

- DH-PD5 Solondo tab. 5 mg(Prednisolone) 6T #1×5 days
- DRNTD75 Ranibic tab. 75 mg(Ranitidine) 2T #2×5 days
- DAMGP Almagel suspension 1 g/15 ml(Almagate) 3P #3×5 days
- DTGEN170 Tagen F soft cap 170 mg(Vaccinium myrtillus ext.) 3C #3 ×5 days

Catholic University of Korea 임상진료지침

11 허혈시신경병증

Ophthalmology

나이가 많은 환자에서 주로 발생하며 시신경 유두에 급성으로 허혈성 손상이 발생하는 경우이다.

1. 증상 및 소견

1) 증상

시력 감소 - 급성으로 나타나며, 통증을 동반하지 않는다.

2) 소견

(1) 시야 감소

주로 수평반맹 시야장애(altitudinal visual field defect)를 보인다. 그 외에도 arcuate defect, central scotoma 등의 소견을 보일 수 도 있다.

(2) 구심동공운동장애검사(relative afferent pupillary defect, RAPD)

양측성이 아닐 경우 나타난다.

(3) 안저소견

시신경유두 부종 - 부분적으로 나타나며, 시신경유두의 창백을 보일 수 도 있다.

그 외 시신경유두출혈, 망막동맥협착을 보일 수 있다.

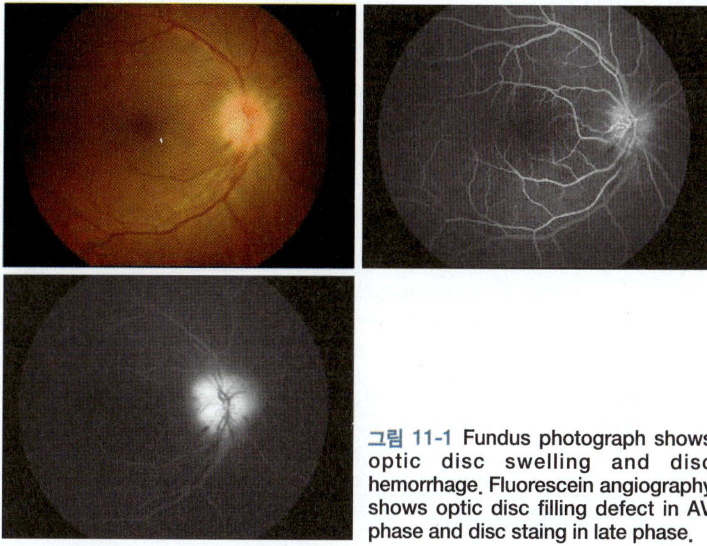

그림 11-1 Fundus photograph shows optic disc swelling and disc hemorrhage. Fluorescein angiography shows optic disc filling defect in AV phase and disc staing in late phase.

2. 분류(표 11-1)

1) arteritic AION(anterior ischemic optic neuropathy)

- 거대세포동맥염(giant cell arteritis)과 동반되어 나타난다.
- 허혈시신경병증의 5~10%를 차지한다.
- 염증 또는 혈전 등으로 인한 짧은후섬모체동맥(short posterior ciliary arteries)의 폐쇄로 인하여 발생하며, 거대세포동맥염의 증상들- 두통, 측두부의 압통, jaw claudication이 나타난다. 시력 감소는 대개 심하게 나타난다(20/200이하).

2) nonarteritic AION

- arteritic AION보다 흔하다(90-95% of AION).
- 원인으로는 시신경유두의 미세순환장애와 연관 가능성이 있다.

표 11-1 Arteritic vs nonarteritic ischemic optic neuropathy

Characteristic	Arteritic	Nonarteritic
Age	Mean, 70 years	Mean, 60 years
Sex	F > M	F = M
Associated symptoms	Headache, scalp tenderness, jaw claudicaton, transient visual loss	Usually none
Visual acuity	<20/200 in >60% of cases	>20/200 in >60% of cases
Disc/fundus	Pallid disc edema common Cup normal Cotton-wool spots	Hyperemic disc edema Cup small
Erythrocyte sedimentation rate	Mean, 70 mm/hr	Mean, 20-40 mm/hr
C-reactive protein	Elevated	Normal
Fluorescein angiography	Disc delay and choroid delay	Disc delay
Natural history	Rarely improve Fellow eye, 54%-95%	31% improve Fellow eye, 12%-19%
Treatment	Systermic steroids	None proven

Skuta G, Cantor L, Weiss J. Basic and clinical science course, section 5. Neuro-ophthalmology. San Francisco : American Academy of ophthalmology ; 2009

- 환자는 대개 아침에 시력 감소를 발견-nocturnal systemic hypotension과 연관 가능성
- 시력 감소는 arteritic AION보다 덜 심하다.
- 시신경 유두 부종 : diffuse or segmental, hyperemic or pale, pallor는 arteritic AION보다는 덜 흔하다.
- 반대편 시신경 유두 : small in diameter, small or absent physiologic cup(disc at risk)

허혈시신경병증이 양측성으로 발생한 경우 Foster Kennedy syndrome과 감별해야 한다.

cf) Foster Kennedy syndrome

두개강내 종양에 의하여 이차적으로 발생하며, 한쪽 시신경 유두는 종양에 의한 chronic compression으로 인하여 시신경위축이 발생한다. 반대

표 11-2 NAION vs optic neuritis

	NAION	Optic Neuritis
Age	>50	>40
Pain	Unusual	With eye movement 92%
Pupil	+ RAPD	+ RAPD
Visual field defect	Altitudinal	Central
Optic disc	Edema 100%; may be pale	Edema 33%; hyperemic
Retinal hemorrhage	Common	Unusual
Fluorescein angiography	Delayed disc filling	No delayed disc filling Optic
MRI scan	No optic nerve engancement	nerve engancement

Skuta G, Cantor L, Weiss J. Basic and clinical science course, section 5. Neuro-ophthalmology. San Francisco : American Academy of ophthalmology ; 2009

쪽은 두개강내압상승(IICP)에 의하여 시신경유두부종 소견을 보인다. 시야검사 상 맹점확대 외에 시야 결손이 없는 것으로 양측성 AION과 감별할 수 있다.

3. AION 발생 위험 인자

systemic hypertension, DM, smoking, hyperlipidemia

4. 감별진단

- optic neuritis(표 11-2)
- infiltrative optic neuropathy
- anterior orbital lesions producing optic nerve compression
- other forms of optic disc edema ex) diabetic papillopathy

5. 치료

1) Arteritic AION이 의심되면 즉각적인 치료를 시행하여야 한다.

- IV methylprednisolone(1g/day for 3~5 days)
- oral prednisolone(up to 100 mg/day, tapered slowly over 3~12

months or more)
- 치료의 목적은 반대편 눈의 시력 감소를 예방하는 데 있다.
- 치료하지 않을 경우 수일~수주 이내에 반대편 눈에 95%에서 발생함
- 스테로이드 치료를 중단하였을 경우 재발 내지는 반대편 눈에 발생하는 경우가 7%에서 있으므로 천천히 스테로이드를 줄여야 한다.
- 확진을 위하여 temporal artery biopsy같이 시행

2) Nonarteritic AION

치료 효과가 입증된 치료법은 아직 없으며, 반대편 눈에 발생하는 것을 막을 예방법도 없다. steroid, brimonidine, aspirin 등을 사용하여 효과를 보았다는 보고도 있으나 아직 효과는 불명확하다.

6. 처방 예(외래에서 허혈시신경병증이 의심되는 환자가 왔을 경우)

- ESR, CRP
- Fluoresceine angiography, visual field 예약
- orbital MRI(필요한 경우)
- systemic stroid(필요한 경우)

8. 포도막

Ophthalmology

01. 앞 포도막염
02. 중간 포도막염
03. 후 포도막염

Catholic University of Korea 임상진료지침

01 Ophthalmology

앞 포도막염

1. 증상

1) 급성기

안통, 충혈, 눈부심, 눈물흘림, 시력감소(그림 1-1)

2) 만성기

낭포성황반부종이나 동반된 백내장으로 인한 시력감소

2. 안과적 검사소견

전방내 염증세포와 방수흐림이 관찰 되며 모양체 충혈과 각막후면 침착물(keratic precipitate)이 관찰된다(그림 1-2).

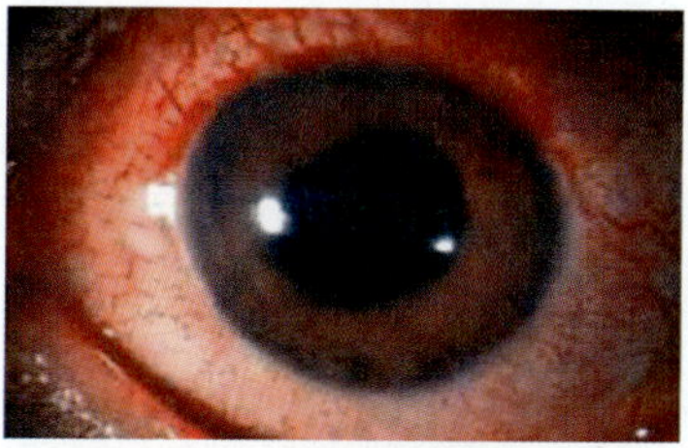

그림 1-1 Ciliary injection

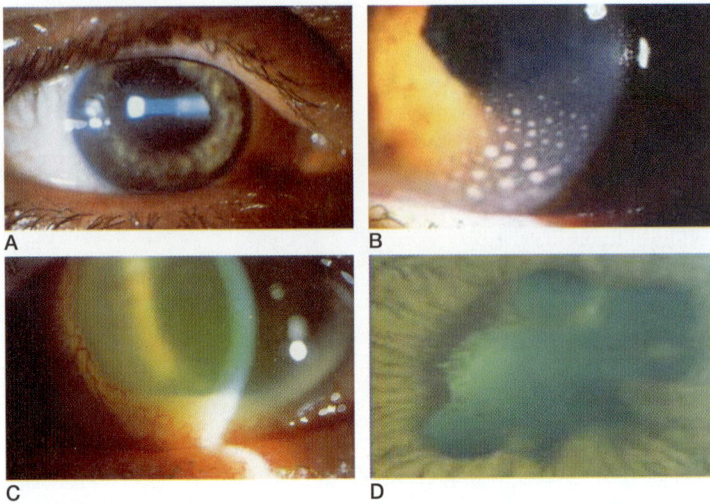

그림 1-2 A : Aqueous flare, B : Keratoprecipitate C : Hypopyon D : Posterior synechia

3. 감별진단

1) 후부포도막염이 전방으로 나온 경우 : 방수흐림이 주가되며 안저검사상 유리체 망막에 염증 소견으로 감별할 수 있다.
2) 외상성 홍채염
3) 포스너 슐로스만 증후군(Posner-Schlossman syndrome) : 반복적인 안압상승의 기왕력이 있으며 전방염증이 거의 없다.
4) 감염성 각막포도막염 : 각막침윤과 감염증상이 있다.

4. 원인

1) 급성포도막염

(1) 특발성

(2) HLA-B27연관 포도막염 : 강직성 척추염(ankylosing spondylitis), Reiter 증후군, 염증성대장증후군(inflammatory bowel disease)과 관련이 있다.

(3) 수정체유발 포도막염 : 불완전한 수정체제거, 수정체막의 파열을 동반한 외상, 과숙백내장 등에 의해 유발될 수 있다.

(4) 수술 후 포도막염

2) 만성 포도막염

(1) JIA : 주로 어린 소녀에게 양안으로 발생하며 통증과 충혈이 적은 것이 특징이다.

(2) 만성 홍채모양체염

(3) Herpes simplex/zoster : 각막상처나 단안의 반복적인 충혈의 과거력이 있고 피부증상을 동반하기도 한다.

5. 검사

1) 동반되는 전신질환에 대한 검사가 필요하다(표 1-1).

2) 안압, 산동 및 안저검사를 포함한 모든 안과적 검사

3) 포도막염이 양안에, 육아종성으로, 또는 반복적으로 발생할 때에는 다음의 검사가 필요하다.

- RPR(Rapid plasma reagin) 또는 VDRL
- FTA-ABS
- PPD(Purified protein derivative), anergy panel
- 결핵이나 sarcoidosis을 감별하기 위한 흉부X-선 사진촬영
- Lyme titer
- ESR
- HLA-B27

표 1-1 Review of systems for accompanying disease with anterior uveitis

Musculoskeleta	
Arthritis	Behcet disease, Lyme disease, SLE, HBA-B27, relapsing polychondritis, JRA
Heel pain	Reiter syndrome, HBA-B27
Pulmonary	
Asthma	Sarcoidosis, TB, Wegener
Pneumonia	Cytomegalovirus, AIDS, aspergillosis, SLE, sarcoidosis, Wegener
Ear-Nose-Throat	
Auditory	VKH, sympathetic ophthalmia
Gastrointestinal	
Diet/hygiene	Poor handwashing-toxoplasmosis and toxocariasis; uncooked meat-toxoplasmosis and cysticercosis; Unpasteurized milk-brucellosis and TB
Diarrhea	Whipple disease, Ulcerative colitis, Crohn disease
Oral ulcers	Behcet disease, Reiter syndrome, ulcerative colitis, herpes, sarcoidosis
Genitourinary	
Genital ulcers	Bechcet disease, Reiter syndrome, syphilis
Hematuria	Polyarteritis nodosum, SLE, Wegener
Urethral discharge	Reiter syndrome, syphilis, Chlamydia
Skin	
Erythema nodosum	Behcet disease, sarcoidosis
Rash on palms and soles	Syphilis
Erythema chronicum migrans	Lyme disease
Purple malar rash	Sarcoidosis
Psoriasis	Psoriatic arthritis
Vitiligo,poliosis	VKH
Shingles	Varicella-zoster virus, acute retinal necrosis
Pets	
Puppy	Toxocariasis
Cat	Toxoplasmosis
Social History	
Drug abuse	candida, HIV/AIDS
Veneral disease	syphilis, HIV/AIDS, Reiter syndrome

6. 치료

1) 산동 : 경증의 염증에는 scopolamine 0.25% b.i.d.; 중증의 염증에는 atropine 1% b.i.d
2) steroid 점안 : prednisolone acetate 1% one drop q 1-6 h. 대부분의 중등도 이상의 포도막염에는 처음에 1-2시간 마다 점안한다. 만일 앞포도막염이 심하고 steroid 점안에 반응하지 않을 경우 triamcinolone(20~40 mg)의 테논하주입을 고려한다.
3) 최대용량의 steroid 점안이나 테논하주입에도 반응이 없거나, 포도막염이 양안에 발생한 경우에는 전신적 steroid 또는 면역억제제 투여를 고려하고, 포도막염 전문가에게 의뢰를 고려한다.
4) 이차적 녹내장을 치료한다. 이때 방수억제제를 사용하며, pilocarpine이나 postaglandin은 포도막염을 악화시킬 수 있으므로 사용하지 않는다.
5) 앞포도막염의 정확한 전신질환과의 관계가 밝혀지면 전신적인 치료가 동반되어야 한다.

7. 경과관찰

1) 급성기에는 병의 중등도에 따라서 1에서 7일 간격으로 관찰하고, 급성기 염증이 사라진 이후에는 1에서 6개월 간격으로 관찰한다.
2) 각 방문시마다 전방염증정도와 안압을 체크한다.
3) 유리체와 안저검사를 시행하여 염증성 유리체부유물을 확인한다.
4) 전방염증반응이 개선되면 steroid 점안을 점진적으로 줄여나간다. 일반적으로 1 주일에 한방울씩 줄여나간다. steroid투여를 갑자기 중단하면 반사적으로 다시 염증이 유발될 수 있다. steroid는 전방염증 소견이 완전히 소실된 다음에 끊는 것이 좋다. 이때에도 전방 방수흐림은 남아 있을 수 있다. 드물게 낮은 용량의 steroids를 매일 또는 이

틀에 한 번씩 장기간 사용할 수 있는데 이는 재발을 막기 위함이다. 점안 후 눈물점을 잠시 막고 있으면 약물의 효과를 높이고 전신 부작용의 위험을 줄일 수 있다. 전방염증소견이 줄어들면 산동제 역시 줄여나간다. 산동제는 전방염증세포가 완전히 없어질 때까지 매일 저녁 사용하는 것이 좋다.

[포도막염 환자 진단용 실험실 검사]

1) 검사전 유의사항

(1) 정확하고 자세한 병력청취와 전신에 대한 검사를 조화롭게 시행하는 것이 중요하다. 환자의 진단을 방대하고 비진단적인 검사에 의존하는 것은 부적절하며, 환자의 증상 및 소견에 맞추어 선별적인 검사를 시행하여야 한다.

(2) 가장 기본적인 검사 : CBC with differential, FTA-ABS

(3) 처음 발병한 비육아종성 포도막염 환자에서, 병력이나 전신 증상 및 검사상 특이소견이 나타나지 않을 때 더이상의 실험실 검사는 불필요하다. 그러나 3회 이상 재발, 육아종성 포도막염, 후부포도막염, 전신 이상소견 동반시 보다 확장된 특수 검사가 필요하다.

2) 전신 및 병력상 특이소견이 없는 포도막염 환자에서의 초기 검사 항목(표 1-2)

3) 기타 검사 종목별 의의(표 1-3)

표 1-2 전신 및 병력상 특이소견이 없는 포도막염 환자에서의 초기 검사 항목

포도막염소견	검사항목
비육아종성 포도막염 첫 발병, 병력 및 전신검사상 특이소견 없음	필요없음
비육아종성 포도막염의 두번째 발병, 병력 및 전신검사상 특이소견 없음	CBC c diff, ESR, FTA-ABS, HLA B-27
육아종성 포도막염	CBC c diff, ESR, ACE, FTA-ABS, PPD c anergy, Chest X-ray
중간부포도막염	ACE, FTA-ABS, toxocara titiers, MRI,
후부포도막염 혹은 전포도막염	CBC c diff, ESR, toxoplasma titers
망막혈관염	CBC c diff, ESR
전신 검사상 양성 소견 있을 때	의심되는 각 질환에 대한 특수검사

표 1-3 기타 검사 종목별 의의

검사항목	비고
Erythrocyte sedimentation rate(ESR)	비특이적 염증반응
Angiotensin-1-converting enzyme(ACE)	Sarcoidosis 관련
Anti-neutrophil cytoplasmic antibodies(ANCA)	Wegener' s granulomatosis
Antinuclear antibodies(ANA)	여러 자가면역질환
C-reactive protein(CRP)	염증질환의 급성기 단백질
HLA typing	관련성이 알려진 질환들
FTA-ABS	Syphilis
Interleukin level	염증질환과 lymphoma 감별
Toxoplasma titer	급성기 IgM 상승, 만성 IgG 상승
PCR	방수 및 유리체 내 바이러스, 박테리아, protozoa에 대해 검사
Purified protein derivative(PPD)	결핵
Fluorescein angiography(FAG)	혈관염 및 낭포황반부종 확인
Chest X-ray	Sarcoidosis, Tbc, Wegener' s granulomatosis
Lumbosacral spine films	Seronegative spondyloarthropathies
MRI	Multiple sclerosis
CT scan	이물, lymphoma
생검, 세포검사	종양 여부에 대한 확인

Catholic University of Korea 임상진료지침

02 Ophthalmology

중간 포도막염

1. 증상

통증을 동반하지 않는 부유증상과 시력감소가 특징적이며 눈부심은 드물다.

2. 안과적 검사소견

유리체염증세포가 발견되고, 흰색의 삼출성 물질이 거상연 아래에, 섬모체하부에 보인다(snow bank). 하부 유리체에 염증세포들의 응고물이 발견된다(snow ball). 어린 환자들에게서는 유리체 출혈이 동반되기도 한다.

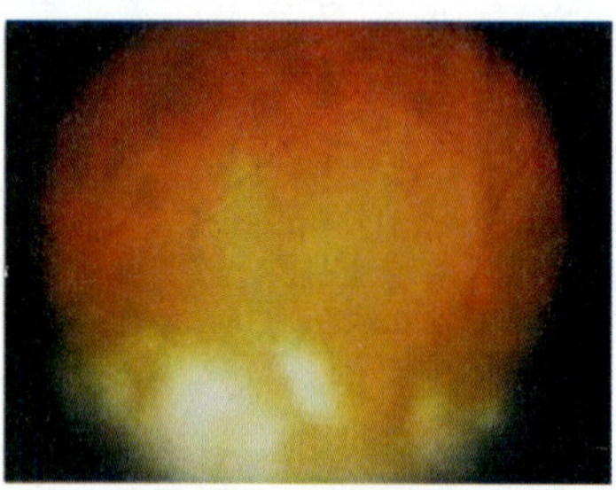

그림 2-1 Snowbank

3. 감별진단

전신질환을 동반하는 포도막염 : sarcoid증과 다발성 경화증(multiple sclerosis)이 제일 흔하다. Lyme씨병, 염증성 장 질환, 톡소카리아증 등이 드물게 있다.

4. 검사

1) 흉부X선 검사, PPD, ACE, RPR, FTA-ABS
2) 낭포성 황반부종이나 망막혈관염을 진단하기 위하여 형광안저촬영을 시행한다.
3) 신경학적 검사상 양성이 나오면 탈수초화(demyelinating)병변이 뇌에 존재하는지 확인하기 위해 gadolinium MRI를 시행하고 필요한 경우에는 신경과로 의뢰한다.

5. 치료

활동성 염증과 시력저하의 위험을 가지고 있는 모든 합병증을 치료한다. 다만 증상이 없거나 시력감소가 없이 미약한 유리체 염증세포만 관찰되는 경우에는 경과 관찰만 할 수 있다.

1) prednisolone acetate 1%를 1~2시간 마다 점안하고 triamcinolone 0.5~1.0 ml(40 mg/mL)의 테논하 주입도 동시에 고려한다. 6~8주 간격으로 시력이나 낭포성황반부조이 더 이상 개선되지 않을 때까지 반복하여 주입한다. steroid에 반응하는 녹내장환자에게는 사용금기이다.
2) 3회 주사 후에도 개선이 없으면 steroid의 4~6주간의 전신투여(prednisone 40~60 mg P.o., q.d.) 또는 다른 면역억제제를 고려한다. 특히 양안에서 발생하였을 경우 steroid의 테논하 주입보다 전신투여를 하는 것이 좋다.

3) steroid의 전신투여 후에도 개선이 없는 경우에는 삼출성염증물이 쌓여 있는 곳(snow bank)에 직접 냉동치료(cryotherapy)를 시행할 수 있다.
4) 이상의 치료에도 반응하지 않을 경우에 유리체절제술을 고려할 수 있다.
5) 백내장은 중간포도막염에서 흔한 합병증이다. 백내장 제거술을 시행할 경우에는 술 전 3개월간 염증이 없어야 하며, prednisone 60 mg을 술 전 5일 동안 투여한 후 술 후 1 달에 걸쳐 줄여나간다. 백내장수술 시 유리체혼탁이 심하면 유리체절제술을 동시에 시행할 수 있다.

6. 경과관찰

1) 급성기에는 병의 경중에 따라 1~4주 간격으로 관찰한다.
2) 만성기에는 3~6개월 간격으로 관찰한다.

Catholic University of Korea 임상진료지침

03 후 포도막염

Ophthalmology

1. 증상

시력감소, 부유증상, 통증, 충혈, 눈부심 등이 나타나며, 전방에 염증소견이 없다면 눈부심은 드물다. 만일 후포도막염이 심한 통증을 동반한다면 세균성 안구내염이나 후공막염을 고려해야 한다.

2. 안과적 검사소견

전부 후부 유리체의 염증과 혼탁이 발견되며, 망막혈관염과 맥락막의 염증성병변이 관찰 된다.

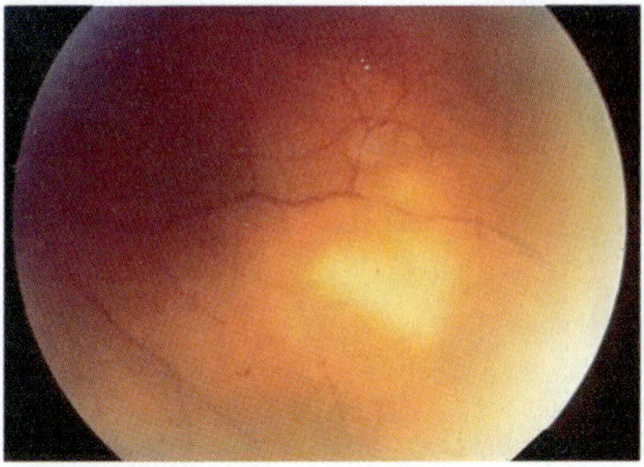

그림 3-1 Retinitis

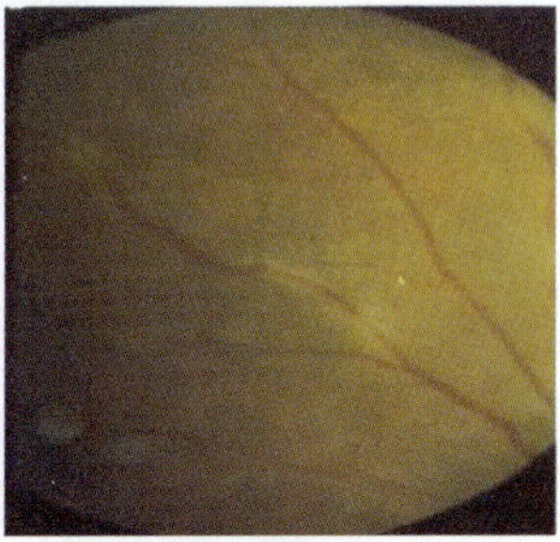

그림 3-2 Vasculitis

3. 감별진단

1) 전포도막염(Panuveitis)

전안부와 후안부 모두에서 중증의 넓게 퍼진 염증이 발생하며 흔히 양안성으로 발생한다. 흔한 원인들은 다음과 같다.

(1) Sarcoidosis

(2) 매독(syphilis)

(3) VKH 증후군

(4) Behcet씨 병

(5) 수정체 유발 포도막염

(6) 교감성안내염(sympathetic ophthalmia)

(7) 결핵(tuberculosis) : 나타나는 증상이 다양하다. 진단은 주로 혈액검사를 통하여 이루어지며, 좁쌀모양결핵(속립진; miliary tuberculosis)인 경우 맥락막 전반에 다발성의 작은 황백색의 병변이 관찰된다. 대부분의 환자가 전안부에 육아종성 또는 비육아종성 포도막염을 가지고 있다.

2) 수술후 또는 외상관련 포도막염

(1) 수술후 안내염(postoperative endophthalmitis)

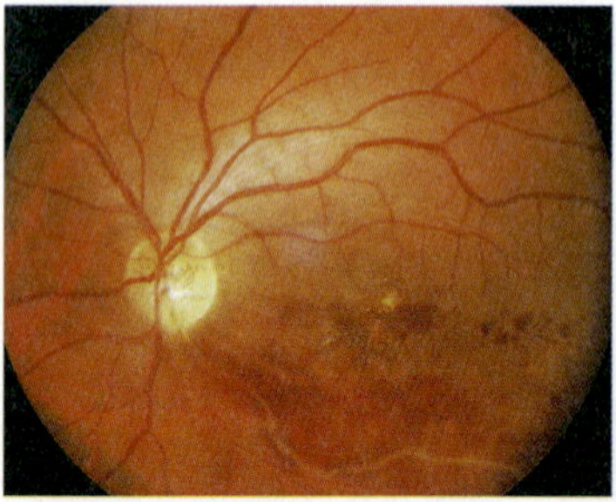

그림 3-3 Behcet reitinitis

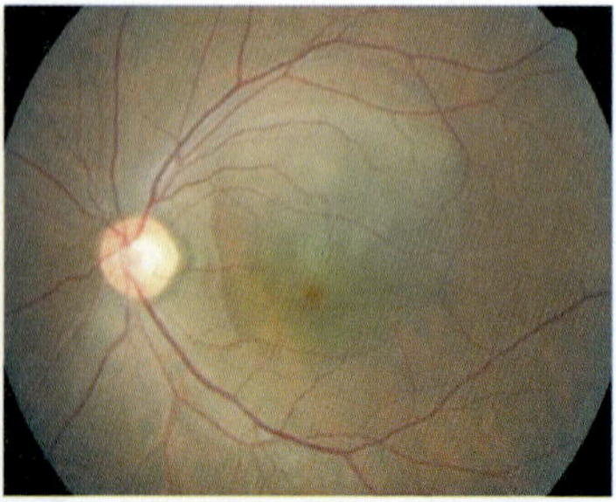

그림 3-4 Vogt-Koyanagi-Harada

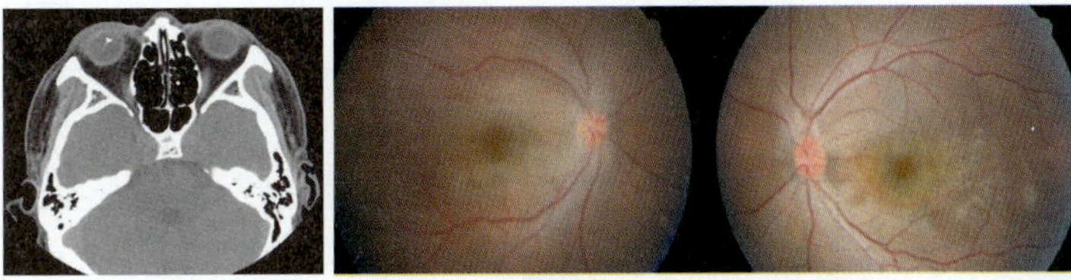

그림 3-5 **Intraocular Foreign body.** A : CT, B : Fundus photograph

(2) 만성 술후 안내염(chronic postoperative endophthalmitis)

(3) 외상관련 안내염(Traumatic endophthalmitis)

(4) 교감성 안내염(sympathetic ophthalmitis)

3) 맥락막염(Choroiditis)

(1) 급성후부다발성판모양색소상피증(AMPPE)

주로 젊은층에서 급성 시력상실을 주소로 나타나며 흔히 바이러스 감기질환 후에 나타난다. 후부에 다발성의 판상모양의 황백색 병변이 망막하 공간에 생기며 주로 양안에 발생한다. 형광안저촬영에서 초기에 차단, 후기에 염색된 형광을 나타낸다.

(2) 산탄맥락망막병증(Birdshot retinochoroidopathy)

주로 중년층에서 양안에 오며, 다발성의 황색병변이 지름 1 mm 정도의 크기로 망막전체에 퍼져있다. 망막부종이나 시신경부종이 동반할 수 있으며, HLA-A29가 90%에서 연관된다. 전신적 면역억제제를 사용할 수 있다.

(3) 다초점맥락막염(Multifocal choroiditis)

근시를 가진 젊은 여자에게서 시력저하로 잘생기며 양안에 주로 발생한다. 다발성의 작고 둥근, 색이 옅은 염증성 병변이 색소상피와 맥락막 모세혈관 수준에 생긴다. histoplasmosis와는 달리 98%에서 유리체염증이 있다. 병변은 주로 황반부에 생기며 steroid에 잘 반응하지만 재발을 잘한다. 맥락막신생혈관이 잘생기므로 환자에게 시력이 떨어질 경우 내원하라고 알려주어야 한다.

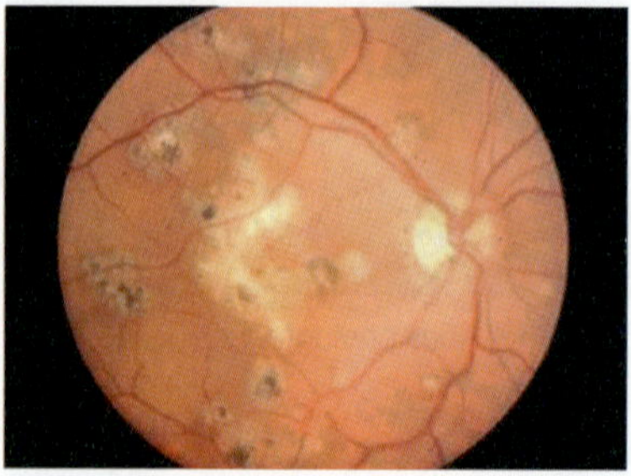

그림 3-6 Multifocal choroiditis

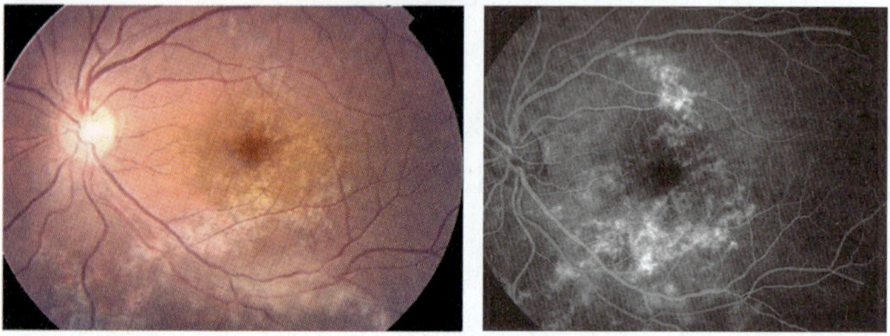

그림 3-7 Serpiginous choroiditis(left : fundus photograph, right : FAG)

(4) **뱀모양맥락막염**(Serpiginous choroidopathy)

양안에 발생하면서 재발을 잘하므로, 급성기 병변이 오래된 위축성 반흔 옆에 새로 생기는 모양이 특징적이다. 급성기 병변은 황백색의 망막하 판상모양이고 경계가 불분명하다. 병변은 주로 신신경유두 근처에서부터 퍼져나간다. 30~60대 중년층에 잘생기며, 전신적 steroid를 사용하여야 한다. 맥락막신생혈관막이 생길 수 있다.

(5) **눈톡소카라증**(Toxocariasis)

특징적으로 한쪽 눈에만 발병한다. 대개 어린이들에게 흔이 일어나면 황반부에 과립종이 특징적이어서 시력감소가 심하고, 주변부 편평모양체염도 동반된다. 주변부 병변에서 시신경유두 방향으로 섬유막이 발생하여 진행하기도 하는데 이때 황반부 혈관을 견인하기도 한다. 심한 유리체염과 전안부염증이 나타난다. Toxocaria 혈청 검사에서 음성이 나오면 이 질환을 제외할 수 있다.

4) 망막염

(1) 다발성흰점망막염(Multiple evenescent white-dot syndrome)

눈부심과 단안의 시력상실이 주로 젊은 여성들에게서 바이러스 감기 이후에 발생한다. 다발성의 흰색의 병소가 깊은 망막이나 망막색소상피층에 생기며 유리체 염증을 동반한다. 종종 확장된 생리적 암점이 일반적인 시야검사에서 나타난다. 치료가 필요하지 않으며, 시력은 수 주 후에 정상으로 돌아온다.

(2) 거대세포바이러스망막염(CMV retinitis)

회색의 판모양 괴사성 병변이 망막출혈과 함께 나타나며 신생아 또는 면역억제 환자에게서 자주 나타난다.

(3) 급성망막괴사(Acute retinal necrosis)

급성 홍채모양체염으로 자주 나타나며 두꺼워진 주변부 망막조직의 괴사와 함께 혈관염을 동반한다. 심한 유리체염증을 동반하는 것이 특징이다.

(4) 진행성바깥층망막괴사(Progressive outer retinal necrosis)

급성망막괴사와 비슷한 망막괴사를 보인다. 그러나 유리체염이 잘 동

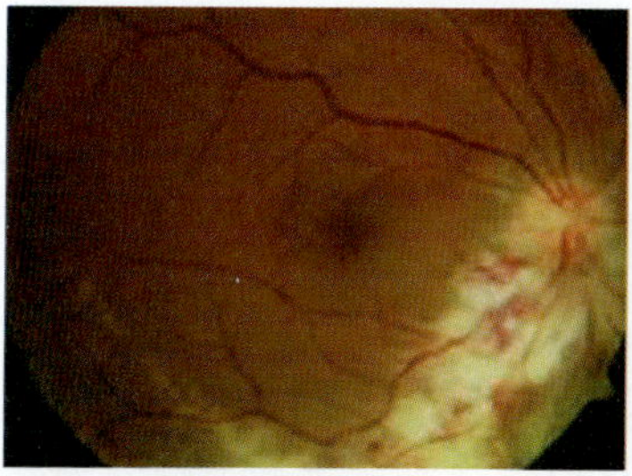

그림 3-8 CMV retinitis

그림 3-9 Acute Retinal Necrosis

반되지 않는다. 면역억제 환자에서 흔하다.

(5) 톡소플라즈마망막염(Toxoplasmosis)

색소침착이 되어 있는 맥락망막 병변을 동반하는 망막병변이 특징적이다. 국소적이면서도 심한 유리체염증을 동반한다.

(6) 캔디다망막염

초기 드루젠모양의 맥락막 병변이 생기고 이것이 황백색의 경계가 불분명한 망막과 전망막병변으로 진행한다.

4) 혈관염

혈관 주위에 혈관초나 출혈이 특징적이다.

(1) 정맥주위염(Periphlebitis)

- Sarcoidosis : 황색의 촛농모양의 삼출물이 정맥주위에 있다.
- 매독(Syphilis)
- 편평 모양체염(Pars planitis) : 아래쪽 평평 모양체에 제일 흔하며, 신생혈관이 나타날 수 있다.
- 베제씨 병(Behcet disease)
- 크론씨 병(Crohn 's disease)
- 일스 병(Eales disease) : 주변부 허혈성 망막변화와 신생혈관이 특징이다.

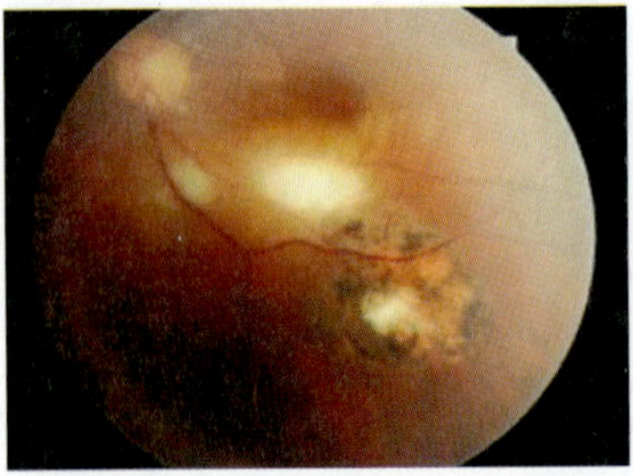

그림 3-10 Toxoplasmosis

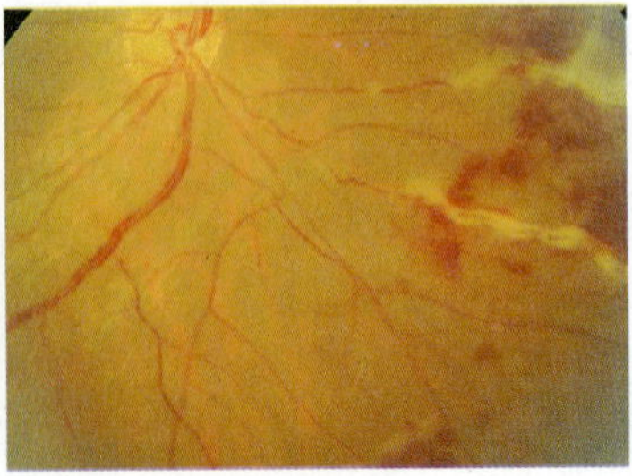

그림 3-11 Eales disease

(2) 동맥염

- 거대세포 동맥염(Giant cell arteritis)
- 결절성다수동맥염(Polyarteritis nodosum)
- 급성망막괴사
- 베제씨 병
- 전신 루푸스 병
- 크론씨 병

5) 후부유리체염의 다른 원인들

(1) 안허혈

(2) 전부포도막염의 염증이 후부로 확산된 경우

(3) 가면증후군(Masquerade syndrome) : 아주 나이가 많은 사람이나 아주 어린 사람에게서는 반드시 가면증후군을 의심하는 것이 좋다 (그림 3-12).

- 큰세포림프종(large cell lymphoma) : 전신적인 스테로이드 치료에 반응하지 않고, 유리체 염증세포가 계속 남아 있는 50세 이상의 환자인 경우 고려하여야 하며, 황백색의 망막하 침윤과 망막부종과 출혈, 전방내 염증이 관찰되며 신경학적 증상이 있을 수 있다.
- 악성 흑색종(Malignant melanoma) : 망막박리가 생길 수 있으며 연관

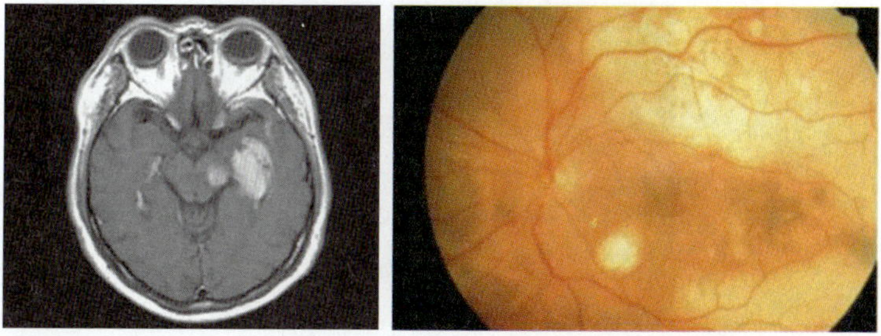

그림 3-12 Primary intraocular lymphoma. A : CT, B : fundus photograph

된 유리체 염증이 악성흑색종을 가릴 수 있다.

- 막막색소증(retinitis pigmentosa) : 유리체 염증과 황반부종이 시신경 유두 창백과 함께 동반될 수 있다. 생선뼈 모양의 색소변성과 망막혈관의 위축이 함께 나타난다는 점이 다르다(그림 3-13).
- 열공성망막박리 : 유리체 내에 적은 수의 색소침착된 세포와 전방에 세포가 발견되어 포도막염과 감별이 필요하다.
- 안구내 이물(retained intraocular foreign body) : 관통성 수상 후에 안구 내 염증이 계속되는 경우에 의심해보아야 하며, 홍채의 색이 변성되었을 수 있다. 간접 검안경, 전방각경, 초음파검사, 안구CT 등을 시행하여 진단한다.
- 망막모세포종(retinoblastoma) : 거의 어린아이에게서 발견된다. 전방에 위축농(pseudohypopyon)이나 유리체내 염증성세포가 발견되기도 한다. 하나 이상의 망막 병변이 대개 동반된다.
- 백혈병(leukemia) : 단안성 망막염과 유리체염이 이미 백혈병으로 진단받은 환자에게서 나타날 수 있다.
- 아밀로이드병(amyloidosis) : 수정체 뒷면의 발자국모양의 침착물이나 유리체내 응고물 등이 나타나며 전방염증이 동반되기도 한다. 혈청단백질의 전기영동이나 진단적 유리체절제술을 통하여 진단할 수 있다.
- 성체 유리체증(asteroid hyalosis) : 작은 흰색의 불투명한 입자들이 콜

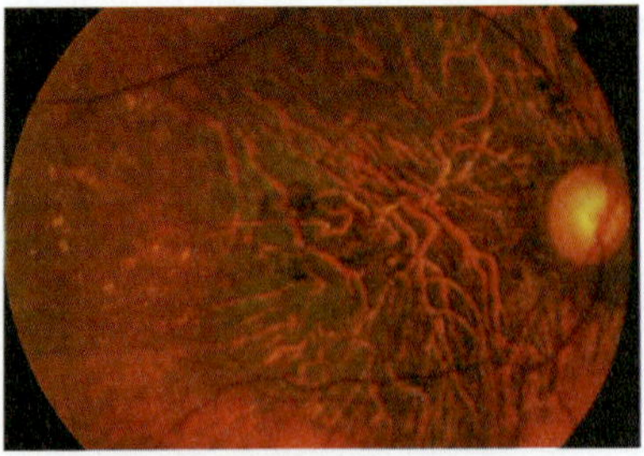

그림 3-13 Retinitis pigmentosa

라겐 섬유에 붙어서 유리체내에 떠다닌다. 대개 증상이 없고, 임상적으로 중요하지 않다.

5. 검사

1) 과거력을 면밀히 청취하고, 전신적인 질환을 조사한다. 특히 감염, 피부발적, AIDS에 대한 위험도가 있는지, 최근에 눈에 외상 유무, 안구 수술 유무 등을 조사한다.
2) 안압과 세극등현미경을 포함한 정밀한 안과적 검사를 시행한다. 또한 간접 검안경을 사용하여 거상연을 공막으로 눌러가면서 안저검사를 시행한다.
3) 진단과 치료에 도움이 된다고 판단되는 경우 형광안저촬영을 실시한다.
4) 해당 질환이 의심되는 경우에는 다음의 혈청검사를 시행한다. ACE level, FTA-ABS, RPR, ESR, ANA, HLA-B5(Behcet disease), HLA-A29(산탄 맥락망막증), Toxocara titer, Lyme 면역흡착법 또는 ELISA, 신생아나 면역억제 환자에서는 거대세포바이러스 망막염, herpes, varicella-zoster, rubella virus 등을 확인 한다. 감염이 의심되면 혈액배양을 시행한다. herpes zoster 또는 톡소플라즈마의 진단을 위해서는 PCR(polymerase chain reaction)이 도움이 된다.
5) 흉부X선 검사를 시행하여 결핵유무를 확인한다.
6) 면역언제환자에서 거대세포바이러스의 확인을 위해 소변검사를 시행한다.
7) CT/MRI를 뇌에서 시행하고 척수 요추천자 검사를 하여 림프종의 중추신경계로의 침범여부를 확인하고, 후천성 면역억제 환자에서는 기회감염이 중추신경계로 침범했는지를 확인한다.
8) 필요한 경우 진단적 유리체 절제술을 시행한다.

9. 기타

Ophthalmology

01. 진단서 작성 지침
02. 안성형 응급실 내원환자의 처치
03. 전안부 응급실 내원 환자의 처치
04. 녹내장 응급실 내원환자의처치
05. 망막 응급실 내원 환자의 처치

Catholic University of Korea 임상진료지침

01 진단서 작성 지침

Ophthalmology

1. 진단서의 종류

표 1-1 진단서의 종류

1) 건강진단서(I), 건강진단서(II)
2) 진단서
   (1) (일반) 진단서
   (2) (병사용, 공무원 요양용, 각종 보험용) 진단서
3) 상해진단서
4) 사망진단서 및 시체검안서
5) 출생증명서
6) 사산증명서 및 사태증명서
7) 소견서
8) 감정서
   (신체감정서, 후유장해진단서 등)

2. 진단서 작성과 관련된 의무

1) 진단서 교부 의무

의료법 제18조(진단서 등) : 의사, 치과의사 또는 한의사는 그가 진찰 또는 검안한 것에 대한 진단서 · 검안서 또는 증명서의 교부요구를 받은 때에는 정당한 이유 없이 이를 거부하지 못한다(300만원 이하의 벌금형-의료법 제69조).

2) 무진찰 증명서 교부 금지

의료법 제18조(진단서 등) : 의료업에 종사하고 자신이 진찰 또는 검안한 의사, 치과의사 또는 한의사가 아니면 진단서 · 검안서 · 증명서 또는 처방전〔의사 또는 치과의사가 전자서명법에 의한 전자서명이 기재된 전자문서의 형태로 작성한 처방전(이하 "전자처방전"이라 한다)을 포함한다〕을 작성하여 환자에게 교부하거나 발송(전자처방전에 한한다)하지 못한다. 다만, 진료 중이던 환자가 최종 진료시부터 48시간 이내에 사망한 경우에는 다시 진료하지 아니하더라도 진단서 또는 증명서를 교부할 수 있으며, 환자를 직접 진찰 또는 검안한 의사, 치과의사 또는 한의사가 부득이한 사유로 진단서 · 검안서 또는 증명서를 교부할 수 없을 때에는 같은 의료기관에 종사하는 다른 의사, 치과의사 또는 한의사가 환자의 진료기록부등에 의하여 이를 교부할 수 있다(1년 이하의 징역 또는 300만원 이하의 벌금형-의료법 제68조).

3) 허위진단서 작성금지

형법 제233조 : 의사, 한의사, 치과의사 또는 조산사가 허위의 진단서 · 검안서 또는 생사에 관한 증명서를 작성한 때는 3년 이하의 징역이나 금고, 7년 이하의 자격정지 또는 3,000만원 이하의 벌금에 처한다.

4) 비밀 유지의 의무

의료법 제19조(비밀누설의 금지) : 의료인은 이 법 또는 다른 법령에서 특히 규정된 경우를 제외하고는 그 의료 · 조산 또는 간호에 있어서 지득한 타인의 비밀을 누설하거나 발표하지 못한다(3년 이하의 징역 또는 1,000만원 이하의 벌금형-의료법 제67조).

형법 제317조(업무상비밀누설) : 의사, 한의사, 치과의사…, 그 직무상 보조자 또는 차등의 직에 있던 자가 그 업무처리 중 지득한 타인의 비밀을 누설한 때에는 3년 이하의 징역이나 금고, 10년 이하의 자격정지 또는 700만원 이하의 벌금에 처한다.

5) 기록보존의 의무

3. 상해진단서 작성을 위한 각 상병별 치료기간

표 1-2 안과 상해진단서 작성을 위한 각 상병별 치료기간

부위	상 병 명	상병 번호	상 병 명	치료 기간	입원 기간
앞 방 (Anterior chamber)	앞방 출혈 (Hyphema)	H21.0	경증 : 안정가료 증증 : 안정가료 및 앞방 찌름술 (paracentesis)	2 4	1 2
수정체 (Lens)	외상 백내장 (Traumatic cataract)	H26.1	수정체 적출술	4	1
	수정체 탈구 (Lens dislocation)	H27.1	수정체 적출술	4	1
유리체 (Vitreous)	유리체 출혈 (Vitreous hemorrhage)	H43.1	경증 : 안정가료 중증 : 유리체 절제술	4 8	1 1
망 막 (Retina)	황반부종(Berlin' s edema)	S05.8	약물치료(medication)	4	X
	망막출혈(retinal hemorrhage)	H35.6	약물치료(medication)	4	X
	망막박리 (Retinal detachment)	H33.2	단순성 : 공막 돌융술 복합성 : 공막 돌융술 + 유리체 망막수술	4 8	1 2
	망막밑 출혈 (subretinal hemorrhage)	H35.6	망막밑 출혈(subretion) 경증 : 약물치료 중증 : 약물치료 + 유리체 망막수술	 4 8	 1 2
	맥락막 파열 (Choroidal rupture)	H31.3	약물치료(medication)	4	
골 절 (Fracture)	눈확골절(안와, Orbital bone Fx)	S02.8	눈확 골절 되맞춤	8	1
	눈확파열골절(blow-out 골절)	S02.8	눈확 골절 되맞춤 수술을 하지 않고 외래 치료만 하는 경우	8 3-4	1
눈꺼풀, 안 검 (Eyelid)	눈꺼풀 찢긴상처 (Eyelid laceration)	S01.1	(경증) 단순봉합 (중증) 눈꺼풀판 봉합술	2 4	
	눈물소관 찢긴상처 (Canaliculus laceration)	S01.1	눈물소관 성형술 (canaliculoplasty)	4	1

결 막 (Conjun- ctiva)	결막찢긴상처 (Conjunctival laceration) 결막밑출혈 (Subconjunctival hemorrhage)	S05.3 H11.3	결막 봉합술 약물치료(medication)	22	
각 막 (Corneal)	각막 찢긴상처 (Corneal laceration)	S05.3	각막 봉합술	4	1
공 막 (sclera)	공막 찢긴상처 (Sclera laceration)	S05.3	공막 봉합술	4	1
	안구 찢긴상처 및 안구조직 돌출 (eyeball laceration & intraocular tissue prolapse) 안구의 찢긴상처 및 안구조직의 탈출	S05.2	각.공막 봉합술 안구내용 제거술 (Evisceration) 눈전적출술(Enucleation)	6 8 8	1 1 1
결 막	결막 이물(foreign body)	T15.1	결막 이물 제거술	1	
각 막	각막 이물	T15.0	각막 이물 제거술	1	
공 막	공막 이물	T15.9	공막 이물 제거술	2	
수정체	수정체 이물	S05.5	수정체내 이물 제거술	4	1
유리체	유리체 이물	S05.5	유리체내 이물 제거술	8	2
눈확, 안와	눈확 이물	S05.4	이물 제거술	8	2

4. 영문진단서 작성 요령

MEDICAL CERTIFICATION

Date : (M) / (D) / (Y)

To Whom It May Concern :

Name :

Date of Birth : Sex : (□ M, □ F)

Home Address :

This is to certify that above named person was examined on (M) / (D) / (Y)

with the following results :

1. Diagnosis(□ Impression, □ Conclusion) :

I.C.D : ________________

2. Treatment :

3. Duration of Treatment(□ Done, □ Proposed) :

Examined by

____

(Signature)

의료기관명칭(영문)

주 소(영문)

연 락 처(영문)

5. 맥브라이드 장해진단서 작성요령

1) 장해판정시기

(1) 염증증상이 소실된 후 최소 3개월이 경과한 때

(2) 수술 후 6개월이 경과한 때

(3) 외상성 백내장, 시신경 위축은 수상 후 1~2년 사이

(4) 뇌신경 손상에 의한 안구운동장해는 수상 후 6개월~1년 후

2) 장해판정요령

시력(원거리,근거리 교정시력), 시야, 양안운동이 필수 평가 요소이다.

(조절, 색감, 암조응장해, 변형증, 안검외반 및 내반, 토안, 유루, 사시, 외관상의 추형 등도 고려하지만 구체적인 숫자계산은 불가능하다.)

(1) 중심시력(표 1-3)

원거리와 근거리에서 나안시력과 교정시력을 측정한다.

교정시력을 기준으로 표 1-3에 의하여 중심시력의 상실율을 구한다.

(시효율 = 100 - 상실율)

(2) 시야(표 1-4)

시표는 3 mm 크기의 백색 시표를 330 mm 거리에서 보며, 무수정체안인 경우는 6 mm 크기의 시표를 사용한다. 주변에서 중심부를 향해 이동. 0도부터 시작하여 45도 간격의 8개 경선에서 얻은 시야각을 모두 더해서 시야 보유분을 구한 후 표 1-4에서 상실율을 얻어낸다.

(시효율 = 100 - 상실율)

(3) 안구운동

주변시야계 또는 중심시야계의 8개 경선에서 작은 전등을 사용하여 주시점으로부터 30도 범위(수평경선 및 시야하반부에서는 40도 까지)내에서 복시가 나타나는가를 검사한다. 중심 20도 이내에서 복시가 나타나면 효율상실을 100%로 본다. 그 보다 주위에서 복시가 나타나면 시야 상반부

표 1-3 중심시력의 상실율

원거리 시력의 효 율	근거리 시력의 효율										
	14 14	14 18	14 22	14 28	14 35	14 45	14 56	14 70	14 87	14 112	14 140
20 16	0 50	0 50	3 52	5 53	25 63	30 65	40 70	43 72	45 73	48 74	49 75
20 20	0 50	0 50	3 52	5 53	25 63	30 65	40 70	43 72	45 73	48 74	49 75
20 25	3 52	3 52	5 53	8 54	28 64	33 67	43 72	45 73	48 74	50 75	52 76
20 32	5 53	5 53	8 54	10 55	30 65	35 68	45 73	48 74	50 75	53 77	54 77
20 40	8 54	8 54	10 55	13 57	33 67	38 69	48 74	50 75	53 77	55 78	57 79
20 50	13 57	13 58	15 58	18 59	38 69	43 72	53 77	55 78	58 79	60 80	62 81
20 64	18 59	18 60	20 60	23 62	43 72	48 74	58 79	60 80	63 82	65 83	67 84
20 80	20 60	20 60	22 62	25 63	45 73	50 75	60 80	63 82	65 83	68 84	69 85
20 100	25 63	25 63	28 64	30 65	50 75	55 78	65 83	68 84	70 85	73 87	74 87
20 125	30 65	30 65	33 67	35 68	55 78	60 80	70 85	73 87	75 88	78 89	79 90
20 160	35 68	35 68	38 69	40 70	60 80	65 83	75 89	78 89	80 90	83 91	84 92
20 200	40 70	40 70	43 72	45 73	65 83	70 85	80 90	83 91	85 93	88 94	89 95
20 300	43 72	43 72	45 73	48 74	68 84	73 87	83 91	85 93	88 94	90 95	92 96
20 400	45 73	45 73	48 74	50 75	70 85	75 88	85 93	88 94	90 95	93 97	94 97
20 800	48 74	48 74	50 75	53 77	73 87	78 89	88 94	90 95	93 97	95 98	97 99

각항의 위의 숫자는 백내장 없이 시력장해가 있는 경우이고, 밑의 숫자는 백내장으로 인하여 시력장해가 있는 경우임

표 1-4 시야에 대한 효율표

전 체		상실율	전 체		상실율	전 체		상실율
상실분	보유분	(%)	상실분	보유분	(%)	상실분	보유분	(%)
0	500	0	170	330	34	340	160	68
5	495	1	175	325	35	345	155	69
10	490	2	180	320	36	350	150	70
15	485	3	185	315	37	355	145	71
20	480	4	190	310	38	360	140	72
25	475	5	195	305	39	365	135	73
30	470	6	200	300	40	370	130	74
35	465	7	205	295	41	375	125	75
40	460	8	210	290	42	180	120	76
45	455	9	215	285	43	385	115	77
50	450	10	220	280	44	390	110	78
55	445	11	225	275	45	395	105	79
60	440	12	230	270	46	400	100	80
65	435	13	235	265	47	405	95	81
70	430	14	240	260	48	410	90	82
75	425	15	245	255	49	415	85	83
80	420	16	250	250	50	420	80	84
85	415	17	255	245	51	425	75	85
90	410	18	260	240	52	430	70	86
95	405	19	265	235	53	435	65	87
100	400	20	270	230	54	440	60	88
105	395	21	275	225	55	445	55	89
110	390	22	280	220	56	450	50	90
115	385	23	285	215	57	455	45	91
120	380	24	290	210	58	460	40	92
125	375	25	295	205	59	465	35	93
130	370	26	300	200	60	470	30	94
135	365	27	305	195	61	475	25	95
140	360	28	310	190	62	480	20	96
145	355	29	315	185	63	485	15	97
150	350	30	320	180	64	490	10	98
155	345	31	325	175	65	495	5	99
160	340	32	330	170	66	500	0	100
165	335	33	335	165	67			

에서는 10% 상실로 한다. 시야 하반부에서는 직하방향에서 복시가 나타나면 20~30도 사이면 50% 상실, 30~40도 사이이면 30% 상실로 하고, 그 밖의 방향에서는 20~30도 사이면 20%, 30~40도 사이면 10%의 상실로 계산한다(그림 1-1을 참조).

예) 직하를 볼 때 20~40도 사이에서 복시가 나타나면 50+30=80%의 상실이 되고 우측에서 20~40도 사이에 복시가 있으면 20+10=30%의 상실이 된다.

(시효율 = 100 - 상실율)

(4) 시효율의 계산

① 단안의 시효율

위의 중심시력, 시야, 안구운동에 의한 시효율(%)을 각각 구한 후 곱하여 산출

(만약 이것이 10% 이하이면 완전상실로 본다.)

예) 30%(중심시력 시효율) × 40%(시야 시효율) × 30%(안구운동 시효율)
= 3.6% → 4%(소수점이하는 4사5입) → 10% 이하이므로 완전상실
즉 단안의 시효율은 0%

② 양안의 시효율

{(좋은 눈의 시효율) × 3 + (나쁜 눈의 시효율) } / 4

(만약 이것이 10% 이하이면 완전상실로 본다.)

(양안의 시력장해율 = 100 - 양안의 시효율)

③ 시력장해와 노동능력의 상실율

표 1-5참조

(시력문제에는 직업계수적용은 인정하지 않음. -마산지법 충무지원 88가합380)

표 1-5 시력장해와 전신노동능력상실율표

장해정도							
시각 %	몸전체 %	시각 %	몸전체 %	시각 %	몸전체 %	시각 %	몸전체 %
0	0	23	22	46	43	69	65
1	1	24	23	47	44	70	66
2	2	25	24	48	45	71	67
3	3	26	25	49	46	72	68
4	4	27	25	50	47	73	69
5	5	28	26	51	48	74	70
6	6	29	27	52	49	75	71
7	7	30	28	53	50	76	72
8	8	31	29	54	51	77	73
9	8	32	30	55	52	78	74
10	9	33	31	56	53	79	75
11	10	34	32	57	54	80	76
12	11	35	33	58	55	81	76
13	12	36	34	59	56	82	77
14	13	37	35	60	57	83	78
15	14	38	36	61	58	84	79
16	15	39	37	62	59	85	80
17	16	40	38	63	59	86	81
18	17	41	39	64	60	87	82
19	18	42	40	65	61	88	83
20	19	43	41	66	62	89	84
21	20	44	42	67	63	90~100	85
22	21	45	42	68	64		

	시각의 장해	몸전체의 장해
한눈시력완전상실	25%	24%
양눈시력완전상실	100%	85%

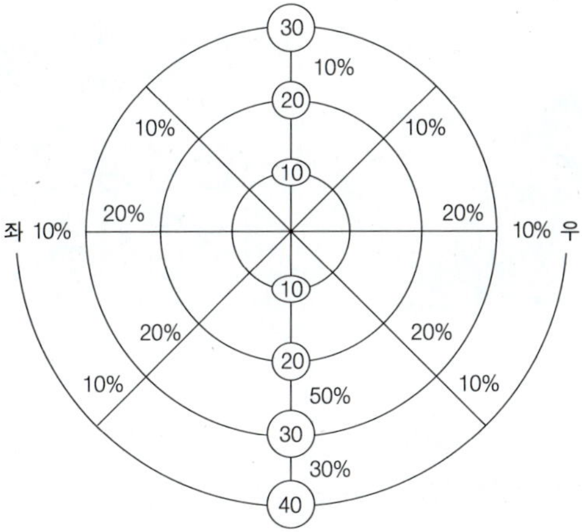

그림 1-1 안구운동에 대한 시효율표

Catholic University of Korea 임상진료지침

02 안성형 응급실 내원환자의 처치

Ophthalmology

1. Blow-out Fracture

- Sign : ecchymosis & swelling of lids, proptosis, impaired ocular motility
- Workup : CT scan(coronal & axial)
  slit lamp exam
  fundus exam
- If there is wall fx. : ice pag, systemic antibiotics, avoid nose bowing

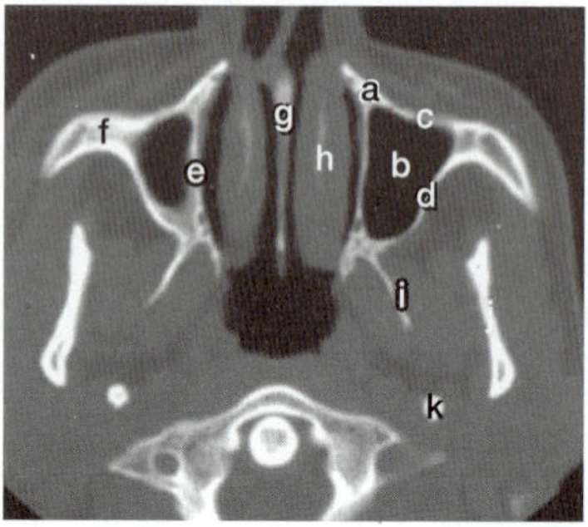

그림 2-1 AXIAL CT, low mid-face

A : nasal process of maxilla
B : maxillary antrum(sinus)
C : anterior wall, antrum
D : posterolateral wall, antrum
E : medial wall antrum(lateral wall, nostril)
F : malar eminence
G : nasal septum
H : turbinate
I : lateral plate, pterygoid bone
J : ascending ramus, mandible
K : styloid process

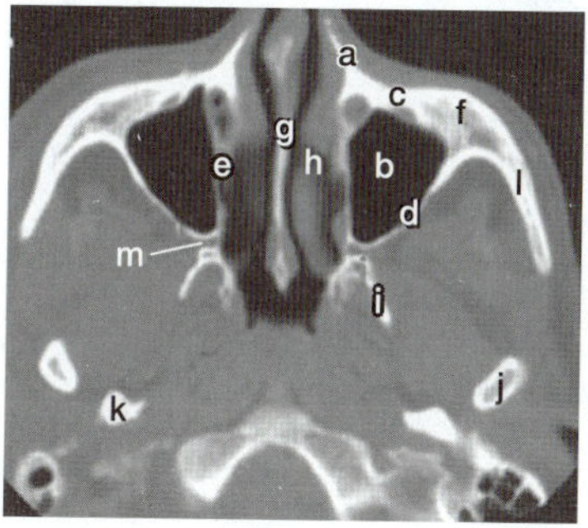

그림 2-2 AXIAL CT, mid-maxillary sinus

A : nasal process, maxilla
B : maxillary antrum
C : anterior wall, maxillary antrum
D : posterolateral wall, maxillary antrum
E : medial wall, maxillary antrum
F : malar eminence
G : nasal septum
H : turbinate
I : pterygoid bone
J : condyle, mandible
K : styloid process
L : zygomatic arch
M : pterygo-maxillary fissure

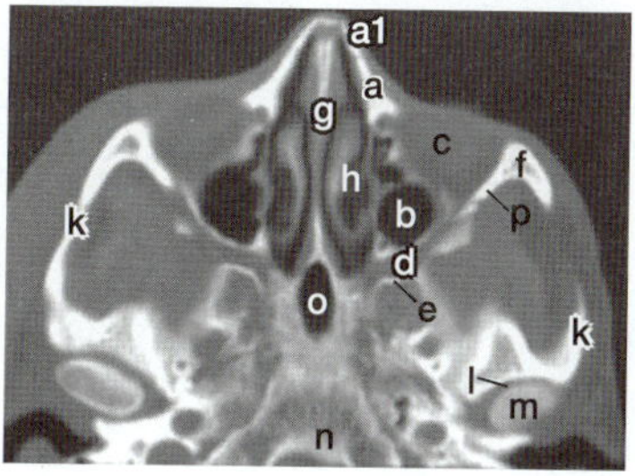

그림 2-3 AXIAL CT, inferior portion of orbits

a1 : nasal bone
A : nasal process, maxilla
B : superior aspect, maxillary antrum
C : inferior portion of orbit
D : inferior orbital fissure
E : base of greater wing of sphenoid
F : malar eminence
G : nasal septum
H : superior turbinate
K : zygomatic arch, temporal process
L : tempo mandibular joint
M : condyle, mandible
N : clivus
O : sphenoid sinus
P : posterior orbital wall

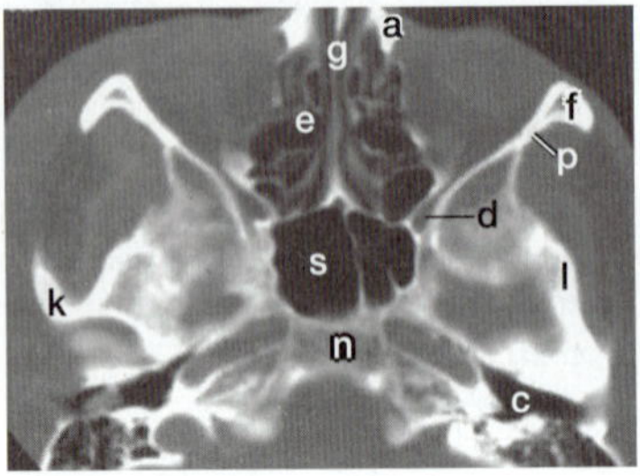

그림 2-4 AXIAL CT, mid-orbit

a : nasal bone
C : external auditory canal
D : inferior orbital canal
E : ethmoid sinus
F : lateral rim, orbit
G : nasal septum
K : zygomatic arch
L : temporal bone, squamous part
N : clivus
S : sphenoid sinus
P : lateral wall, orbit

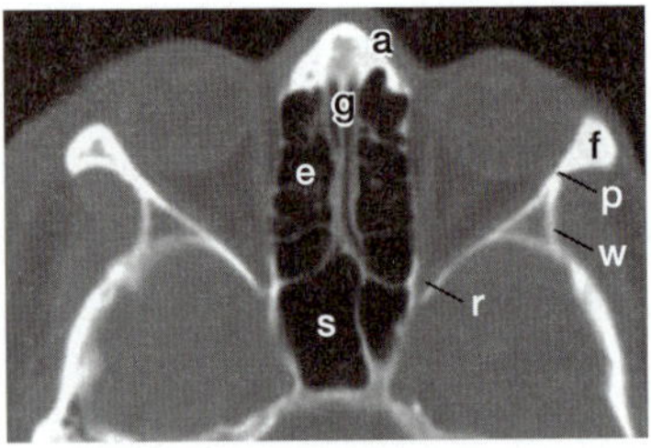

그림 2-5 AXIAL CT, superior orbit

A : nasal bone
E : ethmoid sinus
F : lateral rim, orbit
G : nasal septum
P : lateral wall, orbit
w : greater sphenoid wing
l : squamosa of temporal bone
r : optic canal
s : sphenoid sinus

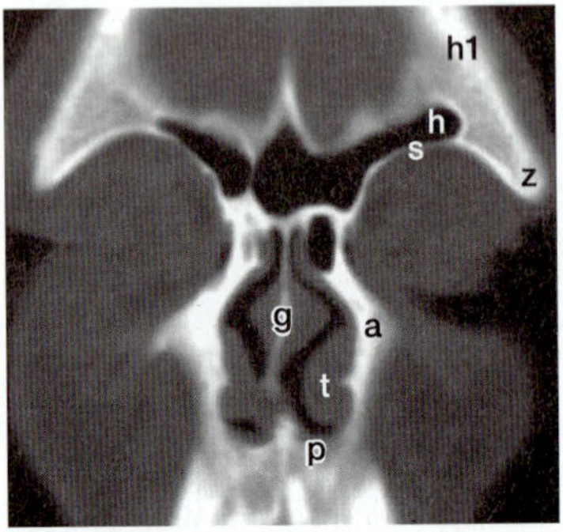

그림 2-6 CORONAL CT

A : nasal process of maxilla
E : ethmoid sinus
G : nasal septum
H : frontal sinus
h1 : frontal bone
p : hard palate
S : superior orbital rim
T : turbinate
Z : zygomatic process of frontal bone

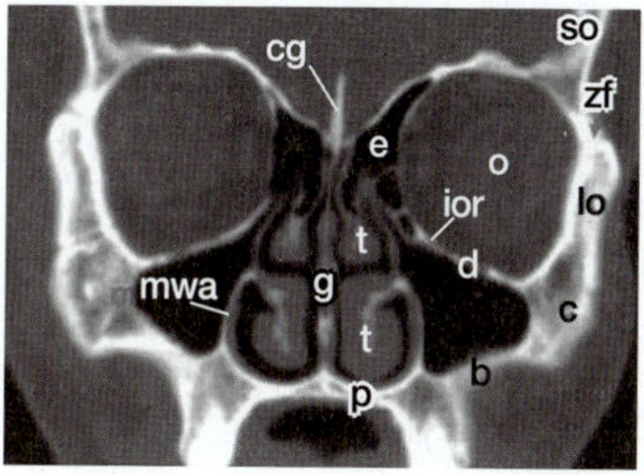

그림 2-7 CORONAL CT

Cg : crista galli
So : superior orbital rim
Zf : zygomatico frontal suture
Lo : lateral orbital rim
B : anterolateral wall, antrum
Ior : inferior orbital rim
D : inferior orbital foramen
C : malar eminence
G : nasal septum
P : hard palate
Map : maxillary alveolar process
T : turbinate
Mwa : medial wall, antrum
E : ethmoid sinus
O : orbit

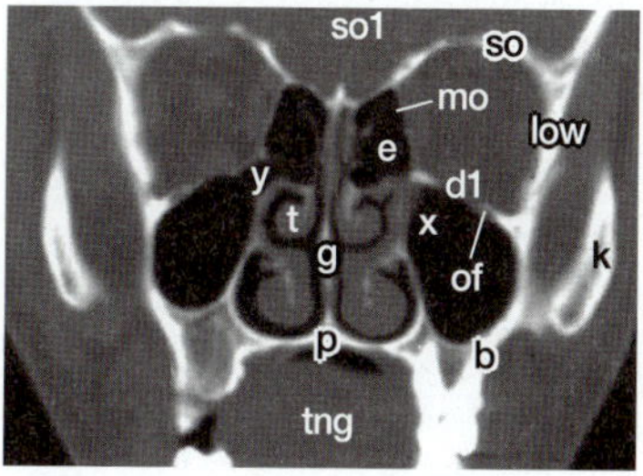

그림 2-8

so1 : supra-orbtial foramen
so : superior orbital rim
mo : medial orbital wall
low : lateral orbital wall
e : ethmoid sinus
d1 : intra orbital groove
of : orbital floor
k : zygomatic arch
b : anterolateral wall, antrum("friendly line")
p : hard palate
tng : tongue
g : nasal septum
t : turbinate
x : superomedial aspect, antrum
y : anomalous ethmoid air cell

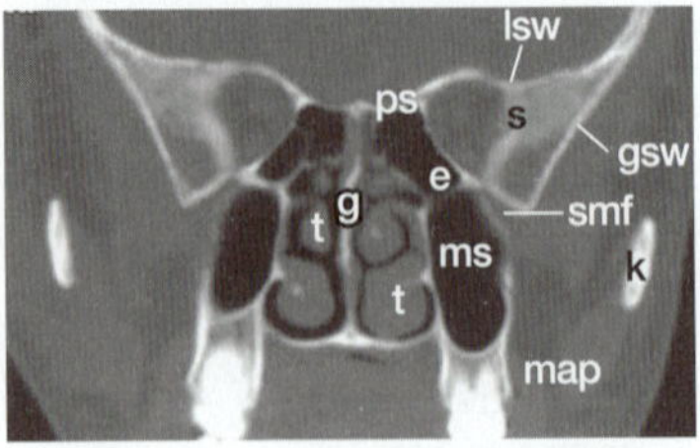

그림 2-9

ps : planum sphenoidale
lsw : lesser sphenoidal wing
s : sphenoid bone
g : nasal septum
t : turbinate
gsw : greater sphenoidal wing
e : ethmoid sinus
smf : sphenomaxillary fissure
ms : maxillary sinus
k : zygomatic arch
map : maxillary alveolar process

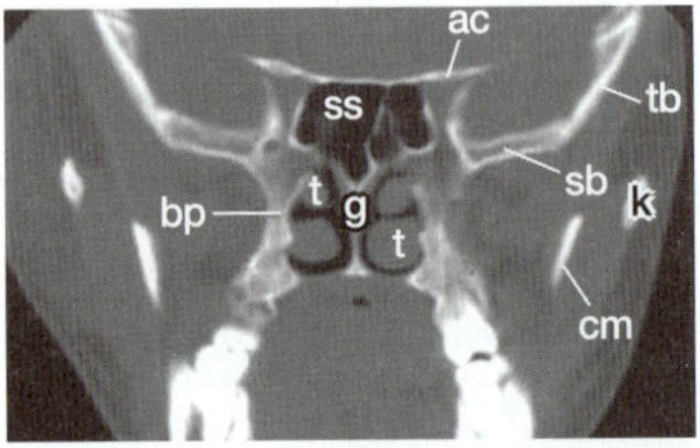

그림 2-10

Ss : spenoid sinus
Ac : anterior clinoid process
Sb : sphenoid bone
tb : temporal bone
k : zygomatic arch
co : coronoid process, mandible
bp : body, pterygoid bone
t : turbinate

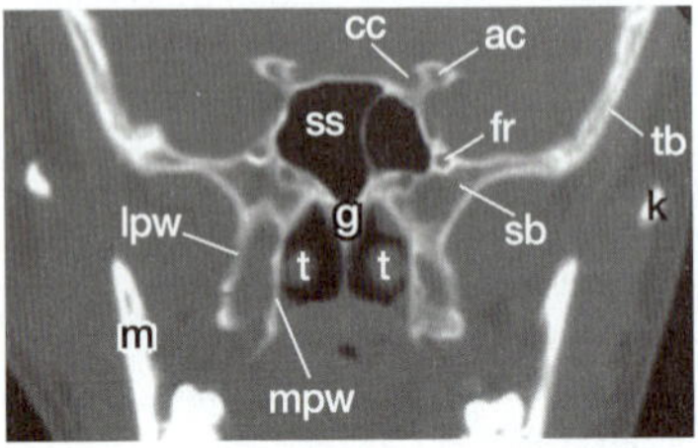

그림 2-11

ss : sphenoid sinus
cc : carotid canal
ac : anterior clinoid
fr : foramen rotundum
tb : temporal bone
sb : sphenoid bone
lpw : lateral pterygoid wing
mpw : medial pterygoid wing
m : mandible
k : zygomatic arch
g : nasal septum
t : turbinate

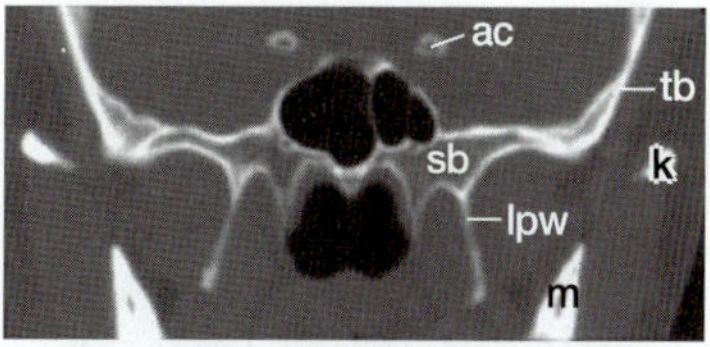

그림 2-12
Ac : anterior clinoid
Sb : sphenoid bone
Tb : temporal bone
K : zygomatic arch
Lpw : lateral pterygoid wing
m : mandible

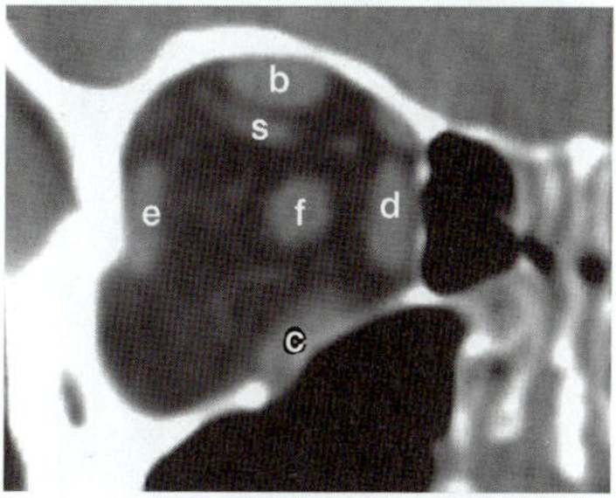

그림 2-13 **Orbital Anatomy, coronal CT(Behind globe)**
B : superior rectus muscle
C : inferior rectus muscle
D : medial rectus muscle
E : lateral rectus muscle
F : optic nerve
S : superior orbital vein

2. Traumatic optic neuropathy

1) CT상 optic canal evaluation(그림 2-14)

(reference : Radiology of the orbital apex Australasian Radiology(1999) 43, 294-302)

2) tx : megadose IV pulse(그림 2-15)

30 mg/kg로 H-SMV를 loading하고 6~8시간 내에 1g/day로 3일 IV pulse 사용(도상희 protocol : 논란의 여지가 많아 꼭 이렇게 사용하지는 않음) cf) 아이들의 경우는 15~30 mg/kg로 IV pulse 3일간 시행함

3. Lid Laceration

- clean & debridment foreign material

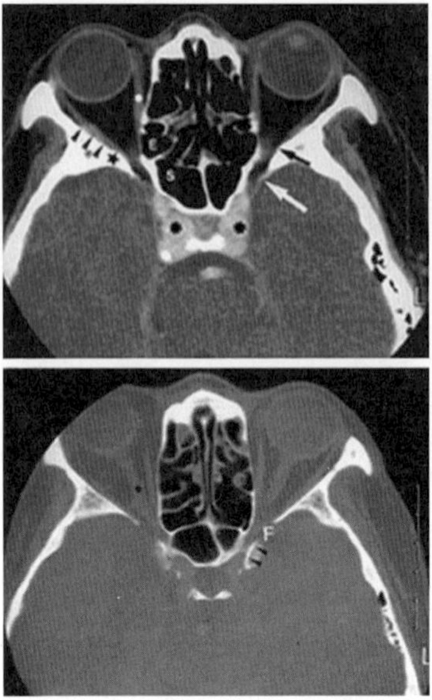

그림 2-14 CT상 optic canal evaluation

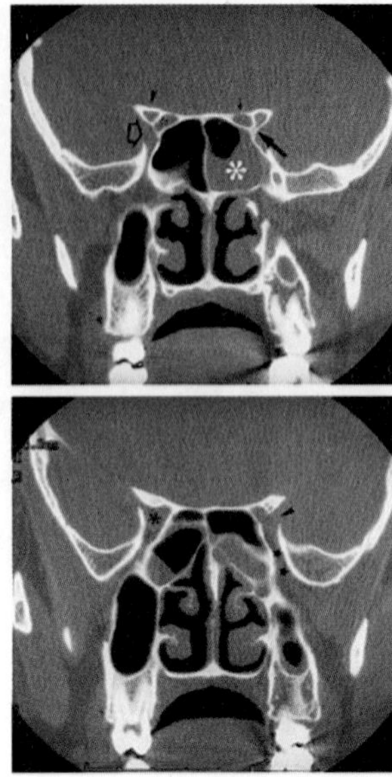

그림 2-15 tx : megadose IV pulse

- tetanus prophylaxis
- suture

(1) laceration with canalicular involvement

® 억지로 S&P시도 하려고 하지 말 것, no further injury

: general 하에 silicone tube intubation

(2) levator function test → ptosis → repair elevator aponeurosis

(3) lacerations involving the lid margins(through & through laceration)

: repaired in layers(tarsus, subcutaneous tissues/orbicularis muscle, skin)

: skin repair 순서 grey line → mucoepidermoid junction → lash line

Catholic University of Korea 임상진료지침

03 전안부 응급실 내원 환자의 처치

Ophthalmology

1. Hyphema

Symptom : Ocular pain, blurred vision, history of blunt trauma

Sign : Blood in anterior chamber

- Grade 1 : 1/3 미만 출혈
- Grade 2 : 1/2
- Grade 3 : near total
- Grade 4 : total(흑색 전방출혈)

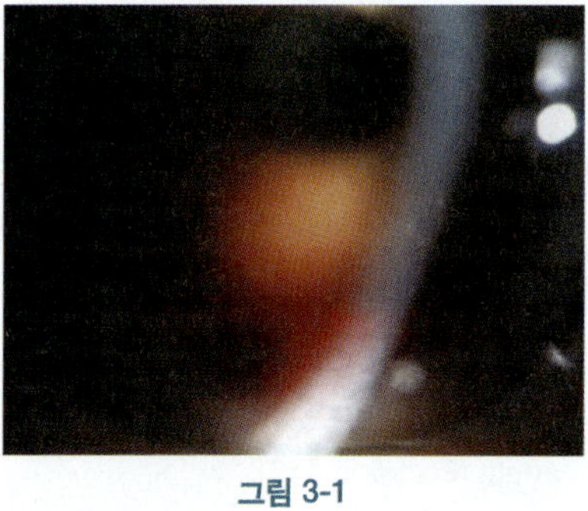

그림 3-1

Work up

1) Hx.

- Mechanism of injury - force & direction, nature
- Approximate time & day of injury
- Time of visual loss
- If any use of protective goggles
- Anticoagulant properties의 medication 여부
- Family history of sickle cell disease/trait

2) Complete ocular exam

- external & periocular exam
- percentage, extent, location of clots
- measure IOP
- Fundus exam

3) Orbit CT, B-scan

Treatment

1) ABR c 30° head elevation : 재출혈 : 혈전 용해 시기 2~5일
2) Eye shield apply
3) lab : recurrent rebleeding → factor assay + protein C, S
4) Rx) Transamine® 6T#3(Tranexamicacid)sig.PO
   심하면 iv로 주기도 함
5) Rx) Ocumetholone(fluorometholone) qid(traumatic iritis)
   ACreaction정도에 따라 O-FM 외에 O-LON, O-HC를 사용 할 수 있음
6) Rx) O-2HOM(homatropine 2%) tid(traumatic iritis)
7) IOP f/u
8) fundus exam. : vitreous hemorrhage, R. tear 유무
9) gonioscopy : angle recession 확인

Ⓡ 원칙적으로 2~3주 후에 시행

10) B-scan(Fundus 확인 가능하면 굳이 확인 할 필요 없음)

11) Orbital CT & AP, Lat

: 경험상 대부분의 경우 시행 할 것, 의외로 동반된 microfracture가 많음

Surgical Indication for Hyphema

1) 안압 상승 : 50 이상으로 5일 이상 지속시, 35 이상으로 7일 이상 지속시
2) 각막혈액 침착
3) 전체전방출혈이 5일 이상 지속되거나 커다란 혈액응고가 10일 이상 지속시 Total hyphema 5일 이상 지속시

High risk of poor outcome

1) Poor VA at presentation(< 0.1)
2) Sickle cell dz/ trait with increased IOP
3) Medically uncontrolled increased IOP
4) Large initial hyphema size(> 1/3 AC)
5) Recent aspirin, NSAIDs use
6) Delayed presentation to the ophthalmologists
(delayed visual deterioration, pain d/t rebleeding)

2. Chemical Burn

알칼리 화상 : 암모니아, 양잿물, 염화칼륨, 염화 미그네슘, 석회

산 화상 : 황산, 불화수소산, 질산, 초산

알칼리 화상이 안구내로 침투하므로 더 심한 안손상

윤부손상정도와 각막혼탁 정도를 평가 - Limbal ischemia를 꼭 확인

1) irrigation
2) Debriment of necrotic tissue

3) prophylactic antibiotics : O-LVF(Cravit, levofloxacin) qid
4) steroid ; O-LON(Predforte, prednisolone acetate 1%) qid ~ q2hr
5) O-2HOM(homatropine 2%) tid
   (산동시 phenylephrine은 쓰지 말 것 - vasoactive)
6) Artificial eye drop
7) Vit C po
8) oral pain killer
9) antibiotics po
10) Consider T- lens
   수술 : 각막이식, 인공각막 이식
   - 각막이식 : 안구내 염증반응 완전소실 1~2년 후
   - 윤부이식 : 화상의 범위가 각막의 표층에 국한된 경우

3. Corneal Abrasion

History taking

injury from fingernail, tree branch에 의한 것은 pressure patch 피하는 것이 좋다.

Treatment

1) pressure patch for 24 hours
2) O-LVF or O-OF(Ofloxacin) or O-TOB(Tobramycin, children) qid-q2hr
3) O-OFO(Ofloxacin ointment)qhs
4) Steroid eyedrop은 피할 것(epithelial healing 지연)
5) Artificial eyedrop

F/U : epithelial defect healing 될 때까지, infection(infiltration) 여부 관찰하면서….

4. Recurrent Corneal Erosion Syndrome

Cause

1) previous traumatic abrasion
2) corneal dystrophy : lattice, Reis-Buckler's, macular, granular, Meesman's dystrophy
3) systemic disease : DM
4) others : bullous keratopathy

Diagnosis

· Hx. of previous trauma; episodes of pain on awakening
· Slit lamp exam : epithelial defect under F-dye stain
wrinkling of loosely adherent epithelium

Medical Treatment

1) Hyperosmotic lubricants : sodium chloride 5%
2) Patching with lubricant & antibiotic agents and Bandage Lenses

Surgical Treatment

1) Debridement and Superficial Keratectomy
2) Anterior Stromal Puncture(Epithelial Reinforcement)
Multiple shallow penetrations through epithelium into anterior stroma with 20G needle except pupillary space → forming tiny scarring attachments → improve epithelial adhesion
3) YAG Laser Procedures
Nd : YAG laser photo-induced adhesion
expensive
4) Excimer Phototherapeutic Keratectomy(PTK)
removal of epithelium → treatment of Bowman's layer with excimer laser

5. Globe Perforation

Seidel test(-), iris incarceration(-), FB(-), A/C collapse(-), wound margin sharp →

T-lens apply + eye drop anti.

- AC depth를 반대쪽과 항상 비교할 것
- EOM limitationcheck-(Rupture된 쪽으로 가장 심함) : 지나치게 검사하지 말 것
- charting정확히 하려고 지나친 검사를 하면 rupture를 악화시킴 ®No touch
- 안구적출 가능성 및 반대측 눈 교감성 안병증 가능성 항상 설명 할 것
- cilia cut은 일단 하지 말고 Operator와 상의할 것
- OP시 culture set가 필요할 수 있으므로 항상 준비할 것

1) NPO, lab
2) eye shield apply & noeyedrop
3) simple plane X-ray : foreign bodies
4) Orbital CT c coronal view
5) IV Antibiotics & THGV
   (Will' seyemanual에 따르면 W-CFZV, W-VCMV, W-CFV, W-GMV를 처방)
6) IOL measure(Fellow eye)

6. Subluxated or Dislocated Lens

Cause

trauma(M/C), Marfan syndrome, homocystinuria, Weill-Marchesani syndrome, acquired syphilis, congenital ectopia lentis, aniridia.

- Subluxation : partial disruption of zonular fibers - ture emergency 아님
- Dislocation : complete disruption of zonular fibers - 전방으로 수정체가 이탈된 경우 응급수술이 필요할 수 있음

Symptoms and Signs

Decreased vision, double vision

Angle closure glaucoma(pupillary block), marked astigmatism, asymmetry of the anterior chamber depth

Treatment

1) lens dislocated into anterior chamber

(1) Pupil dilation → supine position → lens into the posterior chamber by head manipulation, indent cornea after topical anesthesia with Zeiss gonioprism or a cotton swab → lens is repositioned in the posterior chamber → constrict the pupil with pilocarpine

(2) surgical removal of lens : if treatment described previously fails or recurrent dislocations

2) lens dislocation into the vitreous

Lens capsule intact : observation

Lens capsule broken : lensectomy through pars plana

3) Subluxation

Observation

4) Pupillary block : PI

7. Herpes Zoster Ophthalmicus

reactivation of VZV in the Trigeminal ganglion

- causative factors : alteration of the immune system, trauma, increasing age, cell mediated immunity ↓

- ocular complication of HZO : via the ciliary nerves

Signs and symptoms

- skin vesicles of upper eyelid, forehead, superior conj : frontal n.
- skin of both lid and the tip of the nose, conjunctiva, sclera, cornea, iris, choroids : nasociliary N
- Hutchnson' s sign
- vesicles at the side of the tip of the nose
- indicator of future ocular involvement
- 76% chance of ocular Cx

1) Ophthalmic complications

- Lid : lid edema, maculopapular rash, lid vesicles
- Conjunctiva : chronic hyperemia or a papillary or follicular reaction
- transitory vesicle, conjunctival scarring, symblepharon
- Cornea : punctate epithelial keratitis, Pseudodendrite
- anterior stromal infiltrates, Keratouveitis/endotheliitis, Serpinginous ulceration
- sclerokeratitis(limbal vascular keratitis), Corneal mucous plaques, Disciform keratitis, Neurotrophic keratopathy, Exposre Keratopathy, interstitial keratitis/lipid keratopathy
- Scleritis, episcleritis
- Uveitis
- Glaucoma
- LOM due to cranial nerve palsies
- Zoster optic neuritis : ischemic vasculitis
- Perivasculitis and vasculitis in retina
- Central retinal vein or central retinal artery occlusion, ischemic

retinitis
- Multifocal choroiditis, Acute retina necrosis
- PORN(progressive outer retinal necrosis)

2) Neurologic complication
- acute neuralgia, Postherpetic neuralgia
- encephalitis, cerebral infarction

Medical therapy of VZV infection
- high dose oral acyclovir(800 mg five times a day)
  : ↓ pseudodendritic keratopathy, stroma keratitis and iritis
  Or Famcyclovir : 500 to 750 mg three times a day
- Corneal pseudodendrite, SPK, neurotrophic keratitis : preservative free artificial tears
- Immune stromal keratitis : topical steroid(prednisolone acetate 1%, q1-6 h)
- Uveitis : topical steroid + cycloplegic
- Retinitis, choroiditis, optic neuritis, cranial n. palsy : acyclovir 5-10 mg/kg i.v., q8h for 1 week + prednisone 60 mg p.o. for 3 days tapering over 1 week
- Increased IOP : antiglaucoma medications

8. Herpes Infectious Epithelial Keratitis

Cause : by reactivation of HSV

Sx. : photophobia, pain, thin & watery discharge, decreased vision

Clinical manifestations

1) small vesicles in epithelium
2) dendritic ulcer

3) geographic ulcer : enlarged or widened dendritic ulcer
4) marginal ulcer : active viral disease, accompanying by blood vessels proximity to limbus
   central dendritic ulcers보다 증상이 심하다.
   topical corticosteroid after initiation of topical antivirals

Treatment

1) Consider physical debridement of ulcer with sterile cotton-tipped applicator
2) topical antivirals
   Trifluridine 1% q2hr for 10 to 14 days
   Vidarabine 3% oint five times/day for 10 to 14 days : alternative, 소아
   → tapering
3) topical cycloplegics : severe photophobia, ciliary spasm
4) Broad-spectrum antibiotics
5) topical steroid ; only if severe stromal inflammation coexist
6) preservative free artificial tears
7) primary herpes : oral acyclovir 200~400 mg p.o. five times per day for 1~2 weeks
8) oral acyclovir for long-term prophylaxis(oral acyclovir 400 mg twice a day)

Catholic University of Korea 임상진료지침

04 녹내장 응급실 내원환자의처치

Ophthalmology

1. 급성 폐쇄각 녹내장(Acute Angle Closure Glaucoma)

1) 원인

갑작스런 방수 유출로의 폐쇄가 원인이다.

2) 증상 및 징후

(1) 안구통증, 전액통, 시력저하, halos, 오심/구토

(2) 결막충혈

(3) 각막 미세 부종

(4) 전방깊이감소, 경한 전방내 염증

(5) 중등도 동공산대, 동공 불빛 반사 감소, iris bombe

(6) Gonioscopy로 전방각이 270° 이상 막힌 것 확인

- 백내장이 심할 경우 항상 pharcomorphic glaucoma의 가능성 염두에 두어야 한다.
- Pilocarpine으로 축동시키기 전에 미리 시신경유두를 검사해 둔다(반대쪽 눈과 비교해서 cupping 심하면 시신경 손상일 가능성이 크다).

3) 치료

(1) IV mannitol : 급작스럽게 전신혈류가 감소하면서 심기능의 이상이 올 수 있으므로 EKG를 확인한 후 투여하도록 하며, 중증 심질환의 과

거력이 있는 환자는 심장내과와 협진하여 투여를 결정하도록 한다.

(2) 경구용 탄산탈수효소 억제제(acetazolamide 3T #3, metazolamide 3T #3)

(3) MTMT(Maximum Tolerable Medical Treatment)

① 탄산탈수효소억제제(Dorzolamide, Brionzoolamide)

② 베타차단제(Timolol, betzxolol, levubonolol, etc.)

③ 알파길항제(Brimonidine)

④ Prostaglandin analogues(Travoprost, Latanoprost, Bimatoprost)

(4) 점안 부신피질호르몬제제

- 초기에 1% rimexolon 또는 1% predinisolone 점안
- 이후 0.1% fluorometholone qid 로 대체

(5) 안압,염증 하강시 2% pilocarpine qid

(6) laser iridotomy

- 급성 발작 초기에 안압이 높을 때는 pilocarpine의 축동효과가 잘 발현되지 않는다. MTMT로 안압을 충분히 떨어뜨리고 점안 부신피질호르문제로 염증을 조절하면 laser iridotomy를 위한 축동을 일으키는데 효과적이다. 축동을 위해 pilocarpine을 과다하게 자주 점안하는 것은 pilocarpine의 독성 및 전신 부작용을 일으킬 수 있으므로 주의하여야 한다.
- 약제효과가 떨어져 laser를 시행하기 전에 다시 안압이 상승하면 두 번째 MTMT에 잘 반응하지 않는 경우가 있으므로, 일단 처음 MTMT로 안압이 떨어져 축동이 유도되고 각막부종이 사라지면 가능한 한 빨리 laser iridotomy를 해주어야 한다.
- 신장기능이 좋지 않아 acetetazolamide 대신 metazolamide를 투여하기로 한 경우에는 반드시 Steven-Johnson 증후군의 가능성을 경고한 후 투여하여야 하며, metazolamide가 대사되는 간의 기능이 정상인 것을 확인한다.

2. 녹내장모양체염발증(Glaumacocycliic Crisis ; Posner-Schlossman Syndrome)

1) 특징

젊은 성인이나 중년층에서 주로 단안에 발생하며, 급격한 안압상승에 비해 상대적으로 경미한 증상과 전방내염증을 특징으로 하는 질환이다.

2) 증상 및 징후

(1) 경미한 안통과 시력감소가 있을 수 있으며, 과거에 비슷한 증상이 나타난 경험이 있는 경우가 많다.

(2) 경미한 결막 충혈 - 일명 white eye disease라고 할 정도로 안압상승에 비해 충혈이 심하지 않다.

(3) 급격한 안압상승(40~60 mmHg)

(4) 개방각

(5) 경미한 전방내 염증 반응

3) 치료

(1) 안압하강제

① 점안 항녹내장 안약 : 베타차단제(timolol, betaxolol), 알파길항제(brimonidine, apraclonidine), 탄산탈수효소억제제(dorzolamide, brinzolamide)

② 경구용 탄산탈수효소억제제(acetazolamide, metazolamide) : 점안약으로 안압하강이 충분하지 않다면 추가해볼 수 있다.

③ 필요하면 iv mannitol을 투여한다.

(2) 점안부신피질호르몬제제(1% prednisolone acetate, qid)

(3) 점안 조절마비제 : 증상이 심한 환자라면 투여하는 것이 좋다.

- iridocyclitis가 원인이고 herper virus 감염이 관련되어 있다고 하는 연구가 있으므로 prostaglandin analogue 계열의 약제는 사용을 자제한다.

- MTMT로도 조절되지 않아 섬유주절제술까지 필요한 경우도 있다.

3. 수정체용해녹내장(Phacolytic Glaucoma)

1) 원인

용해된 수정체 단백질이 수정체낭을 통과하여 전방내로 나와 섬유주를 폐쇄시켜 안압이 상승하게 된다. 주로 성숙백내장을 가지는 노인에게서 많이 생긴다.

2) 증상 및 징후

(1) 안통, 충혈, 시력감퇴

(2) 각막부종

(3) 과성숙 또는 성숙백내장을 보이며 수정체낭의 손상은 없다.

(4) 전방내 백혈구보다 크고 진주빛 광택을 가지는 유백색의 수정체 단백질이 관찰된다. 전방축농처럼 보이기도 한다(pseudohypopyon).

(5) 안압 상승

(6) 개방각

3) 치료

(1) 항 녹내장 약물로 안압을 하강시킨다. Reduce IOP

(2) 전방내 염증 치료 : 점안부신피질호르몬제제, 점안 조절마비제제

(3) 24~36시간 내에 백내장 수술을 시행한다. 백내장적출이 궁극적인 치료이다.

Catholic University of Korea 임상진료지침

05 Ophthalmology 망막 응급실 내원 환자의 처치

1. Optic neuritis

an inflammatory, infective or demyelinating process affecting the optic nerve

(1) Symptom

① loss of vision : usually unilateral, may be subtle or profound

② 18~45세

③ Orbital pain : especially with eye movement

④ loss of color vision : dyschromatopsia

⑤ antecedent flulike viral syndrome

(2) Sign

① RAPD(Relative afferent pupillary defect)

② decreased color vision

③ visual field defect

④ impaired contrast sensitivity

(3) Work up

① Brain and orbit MRI : Multiple Sclerosis 가능성 의심되면 neurology consult(CSF study, brain, orbital MRI)

② Hx : 환자의 나이, visual loss onset의 rapidity, previous episode, pain with eye movement

③ Complete ophthalmic and neurologic examination

④ Color vision evaluation

⑤ Check BP

⑥ Visual field test : 특히 중심부위의 generalized depression, cecocentral scotoma

⑦ VEP

⑧ Optic disc : Normal or Swollen

Ⓡ Disc와 post.pole은 non-dilatating상태에서 확인할 것

Ⓡ Optic neuritis 의심되는 환자에게서 산동은 신중히 할 것

VEP, ERG검사를 위해서 라면 어쩔 수 없지만 산동시 RAPD를 없애버림 RAPD는 F/U시에도 중요한 지표임.

(4) Treatment

- Pulsed IV steroid

- 성인 : methylprednisolone 1g/day IV for 3 days
  prednisone 1 mg/kg/day POfor 11 days
  taper of prednisone PO

- 소아 : Methylprednisolone 10~30 mg/kg/day for 1 week
  taper of prednisone PO

- Acute Optic Neuritis의 치료방침

① 전형적인 시신경염의 양상을 보이는 경우 CXR, blood test, lumbar puncture 등의 검사는 필요치 않다. 전형적인 시신경염이란

- young adult
- 1주내에 진행되는 갑작스러운 시력상실이 눈을 움직일때의 안통 동반
- 1개월내에 시력이 호전되며
- 시신경은 부었거나 정상이며

- 유리체 염증소견은 미비하며
- 시신경염을 일으킬만한 다른 전신질환이 없는 경우

② standard dose의 oral prednisolone만으로 치료하는 것은 피하라.
   Ⓡ 재발의 가능성을 증가시킨다.

③ MS(multiple sclerosis)의 발생 가능성을 대비하기 위하여 MRI를 시행하라.

④ IV steroid는 brain MRI상 multiple signal abnormality가 있거나(MS), 양안 심한 시력저하, 환자가 빠른 시력회복을 원하는 경우 부작용에 대하여 충분한 설명을 하고 사용해야한다.

- DDx of optic neuropathy(표 5-1)

2. Traumatic optic neuropathy

(1) Symptom : Decreased VA after traumatic injury

(2) Sign : RAPD(+/+), Decreased color vision, visual field defect, optic disc avulsion / pallor

(3) Etiology

① Shearing injury from blunt trauma
② Compression of n.(by bone, hemorrhage, edema)
③ Laceration of n.(by bone, intraorbital FB)

(4) Work up

① Complete ocular Ex : pupillary evaluation
② Color vision test
③ Visual field by confrontation
④ Brain / Orbit CT, B-scan
⑤ Disc OCT to find RNFL defect

표 5-1 DDx of optic neuropathy

	non-arteritifc AION	arteritic AION	optic neuritis	pseudotumor cerebri(idiopathic intracranial HiBp)
V/A?	mild - severe	severe	moderate - severe (progressive)	rare(10-25%)
fellow eye disc	25 - 40% swelling - diffuse, often segmental	65 -75% swelling - diffuse, often segmental	20% normal - retrobulbar papillitis(25%)	bilateral disease papilledema
sysemic condition	hyperension-50% DM - 25%	fever, myalgia, jaw claudication, weight loss	MS	obesity, COPD, middle ear disease, steroid use Hx.
age	60 - 65	70 - 80	15 - 50	20s
ESR		〉80 mm/h (Westergreen)		
sex	M = F	M : F = 2 : 1	M ? F	90% F 19/10.000 in obese pregnant women
pain	No	temporal headache, myalgia	ocular pain - eye movement	severe headache
pupil	RAPD	RAPD	RAPD	normal
VF	altitudinal	altitudinal	central, cecocentral	enlarged blind spot
steroids	no response	oral	IV	no-rebound phenomenon
prognosis	poor	poor	good(95%)	good

(5) Treatment : depends on type of traumatic optic neuropathy

① if compression(+) : decompression is needed.

② if optic n. head avulsion or intraorbital optic n. laceration(+)
: no treatment

③ if post. indirect traumatic optic neuropathy(+)
: treatment is controversial
à No proven benefit of megadose corticosteroid IV therapy

④ F/U : Daily evaluation of VA, pupillary reaction, color vision

3. Commotio retinae

(1) Symptom : Decreased VA, Hx. of recent ocular trauma

(2) Sign : Confluent area of retinal whitening

(3) Differential Diagnosis

① Retinal detachement

② BRAO : whitening of the retina with edema along distribution of artery

③ White without pressure

(4) Work up : Fundus examination - scleral depression should be performed.

(5) Treatment : No treatment is required

(6) F/U : Fundus Ex. must be repeated in 1~2 weeks.
Warning of retinal detachment Sx

4. PVD(Posterior vitreous detachment), Photopsia, and Floater

(1) Symptom : floaters, blurred vision, flashes of light

(2) Sign : "Weiss ring", opacities float within the vitreous, vitreous hm.

(3) Work up

① Hx : light sparks, new floaters

② ocular examination

- 특히 indirect ophthalmoscopy 이용한 망막 검사

③ Slit lamp examination : ant.vitreous내 pigmented cells

(4) Tx : Observation, acute retinal break 있다면 laser 또는 cryotherapy

(5) DDx : retinal break, retinal tears, avulsion, vitreous hemorrhage, retinal detachment, vitritis, migraine

※ photopsia

- caused by traction on the retina at sites of vitreoretinal adhesion
- maybe induced by eye movements and is more noticeable in dim illumination

5. Retinal break

dynamic vitreoretinal traction에 의해 발생

(1) Sx : Acute - flashes of light, floaters, blurred vision
Chronic - asymptomatic

(2) Sign : full-thickness retinal defect, usually seen in the periphery

(3) Work up

① Complete ocular exam

② Slit lamp examination with a fundus contact lens

(4) Tx : laser therapy, cryotherapy, or scleral buckling surgery is required within 24~72hrs for acute retinal breaks

6. Retinal detachment

1) RRD(Rhegmatogenous RD)

occurs secondarily to a full-thickness defect in the sensory retina, which permits SRF derived from synchitic vitreous gel to gain access to the subretinal space.

(1) Sx : flashes of light, floaters, curtain or shadow moving over the field of vision, peripheral or central visual loss

(2) Sign : elevation of retina from the RPE by fluid in the subretinal space due to full-thickness retinal break

2) ERD(Exudative RD)

SRF derived from the choriocappillaris gains access to the subretinal space through damaged RPE

(1) Sx : visual loss or visual field defect

(2) Sign : Serous elevation of the retina with shifting subretinal fluid, No break

3) TRD(Tractional RD)

sensory retina is pulled away from the RPE by contracting vitreoretinal membranes

(1) Sx : visual loss or visual field defect, or asymptomatic

(2) Sign : detached retina appears concave with a smooth surface

(3) Work up

① Indirect ophthalmoscopy

② Scleral indentation

③ Goldmann triple-mirror examination

④ Indirect slit lamp biomicroscopy

⑤ B-scan ultrasonography

4) Treatment of RD

(1) acute RRD or TRD that threatens the fovea : ABR until surgical repair

(2) surgical options : laser photocoagulation, cryotherapy, pneumatic retinopexy, vitrectomy, scleral buckle

(3) all RRD that do not threaten fixation, macula-off RD, or TRD that involve macula : within a few days

(4) ChronicRD : within1week

(5) ERD : underlying condition(choroidal tumors, retinoblastoma, Harada disease, post.scleritis, subretinal neovascularization, malignant HTN) 치료

(6) DDx : degenerative retinoschisis, choroidal detachment, uveal effusion syndrome

7. Intraocular foreign body

(1) Sx : Ocular pain, decreased VA, diplopia, Hx. of trauma

(2) Sign : Detectable corneal / scleral perforation site
microcystic(epithelial) edema of pph. cornea,
Iris transillumination defect, Irregular pupil,
vitreous hemorrhage, AC/PC의 inflammation

(3) Work up

① Hx. : nature & composition of foreign body, nature of injury, NPO

② Ocular Ex. : Gonioscopy, RAPD, Fundus Ex.

③ Orbit CT, B-scan

④ Culture : wound site & the object from which the FB arose

(4) Treatment

① Surgical exploration & extraction

Ix) signs of infection / inflammation

organic / wooden / copper foreign body

fistular formation

large / sharp edged foreign body

② Tetanus toxoid(prn)

③ systemic antibiotics for 10~14days

8. Central Retinal Arterial Occlusion(CRAO)

(1) Symptom : unilateral, painless, acute vision loss over seconds

(2) Sign : superficial opacification or whitening of the retina in the post.pole cherry red spot in the center of macula

(3) Etiology: embolus, thrombosis, giant cell arteritis, collagen vascular disease, hypercoagulation disorders, syphilis, Behcet disease, trauma

(4) Work up

① Routine Lab, ESR(R/O giant cell arteirtis)

② check BP

③ carorid artery evaluation - duplex Doppler ultrasonography

④ cardiac evaluation - ECG, echocardiography

⑤ IVFA, ERG

(5) Treatment

① Immediate ocular massage : 10~15초간 pressure 후 quickly release

② Betoptic, alphagan bid

③ Diamox 2T#1or acetazolamide 500 mg #1

④ A/C paracentesis - for IOP reduction

9. Branch Retinal Arterial Occlusion(BRAO)

(1) Sx : unilateral, painless, abrupt loss of partial visual field
Hx of transient visual loss

(2) Sign : superficial opacification or whitening along the distribution of a branch retinal artery, affected retina becomes edematous

(3) Work up

① Routine Lab, ESR

② check BP

③ carorid artery evaluation - duplex Doppler ultrasonography

④ cardiac evaluation - ECG, echocardiography

⑤ IVFA(ERG : 도움 안됨)

(4) Tx of acute retinal artery occlusion

Initial tx

① immediate ocular massage

② sublingual isosorbide dinitrate

③ lowering IOP

: IV mannitol 20%(1 g/kg) → IV acetazolamide 500 mg

Subsequent tx

① anterior chamber paracentesis

② intravenous streptokinase

③ retrobulbar injection of tolazoline 50 mg to decrease retrobulbar resistance to flow

10. Central Retinal Venous Occlusion(CRVO)

(1) Sx : painless loss of vision

(2) Sign : diffuse retinal hm in all 4 quadrants of the retina
cotton-wool spots, disc edema, tortuous retinal veins

(3) Etiology : atherosclerosis of adjacent central retinal artery, hypertension, optic disc edema, glaucoma, optic disc drusen, hypercoagulable state, vasculitis, drugs, abnormal platelet function, retrobulbar external compression

(4) Work up

① complete ocular examination

② IVFA

③ ophthalmic artery pressure - oculopneumoplethysmography (low in carotid disease, but normal to increased in CRVO)

i) ischemic CRVO : relative APD, decreased b-wave amplitude on ERG, visual field constriction, and visual acuity 20/400 or worse

ii) systemic work up : medical problems, medications, check BP, blood test, VDRL, CXR, cryoglobulin, lupus anticoagulant

11. Branch Retinal Venous Occlusion(BRVO)

(1) Sx : blind spot in the visual field or loss of vision, usually unilateral

(2) Sign : superficial hm. in a sector of the retina along a retinal vein

(3) Work up : HBP or DM, complete ocular examination, check BP
blood test, cardiovascular disease 검사, IVFA

(4) Tx of retinal vein occlusion

① PRP : neovascularization of the iris or angle or optic nerve or retina

② stop oral contraceptives
③ Reduce IOP
④ Medical disorder 치료
⑤ Aspirin 81~325 mg PO

12. Anterior uveitis

(1) Sx : acute - pain, red eye, photophobia
chronic - decresed vision

(2) Sign : cells and flare in the ant.chamber, ciliary flush, keratic precipitates

(3) Work up : Hx & review of system, complete ocular exam, Lab work up

(4) Tx
① mydriatics : tropicamide(6시간 지속), cyclopentolate(24시간 지속), phenylephrine(3시간 지속), atropine 1%(2주 지속)
② topical steroid : initially frequent use, then taper
③ periocular injections : severe acute ant. uveitis, resistant chronic ant. uveitis, intermediate uveitis, poor patient compliance with topical or systemic medication, at the time of surgery in eyes with uveitis
④ systemic steroid therapy : intractable ant. uveitis resistant to topical therapy and ant. subtenon injections, intermediate uveitis unresponsive to post. subtenon injections, post., or panuveitis, particulary with severe bilateral involvement

(5) Cx
post. Synechiae, chronic or recurrent ant. Uveitis, band keratopathy

Cataract, glaucoma, macular edema, cyclitic membrane formation,

(6) DDx

post. Uveitis, traumatic iritis, Posner-Schlossman syndrome, Drug-induced uveitis, Sclerouveitis, tight contact lens, infectious, keratouveitis, endophthalmitis, Schwartz syndrome, tumor

13. Posterior Uveitis

(1) Sx : blurred vision, floaters, pain

(2) Sign : cells in the anterior or posterior vitreous, vitreous haze
retinal or choroidal inflammatory lesions, vasculitis

(3) Work up

① Hx : systemic dz, or infection, skin rash, eye trauma or surgery, travel, tick bite

② Complete ocualar examination

③ IVFA

④ Blood tests, CXR, urine for CMV

⑤ CT, MRI of the brain

⑥ Diagnostic vitrectomy

(4) Cx

direct involvement of macula, cystoid macular edema, macular ischemia, epiretinal membrane, vascular occlusion, choroidal neovascularization, retinal detachment, consecutive optic neuropathy

(5) DDx

large cell lymphoma, malignant melanoma, retinitis pigmentosa, RRD, Retained intraocular FB, Post. Scleritis, Retinoblastoma, Amyloidosis,

Asteroid hyalosis

14. Endophathalmitis

1) Postoperative endophthalmitis

[Acute : one to several days after surgery]

(1) Sx : sudden onset of decreased vision, increased eye pain

(2) Sign : hypopyon, fibrin, severe chamber reaction, vitreous cells and haze

(3) Causative organism : S. epidermidis(m/c), S. aureus, streptococcus

[Delayed onset : week to a month or more after surgery]

(1) Sx : insidious dec. ision, increasing redness and pain

(2) Sign : reduced vision, anterior chamber and vitreous inflammation, vitreous abscesses, hypopyon, clumps of exudates

(3) Causative organism : fungi, P. acnes

(4) Work up

① Complete ocular hx. & examination

② B-scan

③ Diagnostic vitrectomy, culture and smear

④ CBC c differential count

(5) Tx

① adm to hospital for observation

② intensive topical fortified antibiotics, topical steroid

③ vitreous tap for Gram stain, culture and sensitivities

④ intravitreal antibiotics

⑤ atropine tid to qid

⑥ vitrectomy : 시력이 LP or 술 후 6주간 점점 더 나빠질 경우 즉각적인 ppV가 유익, fungal infection 의심될 경우 vitrectomy와 동시에 IV amphotericin B 5~10 microgram

2) Traumatic endophthalmitis

(1) Causative organism : bacillus, S. epidermidis, gram-negative, fungi, streptococcus

(2) Tx

① Adm

② management of ruptured globe or penetrating ocular injury

③ topical antibiotics

④ systemic antibiotics

⑤ Tetanus toxoid IM

3) Endogenous bacterial endophthalmitis

(1) Sx : Dec. vision in an acutely ill patient, immunocompromised host IV drug abuser

(2) Sign : Vitreous cells and debris, ant. chamber cell and flare, hypopyon

(3) Causative organism : bacillus cereus, streptococci, N. Meningitidis, S. aureus, H. influenzae

(4) Work up

① Hx : Sx duration, underlying disease or infections, IV drug abuse, immunocmopromised

② complete ocular exam

③ B-scan

④ Complete medical work up

⑤ Culture of blood, urine, all indwelling catheters

⑥ Vitrectomy with intraocular antibiotics

(5) Tx

① Adm

② broad spectrum antibiotics

③ topical cycloplegics

④ topical steroid

⑤ periocular antibiotics

⑥ intravitreal antibiotics

⑦ vitrectomy

4) 강화 항생제 안약(Fortified drugs) 제조법

(1) Cefazolin(W-CFZV) : 1세대,(50 mg/ml : 5%), 보관 냉장 4일, 5 micron needle 사용

① 1 g/V + 9.6 ml saline

② ① 에서 5 ml(500 mg)을 취해 안약병에 넣음

③ 5 ml의 saline을 더해 총 10 ml로 만듦

(2) Ceftriaxone(W-CTRV) : 3세대,(50 mg/ml : 5%), 보관 냉장 10일

① 1 g/V + water 9.6 ml

② filter needle로 ①에서 5 ml를 취해 안약병에 넣음

③ water 5 ml를 가해 총 10 ml로 만듦

(3) Ceftazidime(W-CAZV) : 3세대(500 mg/10 ml : 5%), 보관 냉장 7일, 5 micron needle 사용

① 1 g/V + 1.9 ml water

② ①에서 1 ml를 취해 안약병에 넣고 증류수 9 ml를 가함

(4) Vancomycin(W-VCMV) : (25 mg/ml : 2.5%), 보관 냉장 4일, 5 micron needle 사용

① 500 mg/V + 10 ml water

② ①에서 5 ml(250 mg)을 취해 안약병에 넣음

③ 5 ml의 water를 더해 총 10 ml로 만듦

(5) Amphotericin(W-ABV) : (1.5 mg/ml : 0.15%), 보관 냉장 7일

① 50 mg/V + 10 ml water

② ①에서 3 ml(15 mg)을 취해 안약병에 넣은 후 7 ml의 water를 가해 총 10 ml로 만듦

15. Subluxated or Dislocated lens

- subluxation : partial disruption of the zonular fibers - the lens is decentered but remains partially in the papillary aperture
- dislocation : complete disruption of the zonular fibers, the lens is displaced out of the pupillary aperture

(1) Sx : dec. vision, monocular diplopia

(2) Sign : decentered or displaced lens, iridodonesis, phacodonesis

(3) Work up

① Hx : family Hx of the disorders, trauma, systemic illness

② Complete ocular examination

③ Systemic examination

④ RPR and FTA-ABS

⑤ Echocardiography to rule out Marfan syndrome

(4) Tx)

① Lens dislocated into the anterior chamber

: 산동시켜 환자 눕힌 후 head manipulation에 의해 lens가 posterior chamber로 가도록 한다. → 렌즈가 다시 자리잡힌 후 축동시킨다. 또는 수술로 lens를 제거한다.

② Lens dislocated into the vitreous

: lens capsule이 intact하고 증상 없으며 염증 소견 없을 경우 observation, capsule broken, 염증 → lensectomy

③ Subluxation : 증상 없다면 observation

high uncorrectable astigmatism or monocular diplopia : lensectomy

④ pupillary block : YAG laser or mydriatic agent, carbonic anhydrase inhibitor, topical beta-blocker, alpha-agonist, steroid, surgical PI

16. Acute Retinal Necrosis(ARN)

1) 항바이러스제제

acyclovir가 가장 많이 사용되며, HSV나 HZV에 매우 효과적이다. 치료 시작 2일 뒤부터 병변이 퇴행하기 시작하며 새로운 병변의 형성이 지체된다. 치료로 반대쪽 눈의 감염을 70%에서 13%로 낮춰 주는 효과가 있다. 망막괴사에 의한 이차성 염증으로 인해 주사 이후에도 유리체 혼탁이 증가될 수 있어 스테로이드 치료도 겸해야 한다. 위장관 흡수율이 낮아 치료 초기에는 정맥내로 투여하며, 이후 경구 복용으로 전환한다. famciclovir는 acyclovir 보다 위장관 흡수율이 높은 것으로 알려져 있다.

AIDS 혹은 다른 면역결핍환자에서는 acyclovir보다 ganciclovir나 foscarnet 등이 더 효과적일 수 있으므로 약제 선택에 주의한다.

2) 치료방법

(1) 치료시작 전 전신상태를 확인하여, 신기능, 간기능, 당뇨유무, 혈압, 면역상태 등을 점검한다.

(2) 환자의 체중과 신장을 바탕으로 체표면적(m^2)을 계산한다.

(3) 1500 $mg/m^2/day$ 용량을 하루 3회에 나누어 1시간에 걸쳐 천천히 주사하며, 신독성을 막기 위해 수액주사를 함께 시행한다(하루 1~2

리터). 정맥주사는 5~10일간 시행한다. 정맥주사 24~48시간 후부터 고용량 전신 스테로이드 사용을 병합한다(1 mg/kg/day).

(4) 정맥주사 기간 종료 후에는 acyclovir를 경구 복용하는데, zoster 용량 즉, 정상 신기능 상태일 때 800 mg을 5회씩 복용(하루 4 g)하며, 약 6주간 시행하는데, 면역결핍환자에서는 보다 장기간 치료가 필요하다. acyclovir의 정맥 주사 종료 후에 valaciclovir(1 g을 하루 3회 복용)나 famciclovir(500 mg을 하루 3회 복용)를 경구복용할 수도 있다.

3) 기타 주의사항

(1) acyclovir에 의한 부작용으로 신기능저하, 정맥염, 중추신경계 기능이상, 과민반응, 위장관 과민 등이 발생할 수 있다.

(2) 망막괴사 병변의 뒤쪽을 따라 레이저 광응고술을 시행한 경우, 망막괴사에 합병된 이차망막박리를 예방하는 데 도움이 된다.

(3) 허혈성 시신경병증의 합병을 막기 위해 아스피린 등의 항응고제제의 복용을 고려하기도 하나, 항응고제제의 사용 후에도 발생 가능하다.

INDEX

[국문]

ㄱ

가림치료 ··· 9
가면두눈상사근마비 ··· 77
가면증후군 ··· 113, 445
가성안검하수 ··· 103
가성안구돌출 ··· 133
가성원공 ··· 407
각막계 검사 ··· 211
각막내피반 ··· 181
각막우회방법 ··· 226
각막이식 후 내피거부반응 ··· 195
각막후면 침착물 ··· 429
각질가시세포종 ··· 110
간헐 외사시 ··· 67
갈락토오스혈증 ··· 233
감염성 안내염 ··· 254
갑상샘눈병증 ··· 82
개방각 녹내장 ··· 314
거대세포바이러스망막염 ··· 443
거대유두 ··· 169
거대유두결막염 ··· 170
거짓 눈벌림과다형 ··· 68
거짓눈꺼풀처짐 ··· 103
건성안 ··· 172
검버섯 ··· 107
검영기 ··· 3
검영법 ··· 3
겉다래끼 ··· 99
경면현미경 검사 ··· 213
경성삼출물 ··· 384
고삽투압약제 ··· 344
골드만 압평 안압계 ··· 295
골드만 전방각경 ··· 298
공막돌륭술 ··· 414
공막두르기 ··· 414
광선각화증 ··· 109
광역학치료 ··· 377
교차원주렌즈 ··· 14
국소망막전위도 ··· 363
굴절조절내사시 ··· 56
근시 ··· 5
급성 술후 안내염 ··· 256
급성 폐쇄각 녹내장 ··· 479
급성망막괴사 ··· 443
급성출혈성 결막염 ··· 189
급성후부다발성판모양색소상피증 ··· 441
급성후천일치내사시 ··· 66

ㄴ

나이관련황반변성 ··· 374
난시 ··· 6
낭포황반부종 ··· 278, 284
내직근마비 ··· 74
네오스티그민검사 ··· 91
노안 ··· 6
녹내장 모양체 염발증 ··· 331, 481
녹농균 ··· 177
눈근육무력증과 연관된 사시 ··· 89
눈꺼풀 뒤당김 ··· 141
눈꺼풀움찔수축 ··· 90
눈떨림억제증후군 ··· 53
눈모음근점 ··· 34
눈모음부족형 외사시 ··· 68
눈물길 신티그래피 ··· 128
눈물막 파괴시간 ··· 123, 173
눈물샘다형샘종 ··· 149
눈물주머니 조영술 ··· 127
눈벌림과다형 외사시 ··· 68

눈전위도검사 ······ 364
눈톡소카라증 ······ 442

ㄷ

다래끼 ······ 99
다발성흰점망막염 ······ 443
다초점망막전위도 ······ 363
다초점맥락막염 ······ 441
단순 포진 각막염 ······ 183
단일섬유근전도검사 ······ 91
당뇨망막병증 ······ 384
대조민감도검사 ······ 211
도상검안법 ······ 349
동공회피동안신경마비 ······ 73
동안신경마비 ······ 72
동정맥기 ······ 355
동정맥지름길 ······ 148
두눈 상사근마비 ······ 77
땀관종 ······ 108
띠모양각막병증 ······ 194

ㄹ

라식 후 상피내생 ······ 197
레이저광응고술 ······ 377
로우 증후군 ······ 234
로즈벵갈 ······ 173
림프관종 ······ 148

ㅁ

만성 술후 안내염 ······ 258
망막내미세혈관이상 ······ 384
망막동맥기 ······ 355
망막모세혈관기 ······ 355
망막박리 ······ 284
망막분지동맥폐쇄 ······ 394
망막전막 ······ 407
망막전위도 ······ 359
망막정맥기 ······ 356
망막중심동맥폐쇄 ······ 392
망막중심정맥폐쇄 ······ 396
맥락막형광 ······ 355
맥브라이드 장해진단서 ······ 456
면역륜 ······ 181
면화반 ······ 384
모기질종 ······ 108
모반 ······ 108
모세혈관종 ······ 147
무렌 각막궤양 ······ 190
문양망막전위도 ······ 364
문양시유발전위 ······ 367
물사마귀 ······ 107
미만성 층판각막염 ······ 201
미세혈관류 ······ 384

ㅂ

바닥세포암종 ······ 110
반복각막진무름 ······ 192
반복신경자극검사 ······ 91
밝은 섬광망막전위도 ······ 362
뱀모양맥락막염 ······ 442
범망막광응고술 ······ 388
변형 Maloney 방법 ······ 228
본태성 안검 연축 ······ 117
봄철각결막염 ······ 169
부등시성 약시 ······ 8
부분조절내사시 ······ 62
부조화이상망막대응 ······ 45
비굴절조절내사시 ······ 59
비조절눈모음과다 ······ 65
비특이성안와염 ······ 134
빛간섭단층촬영 ······ 371
빛방향검사 ······ 213

ㅅ

사마귀 ······ 107
사상진균각막염 ······ 181

사시성 약시 ········ 7
산탄맥락망막병증 ········ 441
삼출형 황반변성 ········ 377
상직근마비 ········ 73
상층각막렌즈이식술 ········ 248
상피눈속증식 ········ 287
색소소실검사 ········ 124
선천 녹내장 ········ 320
선천성모반 ········ 109
섬광시유발전위 ········ 366
섬유눈속증식 ········ 289
섬유성 막형 ········ 273
세균각막염 ········ 177
소눈 ········ 320
소아 백내장 ········ 232
속다래끼 ········ 99
수정체낭내적출술 ········ 215
수정체낭외적출술 ········ 215
수정체용해녹내장 ········ 329, 482
수정체유화술 ········ 215
수평반맹 시야장애 ········ 422
쉬르머검사 ········ 173
스테로이드 녹내장 ········ 327
시신경교종 ········ 149
시신경수막종 ········ 149
시유발전위 ········ 365
시자극 결핍성 약시 ········ 8
시효율 ········ 459
신생혈관 녹내장 ········ 333

ㅇ

아토피각결막염 ········ 168
아폴로 눈병 ········ 189
악성 흑색점 ········ 110
악성녹내장 ········ 336
안검염 ········ 100
안검외반 ········ 103
안구건조증 ········ 172
안구함몰 ········ 133
안내염 ········ 285
안부대상포진 ········ 186
안와 골절 ········ 151
안와낭종 ········ 146
안와바깥골절과 연관된 사시 ········ 86
안와사이막앞연조직염 ········ 138
안와연조직염 ········ 138
안와정맥류 ········ 148
압흔 세포 진단법 ········ 173
앞 포도막염 ········ 429
앞간질천자 ········ 193
앵두반점 ········ 392
약시 ········ 7
에드로포니움검사 ········ 91
에크린땀샘낭종 ········ 108
에피네프린 ········ 338
역설 복시 ········ 44
열공망막박리 ········ 411
염주정맥 ········ 385
영아내사시 ········ 51
완전동안신경마비 ········ 75
외상성 시신경 병증 ········ 152
외향신경마비 ········ 78
원반각막염 ········ 184
원시 ········ 6
원형의 전낭절개 ········ 280
위성병변 ········ 181
위축형 ········ 374
위축형 황반변성 ········ 377
유두종 ········ 107
유리체강내 항혈관내피세포성장인자 주입술 ········ 379
유리체강내주입술 ········ 263
유피종 ········ 146
유피표종 ········ 146

유행성각결막염 ······ 188
이상각 ······ 44
이상재생 ······ 76
이소종 ······ 146
인공수정체 패임 ······ 284
인도사이아닌그린 형광안저촬영 ······ 358
인후결막염 ······ 188
일차유리체증식증 ······ 237
임균 ······ 177
임상적으로 유의한 황반부종 ······ 387

ㅈ

잠복 맥락막신생혈관 ······ 376
재순환기 ······ 356
전 또는 후낭하백내장 ······ 237
전극백내장 ······ 237
전낭절개폐쇄 ······ 271
전낭혼탁 ······ 271
전방각경 검사 ······ 297
전형 맥락막신생혈관 ······ 376
점액낭종 ······ 147
정맥주위염 ······ 444
정시 ······ 5
조절근점 ······ 34
조절마비굴절검사 ······ 11
조화이상망막대응 ······ 45
좁쌀종 ······ 107
주시 상실 ······ 306
중간 포도막염 ······ 436
중심성 장액 맥락망막병증 ······ 380
중화점 ······ 4
지루각화증 ······ 107
지루성 눈꺼풀 염증 ······ 100
지속형근접융함 ······ 68
직상검안법 ······ 348
진균각막염 ······ 181
진주형 ······ 273
진행성바깥층망막괴사 ······ 443

ㅊ~ㅌ

차폐법 ······ 35
처벌치료 ······ 9
층판백내장 ······ 236
캔디다망막염 ······ 444
콩다래끼 ······ 99
탄산탈수효소억제제 ······ 343
텐실론 ······ 91
톡소플라즈마망막염 ······ 444

ㅍ

파브리병 ······ 233
패임 ······ 281
편평세포암종 ······ 112
폐렴구균 ······ 177
포도구균 ······ 177
포도구균 카타르성 궤양 ······ 190
포도구균성 눈꺼풀 염증 ······ 100
표피낭종 ······ 107
프로스티그민 ······ 91
피부지방종 ······ 146
피지샘암종 ······ 113
피지선 모낭종 ······ 108
피지선종 ······ 108
필로카르핀 ······ 338

ㅎ

하사근마비 ······ 75
하직근마비 ······ 75
함입 전방각경검사 ······ 299
해리수직편위 ······ 93
해면혈관종 ······ 147
핵백내장 ······ 236
허혈시신경병증 ······ 422
헤르페스 포도막염 ······ 184

혈청 항아세틸콜린수용체항체검사 ············ 91
형광안저촬영술 ···································· 354
형광종말기 ·· 356
홍채각막내피 증후군 ···························· 325
활차신경마비 ·· 76
황반원공 ··· 401
황색종 ·· 108
효모각막염 ·· 181
후 포도막염 ·· 439
후낭절개 ··· 277
후낭혼탁 ··· 273
후원추수정체 ······································ 237
후천비조절내사시 ································· 65

[영문]

A

A cell ·· 273
A-scan ·· 369
Acetazolamide ···································· 343
Acro-lentiginous melanoma ··················· 116
Actinic keratosis ································· 109
Acute retinal necrosis ·························· 443
Acute Retinal Necrosis(ARN) ················ 500
Alternating Cover Test ························· 37
Altitudinal visual field defect ················· 422
AMPPE ··· 441
Angle of anomaly ································ 44
Anisometropic amblyopia ······················ 8
Anterior and posterior subcapsular cataract ··· 237
Anterior ischemic optic neuropathy ········ 423
Anterior polar cataract ························· 237
Anterior stromal puncture ····················· 193
Anterior uveitis ·································· 494
Apraclonidine ···································· 339
Apraxia ··· 118
Arden 비 ··· 365
Arden ratio ······································· 365
Arteritic AION ···································· 423
Astigmatic dial ··································· 14
Astigmatism ······································ 6
Atopic KC ··· 168
AV shunt ·· 148

B

B-scan ······························· 369, 370
Bacillus ·· 178
Bagolini Striated Glasses Test ··············· 26
Basal cell ca ······································ 110
Basal cell papilloma ···························· 107
Benign essential blepharospasm ············ 117
Benign mixed tumor of lacrimal gland ··· 149
Betaxolol ·· 340
Bimatoprost ······································ 341
Birdshot retinochoroidopathy ··············· 441
Blow-out Fracture ······························· 462
Branch Retinal Arterial Occlusion(BRAO) 492
Branch Retinal Artery Occlusion ············ 394
Branch Retinal Venous Occlusion(BRVO) ··· 493
Bright-Flash ERG ······························· 362
Brimonidine ······································ 339
Brinzolamide ····································· 342
Bru- ckner Test ·································· 43
Buphthalmos ····································· 320

C

Can-opener style ································ 280
Canaliculitis ······································ 129
Capillary hemangioma ························· 147
Carbachol ··· 338

Carotid cavernous fistula ······ 148
Carteolol ······ 340
Carvernous hemangioma ······ 147
Cellophane maculopathy ······ 407
Cellulitis ······ 138
Central Retinal Arterial Occlusion(CRAO) 491
Central Retinal Artery Occlusion ······ 392
Central Retinal Vein Occlusion ······ 396
Central Retinal Venous Occlusion(CRVO) ······ 493
Chalazion ······ 99
Chandler's syndrome ······ 326
Chemical Burn ······ 471
Cherry red spot ······ 392
Choriostoma ······ 146
Christmas-tree 양식 ······ 281
Cicartrical entropion ······ 105
Cicatrical ectopion ······ 104
Classic CNV ······ 376
Clinical History Method ······ 224
Clinically Significant Macular Edema(CSME) ······ 387
CMV retinitis ······ 443
Cogan's lid twitch ······ 90
Cogan-Reese syndrome ······ 326
Congenital AV malformation ······ 148
Congenital dacryocele ······ 128
Congenital entropion ······ 104
Congenital lacrimal fistula ······ 130
Congenital nevus ······ 109
Congenital NLDO ······ 128
Corneal Abrasion ······ 472
Corneal bypass method ······ 226
Corrected pattern standard deviation(CPSD) ······ 308
Cover Test ······ 35
Cover-Uncover Test ······ 35
Crack ······ 281
Cruciate opening ······ 280
Cruise missile view ······ 298
Cystoid macular edema ······ 278, 284

D

Dacryoadenitis ······ 130
Dacryocystitis ······ 129
Dacryocystography ······ 127
Dacryoliths ······ 129
Dacryoscintigraphy ······ 128
Dalrymple's sign ······ 141
Deep focus technique ······ 281
Dendritic ulcer ······ 183
Deprivation amblyopia ······ 8
Dermoid ······ 146
Dermolipoma ······ 146
Diffuse illumination ······ 165
Direct focal illumination ······ 165
Disciform keratitis ······ 184
Dislocated lens ······ 499
Distichiasis ······ 106
Dive bomber' s view ······ 298
Doll' s Eye Head Maneuver ······ 32
Dorzolamide ······ 342
Double Maddox Rod Test ······ 26
Double-K ······ 229
Dry Type ······ 374
Duction ······ 31
Duochrome test ······ 15
Dysgenesis ······ 130

E

E cell ······ 273
Eccrine hidrocystoma ······ 108
Edrophonium chloride ······ 103
Effective refractive power ······ 225

EffRPadj 방법 ······ 225
Electrooculogram(EOG) ······ 364
Electroretinogram ······ 359
Emmetropia ······ 5
Encircling ······ 414
Endogenous bacterial endophthalmitis 497
Endophathalmitis ······ 496
Endothelial plaque ······ 181
Epiblepharon ······ 104
Epidemic keratoconjunctivitis ······ 188
Epidermal inclusion cyst ······ 107
Epidermoid ······ 146
Epiphora ······ 121
ERM ······ 407
Essential iris atrophy ······ 325
Exophthalmometer ······ 133
External hordeolum ······ 99
Extracapsular cataract extraction ······ 215
Exudative RD ······ 489
Eyelid retraction ······ 141

F

Fabry disease ······ 233
Feiz-Mannis ······ 225
Fibroepithelioma ······ 107
Fibrosis type ······ 273
Fibrous ingrowth ······ 289
Filaments ······ 172
Fixation preference test ······ 22
Flash VEP ······ 366
Fluorescein dye disappearance test ······ 124
Fluorescein test ······ 122
Focal ERG ······ 363
Fogging test ······ 15
Force Generation Test ······ 33
Forced Duction Test ······ 32
Fortified drugs ······ 498
Foster Kennedy syndrome ······ 424

G

Galactosemia ······ 233
Giant papillary conjunctivitis ······ 170
Gifford sign ······ 141
Glaucoma hemifield test(GHT) ······ 306
Glaumacocycliic Crisis ······ 481
Globe Perforation ······ 474

H

Haploscopic Test ······ 41
Hard Exudates ······ 384
Hemifacial spasm ······ 118
Herpes Infectious Epithelial Keratitis ······ 477
Herpes Zoster Ophthalmicus ······ 475
Herpetic uveitis ······ 184
Hess Screen Test ······ 41
Hirschberg Test ······ 42
Hordeolum ······ 99
Horner's dot ······ 170
Hyperopia ······ 6
Hypersecretion ······ 121
Hyphema ······ 469

I

Ice test ······ 91
Iliff sign ······ 102
Imbert-Fick ······ 297
Immune ring ······ 181
Impression cytology ······ 173
Indentation gonioscopy ······ 299
Indirect illumination ······ 167
Internal hordeolum ······ 99
Intracanalicular probing ······ 124
Intracapsular cataract extraction ······ 215
Intraocular foreign body ······ 490

Intraretinal Microvascular Abnormalities(IRMA) ····· 384
Intravitreal anti-VEGF injection ····· 379
Involutional ectropion ····· 103
Involutional entropion ····· 104
IOL pitting ····· 284
Isotretinoin ····· 101

J~K

Jolly test ····· 91
Jones test ····· 126
Keratic precipitate ····· 429
Keratoacanthoma ····· 110
Khodadoust line ····· 195
Kocher's sign ····· 141
Koeppe 전방각경 ····· 309
Krimsky Test ····· 43

L

Lacrimal scan ····· 128
Lacrimal syringing ····· 124
Lamellar cataract ····· 236
Lancaster Red-Green Test ····· 41
Lang Test ····· 25
Latanoprost ····· 340
Lateral distraction test ····· 105
Lentigo maligna ····· 110
Lentigo maligna melanoma ····· 116
Light projection test ····· 213
Lincoff rule ····· 411
Lowe syndrome ····· 234
Lower lid distraction test ····· 105
Lower lid horizontal laxity test ····· 105
Lymphangioma ····· 148

M

Macular pucker ····· 407
Maddox Rod Test ····· 26, 40
Major Amblyoscope ····· 44
Malingering Test ····· 47
Maloney ····· 228
Mannitol ····· 344
Masket 회기공식방법 ····· 227
Masquerade syndrome ····· 113, 445
Mean deviation(MD) ····· 307
Meibomian plug ····· 100
Meibomitis ····· 100
Meniscus floaters ····· 172
Methazolamide ····· 343
Microaneurysm ····· 384
Milia ····· 107
Mobius sign ····· 141
Mohs' micrographic surgery ····· 111
Molluscum contagiosum ····· 107
Mooren's ulcer ····· 190
Mucocele ····· 147
Mucous strand ····· 172
Multifocal choroiditis ····· 441
Multifocal ERG ····· 363
Multiple evenescent white-dot syndrome ····· 443
Myokimia ····· 119
Myopia ····· 5

N

Neovascular ····· 375
Neovascular AMD ····· 377
Nevus ····· 108
Nodular melanoma ····· 116
Non-tuberculous mycobacterium ····· 178
Nonarteritic AION ····· 423
Nonneovascular ····· 374
Nonneovascular AMD ····· 377
NPA ····· 34

NPC ········· 34
Nuclear cataract ········· 236

O

Occult CNV ········· 376
Optic nerve glioma ········· 149
Optic nerve meningioma ········· 149
Optic neuritis ········· 483
Orbital cellulitis ········· 138
Orbital varix ········· 148

P

Panretinal Laser Photocoagulation(PRP) 388
Papilloma ········· 107
Paralytic ectropion ········· 104
Pattern ERG ········· 364
Pattern standard deviatio(PSD) ········· 307
Pattern VEP ········· 367
Pearl type ········· 273
Periphlebitis ········· 444
Perkins 안압계 ········· 297
Persistent hypertropic primary vitreous 237
Phacoemulsification ········· 215
Phacolytic Glaucoma ········· 482
Phenylephrine test ········· 102
Photodynamic Therapy(PDT) ········· 377
Pilocarpine ········· 338
Pilomatrixoma ········· 108
Pit ········· 281
Pleomorphic adenoma ········· 149
Posner-Schlossman Syndrome ········· 481
Posterior Capsulotomy ········· 277
Posterior lenticonus ········· 237
Posterior Uveitis ········· 495
Posterior vitreous detachment ········· 487
Postoperative endophthalmitis ········· 496
Pre-verbal infant ········· 22
Presbyopia ········· 6
Preseptal cellulitis ········· 138
Prism Cover Test ········· 37
Progressive outer retinal necrosis ········· 443
Pseudodendrite ········· 186
Pseudohole ········· 407
Pseudoptosis ········· 103
Pseudotumor ········· 134
Pulse therapy ········· 157
Punctal agenesis ········· 130
Puntal stenosis ········· 130

R

Recurrent Corneal Erosion Syndrome ··· 473
Regression formula ········· 227
Retinal break ········· 488
Retinal detachment ········· 489
Retinoscopy ········· 3
Retroillumination ········· 166
Rhegmatogenous RD ········· 489
Rose bengal ········· 173

S

Satellite lesion ········· 181
Schirmer I test ········· 123
Schirmer I test with anesthesia ········· 123
Schirmer II test ········· 124
Schirmer test ········· 173
Scleral buckling ········· 414
Sclerotic scatter ········· 166
Sebaceous adenoma ········· 108
Sebaceous cell ca ········· 113
Seborrheic keratosis ········· 107
Seborrheic wart ········· 107
Serpiginous choroidopathy ········· 442
Short term fluctuation ········· 306
Simultaneous Prism Cover Test ········· 37

Single fiber EMG 91
Skin tag 107
Snap back test 105
Snow ball 436
Snow bank 436
Soft Exudates 384
Specular reflection 166
Squamous cell ca 112
Staphylococcal catarrhal ulcer 190
Stellwag's sign 141
Strabismic amblyopia 7
Subluxated 499
Subluxated or Dislocated Lens 474
Superficial spreading melanoma 116
Syringoma 108

T

Tear break-up time 173
Tear film break-up time 123
Tenacious proximal fusion 68
Tensilon test 103
Thyroid ophthalmopathy 140
Timolol 339
Titmus Test 25
Tobacco dust 411
Tonopen 안압계 297
Total deviation 306
Toxocariasis 442
Toxoplasmosis 444
Tractional RD 489
Transillumination 166
Tranta's dot 169, 170
Traumatic endophthalmitis 497
Traumatic optic neuropathy 485
Travoprost 341
Trichiasis 106
Trichofolliculoma 108

U~V

Unoprostone 341
Venous Beading 385
Vergence Amplitude 33
Vernal KC 169
Verruca vulgaris 107
Version 31
Visual evoked potential 365
Von Grafe's sign 141

W~Z

Warts 107
Watzke-Allen sign 403
Wet Type 375
Worth 4 Dot Test 23
Xanthelasma 108
ZEISS 시면경 300